JN025558

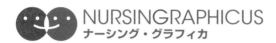

NURSINGRAPHICUS
ナーシング・グラフィカ

母性看護学③

母性看護技術

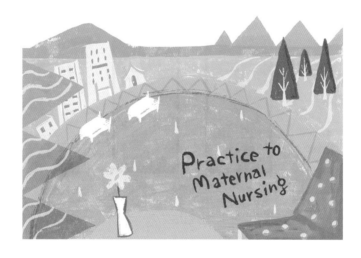

Practice to Maternal Nursing

MC メディカ出版

「メディカAR」の使い方

「メディカ AR」アプリを起動し，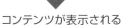 マークのある図をスマートフォンやタブレット端末で映すと，飛び出す画像や動画，アニメーションを見ることができます．

アプリのインストール方法　　🔍 メディカ AR　で検索

お手元のスマートフォンやタブレットで，App Store（iOS）もしくは Google Play（Android）から，「メディカ AR」を検索し，インストールしてください（アプリは無料です）．

アプリの使い方

①「メディカAR」アプリを起動する

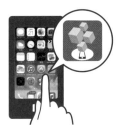

※カメラへのアクセスを求められたら，「許可」または「OK」を選択してください．

②カメラモードで，マークがついている **図全体** を映す

↓

コンテンツが表示される

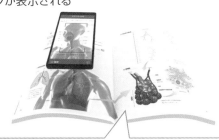

〇 正しい例　　✕ 誤った例

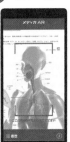 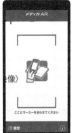 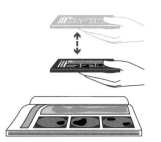

ページが平らになるように本を置き，マークのついた図とカメラが平行になるようにしてください．

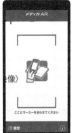マークのついた図全体を画面に収めてください．マークだけを映しても正しく再生されません．

読み取りにくいときは，カメラをマークのついた図に近づけてからゆっくり遠ざけてください．

正しく再生されないときは
・連続してARコンテンツを再生しようとすると，正常に読み取れないことがあります．
・不具合が生じた場合は，一旦アプリを終了してください．
・アプリを終了しても不具合が解消されない場合は，端末を再起動してください．

※アプリを使用する際は，Wi-Fi等，通信環境の整った場所でご利用ください．
※iOS，Android の機種が対象です．動作確認済みのバージョンについては，下記サイトでご確認ください．
※ARコンテンツの提供期間は，奥付にある最新の発行年月日から4年間です．

関連情報やお問い合わせ先等は，以下のサイトをご覧ください．
https://www.medica.co.jp/topcontents/ng_ar/

　看護学は，高度な医療の一翼を担うとともに，人々の人生における生老病死といった重要な出来事に寄り添い，健康で幸福な生活の実現を目指す学問です．看護職者に求められる資質は，多様な人々の看護に必要な知識と倫理観であり，必要とされる能力は対象となる個人・家族を理解し，アセスメント結果に基づく根拠あるケアを提供し，その実践内容を適切に評価することです．特に，看護職者によって提供される看護技術は，安全・正確・安楽でなければなりません．

　学生の皆さんが，母性看護学とその実践を学ぶ看護学実習に臨むにあたり，自身の看護技術が安全で正確であり，対象者にとって安楽で安心できるものであるか心配されることは理解できます．だからこそ，学内で繰り返し行われる練習，イメージトレーニング，ロールプレイ演習がとても重要となります．

　母性看護学では，妊婦，産婦，褥婦，新生児，家族がケアの対象者となります．それぞれ発達段階，健康課題，心理的状態，社会的活動，ADLが多様ですので，それに応じて提供すべき看護技術の内容，注意・配慮する点，必要物品は異なります．そこで，本書では，母性看護学に必要な技術について，写真やイラストを通してより具体的に学習できるよう工夫しています．各技術については，実施する目的・準備・実施方法・実施後の評価のポイントを示しています．また，技術の根拠となるような知識，あるいは技術を使う上でのこつなどを「plus α」や「留意点」として付記しています．加えて，その技術がなぜ必要なのかについて理解を深めるために，ナーシング・グラフィカ母性看護学②『母性看護の実践』の該当箇所も提示しています．今回の改訂では，「AR動画」や巻頭図解，巻末資料が充実しましたので，これらを活用し，母性看護学に必要な技術をより確実なものにしていただきたいと思います．

　最後に，本書で示している看護技術は，必ず記載どおりに実施しなければならないというものではありません．妊産褥婦，新生児，家族のニーズや状況に合わせて修正・工夫することが必要です．その修正と工夫が，未来の母性看護学を形作ることとなるでしょう．本書を通して，学生の皆さんが母性看護学の知識と技術を統合し，母性看護学実習へ向けてスムーズに準備ができ，さらには母性看護学に対してより深い関心をもっていただければ，編者として大きな喜びです．

　　　　　　　　　　　　　　　　　　　　　　　　　　　荒　木　奈　緒

::::::::::::::::::::::::::::::::: **本書の特徴** :::::::::::::::::::::::::::::::::

読者の自己学習を促す構成とし，必要最低限の知識を簡潔明瞭に記述しました．
全ページカラーで図表を多く配置し，視覚的に理解しやすいよう工夫しました．

学習目標

各章のはじめに学習目標を記載．ここで何を学ぶのか，何を理解すればよいのかを明示し，
主体的な学習のきっかけをつくります．

用語解説 *

本文に出てくる*のついた用語について解説し，本文の理解を助けます．

plus α

知っておくとよい関連事項についてまとめています．

このマークのある図や写真に，「メディカAR」アプリ（無料）をインストールした
スマートフォンやタブレット端末をかざすと，関連する動画や画像を見ることができます．
（詳しくはp.2「メディカAR」の使い方をご覧ください）

看護師国家試験出題基準対照表

看護師国家試験出題基準（令和5年版）と本書の内容の対照表を掲載しました．国家試験
に即した学習に活用してください．

Contents

母性看護技術

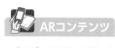

1 妊婦の看護にかかわる技術

ARコンテンツ

「メディカAR」の使い方はp.2をご覧ください.

3 褥婦の看護にかかわる技術

■本書の用字について
　「妊娠末期」「妊娠後期」は同義ですが，本書では『産科婦人科用語集・用語解説集．改訂第4版』の表記にのっとり「妊娠末期」を採用しています．

母性看護学① 概論・リプロダクティブヘルスと看護
母性看護学② 母性看護の実践 Contents

編集・執筆

∷ 編　集

荒木　奈緒　　あらき なお　　札幌市立大学看護学部教授・助産学専攻科長

中込さと子　　なかごみ さとこ　　信州大学医学部保健学科看護学専攻教授

小林　康江　　こばやし やすえ　　山梨大学大学院総合研究部医学域看護学系教授

∷ 執　筆 （掲載順）

関森みゆき　　せきもり みゆき　　武蔵野大学看護学部教授 …… 新生児の発達と検査・ケアの時期

定方美恵子　　さだかた みえこ　　新潟大学名誉教授／新潟薬科大学看護学部看護学科教授 …… 1章

関島香代子　　せきじま かよこ　　新潟大学大学院保健学研究科看護学分野准教授 …… 妊婦健診一覧, 1章1, 2, 4 ～ 6節

小澤　淳子　　おざわ じゅんこ　　Imperial College Healthcare NHS Trust, Queen Charlotte's and Chelsea Hospital
助産師（継続ケアチーム所属）…… 1章コラムp.38

井村　真澄　　いむら ますみ　　日本赤十字看護大学大学院国際保健助産学専攻特任教授
…… 1章3節, 3章10 ～ 14節

柳生田紀子　　やぎゅうだ のりこ　　新潟大学医学部保健学科看護学専攻助教 …… 1章4 ～ 6節

西方　真弓　　にしかた まゆみ　　新潟大学大学院保健学研究科看護学分野准教授 …… 1章7 ～ 11節

佐々木綾子　　ささき あやこ　　大阪医科薬科大学看護学部教授 …… 2章1 ～ 4, 6 ～ 17節

竹　　明美　　たけ あけみ　　京都橘大学看護学部看護学科准教授 …… 2章5節, 4章1節3項

近澤　　幸　　ちかざわ さち　　大阪医科薬科大学看護学部准教授 …… 2章17節

中込さと子　　なかごみ さとこ　　信州大学医学部保健学科看護学専攻教授
…… 妊娠期の正常な経過, 胎児の器官形成と発育, 3章1 ～ 6, 8, 9節

小林　康江　　こばやし やすえ　　山梨大学大学院総合研究部医学域看護学系教授 …… 産褥期の正常な経過, 3章7節

高岡　智子　　たかおか さとこ　　山梨大学大学院総合研究部医学域看護学系助教 …… 3章9節

横尾　京子　　よこお きょうこ　　広島大学名誉教授 …… 4章

村上　真理　　むらかみ まり　　広島大学大学院医系科学研究科助教 …… 4章1 ～ 7節, 11節2項

藤本紗央里　　ふじもと さおり　　広島大学大学院医系科学研究科講師 …… 4章8 ～ 11節

妊婦健診一覧

妊娠時期	妊娠初期		妊娠中期				妊娠末期			
妊娠月数	2ヵ月	3ヵ月	4ヵ月	5ヵ月	6ヵ月	7ヵ月	8ヵ月	9ヵ月	10ヵ月	11ヵ月
妊娠週数	4 5 6 7	8 9 10 11	12 13 14 15	16 17 18 19	20 21 22 23	24 25 26 27	28 29 30 31	32 33 34 35	36 37 38 39	40 41 42
健診間隔	妊娠11週までにおよそ3回		4週に1回			2週に1回		1週に1回		1週に2回

診察内容

初診時
・問診
・身長
・内診
・外診

再診以降毎回確認する
・血圧
・尿検査（尿蛋白，尿糖）
・体重
・子宮底長（16週以降，超音波検査を行った場合は省略可能）
・腹囲（必須ではない）
・浮腫（16週以降）

レオポルド触診法（胎位・胎向の確認）

内診（必要に応じて）

検査

尿
・妊娠反応
・尿蛋白，尿糖
・ケトン体

超音波
・子宮内胎嚢の確認
・予定日の確認（CRL計測）
・子宮頸管長

20週ごろ
・胎児発育の評価
・胎位・胎向の評価
・胎児付属物の評価
・子宮頸管長の評価

30週ごろ
・胎児発育の評価
・胎位・胎向の評価
・胎児付属物の評価
・子宮頸管長の評価

37週ごろ
・胎児発育の評価
・胎位・胎向の評価
・胎児付属物の評価
・子宮頸管長の評価

胎児心拍の確認

血液
・血液一般
・血液型
・風疹抗体
・梅毒血清反応
・HBs抗原
・HCV抗体
・HIV抗体
・HTLV-1抗体（30週までに）
・随時血糖

50gGCT または随時血糖

30週ごろ
・血液一般

37週ごろ
・血液一般（特にHb，血小板）

膣分泌物
・クラミジア検査（30週までに）
・膣分泌物細菌検査（B群溶血性レンサ球菌〔GBS〕）

NST
・NST

必要に応じて
・子宮頸部細胞診
・X線骨盤計測

※各検査の実施時期は施設や妊婦の状態によって異なる

妊娠期の正常な経過

			妊娠初期			
妊娠週数	妊娠時期					
	妊娠月数		第1月	第2月	第3月	第4月
	妊娠週数		0 1 2 3	4 5 6 7	8 9 10 11	12 13 14 15
	分娩時期による分類		流産（うち妊娠12週未満は早期流産）			
妊婦の体の変化	妊婦の体験		最終月経・排卵・受精 まだ妊娠に気付かない	月経停止. 妊娠徴候の出現（眠気, 倦怠感）	胎児心拍数が確認できる	
	下垂体前葉ホルモン	FSH（卵胞刺激ホルモン）LH（黄体形成ホルモン）				
		PRL（プロラクチン）				
		成長ホルモン	非妊時と変動なし			
		TSH（甲状腺刺激ホルモン）	変動なしか, hCGの影響で母体血中濃度は低値を示すことがある			
	下垂体後葉ホルモン	オキシトシン	妊娠期の変動は未だ不明である			
	卵巣ホルモン	リラキシン				
		エストロゲン(卵胞ホルモン)・プロゲステロン(黄体ホルモン)	hCG（ヒト絨毛性ゴナドトロピン） 妊娠4週から出現 妊娠10週ごろに最高値 妊娠末期まで 分泌が続く		妊娠初期は母体卵巣から分泌される. エストロゲン（卵胞ホルモン）・プロゲステロン（黄体ホルモン）	
	胎盤のホルモン	hCG（ヒト絨毛性ゴナドトロピン）				
		hPL（ヒト胎盤性ラクトーゲン）				
		エストロゲン(エストリオール等)・プロゲステロン				
		成長ホルモン				
	糖代謝	インスリン				
	カルシウム代謝	副甲状腺ホルモン	非妊時より低値			
		カルシトニン	非妊時より高値			
	胎児付属物	羊水量			25mL	
		胎盤				胎盤機能の完成
	基礎体温（BBT：basal body temperature）		高温相が持続			
	基礎代謝		hCGの影響で一時的に甲状腺機能亢進症状を示すことがある			
	消化器症状			つわり症状が始まる 嗜好の変化	つわりが軽減	
	子宮腟部と頸管の変化				性器のリビド着色が起こる	
	母体の変化・子宮の増大に伴う症状					12～15週 下腹部がふくらみ始める
	子宮底の高さ・大きさ		子宮体部にピスカチェック徴候		高さ：恥骨結合上縁 大きさ：鵞卵大	臍恥中央・手拳大
	体重の変化					
	姿勢・骨格系の変化				関節や靱帯が緩む	
	心血管系・呼吸器系の変化			← 循環血液量が増加し始める →		
	泌尿器系の変化			5～7週までに糸球体濾過値は非妊時の50％増加	16週までに腎血流量（RPF）は非妊時の75％まで増加	
	乳房の変化			乳房緊満・モントゴメリー腺の色素沈着		乳管や腺組織が増殖・脂肪の蓄積にて乳房増大
	皮膚の変化					

妊娠中期							妊娠末期									
第5月				第6月				第7月				第8月				第9月				第10月						
16	17	18	19	20	21	22	23	24	25	26	27	28	29	30	31	32	33	34	35	36	37	38	39	40	41	42

早産 ／ 正期産 ／ 過期産

胎動を感じる ｜ 胎動が増える ⬆ ｜ ｜ 胎動が静かな時間と活発な時間を自覚

妊娠経過に伴い上昇し高値を保つが，エストロゲンによって効果は抑制されている

胎盤完成後は胎盤から産生される．エストロゲン（エストリオール等）・プロゲステロン

hPL（ヒト胎盤性ラクトーゲン）妊娠6週から出現

エストロゲン

プロゲステロン

母体の血中濃度は非妊時の4倍に増加
母体のインスリンは過剰に分泌されるが，胎盤ホルモンによるインスリン抵抗性が高まる

350mL ｜ 800mL この時期がピーク ｜ 減少傾向

重量500g程度（胎児の1/6）胎盤機能低下

低温相になる

基礎代謝は15〜30%増加する

｜ ｜ 腹部増大で食欲不振・胸やけ・便秘 ｜ 胃部圧迫感軽減，便秘
膣分泌物が増加 ⬆ ｜ ｜ 膣分泌が増加 ⬆

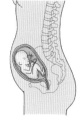

24週〜27週
腹部に妊娠線．浮腫，下肢の痙攣．

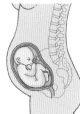

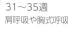

28〜31週
横隔膜挙上で息切れ，動悸，睡眠障害．

31〜35週
肩呼吸や胸式呼吸．

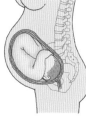

36〜39週
胃部圧迫感軽減．便秘．恥骨部痛．

臍下2横指・小児頭大	臍高・大人頭大	臍上2横指	臍と剣状突起の中間	剣状突起下2〜3横指	臍と剣状突起の中間

体重増加が著明になり始める

子宮増大による身体の重心が前方に移動しやすくなる ← 骨盤の可動性は高まる →

貧血傾向になる ｜ 下腹部に静脈瘤 ｜ 横隔膜挙上で息切れ・動悸が起こる．心拍数は最大 ｜ 肩呼吸や胸式呼吸になる．循環血液量は最大になる

← 中期から末期にかけ右側尿管の拡張が観察される → ｜ 頻尿や残尿感 ｜ 頻尿が続く

乳汁産生の準備 ｜ 乳房に妊娠線ができる ｜ 初乳が分泌され始める．エストロゲンとプロゲステロン等により本格的に分泌しない

色素沈着が目立ち始める．腋窩，乳首，外陰部，妊娠雀斑

胎児の器官形成と発育

妊娠週数	妊娠時期		妊娠初期			
	妊娠月数		第1月	第2月	第3月	第4月
	妊娠週数		0 1 2 3	4 5 6 7	8 9 10 11	12 13 14 15
	分娩時期による分類			器官形成期（臨界期）		

4週　8週　12週

器官が形成される

胎児の発達	超音波胎児推定児体重の基準値(g)(−1.5SD〜+1.5SD)				
	中枢神経系の発達	脳と脊髄の中枢神経系，脊髄神経節や末梢神経系の形成が始まる		
	循環器系の発達 *FHB＝Fetal Heart Beat：胎児心拍	5週から循環系が初期発生	心房中隔，続いて心室中隔が形成，大血管が発生 FHB170〜180bpm	12週〜胎児循環完成. FBH160→140bpmへ
	呼吸器系の発達	左右の肺葉・気管支が形成される／5〜16週で気管支分枝はほぼ完成，横隔膜が発生し胸腔と腹腔が分離する		
	消化器系の発達	消化器系(肝が大きい)・口唇，口蓋・歯が発生. 胎児の嚥下開始		
	泌尿器系の発達	泌尿器系の発生	胎児尿が羊水腔に排出	
	生殖器系の発達	生殖器系の発生・外陰の分化		
	外性器の発達		外性器の分化開始	外性器の男女性徴が出現
	筋・骨格の発達，胎児の行動	上肢・下肢の形成，頭部・上肢・下顎・体幹の筋肉が形成される	上肢・下肢は長くなり屈曲し指が発生, 全身運動, 驚愕・しゃっくり・呼吸様・あくび・上肢下肢の単独運動・頭部の運動など認める	
	皮膚の発達		硝子様の透明な皮膚	毳毛発生
	皮下脂肪の量			
	感覚器系の発達 — 眼の形成	← 眼の形成 →	← 眼瞼が形成 →	← 眼球運動 →
	感覚器系の発達 — 鼻の形成	鼻の形成		
	感覚器系の発達 — 耳の形成	外耳・中耳・内耳の形成開始		
	胎児付属物 — 羊水量	25mL		
	胎児付属物 — 胎盤			胎盤機能の完成
	胎児付属物 — 臍帯	臍帯組織発生		

妊娠中期				妊娠末期			
第5月	第6月	第7月	第8月	第9月	第10月		
16 17 18 19	20 21 22 23	24 25 26 27	28 29 30 31	32 33 34 35	36 37 38 39	40 41 42	
		早産				正期産	過期産

20週　24週　30週　成熟が進む

分娩時の胎位・胎勢は95%は頭位になる(5%が骨盤位,0.2%が横位)

	313g(236〜390)	660g(511〜690)	1163g(930〜1396)	1805g(1477〜2133)	2507g(2072〜2942)	3125g(2572〜3678)

神経系機能の発達　中枢神経系機能充実 レム・ノンレム睡眠リズム出現

FHB 140bpm 前後になる　　　心機能の充実

気管支内の内腔が出現し,毛細血管が発達し,ガス交換の準備が始まる. 呼吸様運動を認める　サーファクタント産生開始　呼吸様運動活発 肺機能の充実　　肺胞の発達

胎便を認める・肛門形成　　　　　　　1日210〜760mL嚥下する

腎機能の充実　胎児尿 700〜900mL

女児の陰核・小陰唇は突出

外性器の発達　　性器の完成

ほぼ全骨格が明瞭になる　胎動が増える　サーカディアンリズムを認める

頭髪・爪が発生,胎脂形成　　爪が指頭に達する

脂肪が少ない　皮下脂肪が増す

上下眼瞼が再び分離し眼裂が形成 眼球運動が活発

鼻の骨化

内耳は20週頃完成 耳の骨化　鼓膜と外耳道が形成 聞こえるようになる　音に対する反応が現れる

350mL　　800mL この時期がピーク　　減少傾向

重量500g程度(胎児の1/6) 胎盤機能低下

30〜80cm未満(過短臍帯・過長臍帯)

新生児の発達と検査・ケアの時期

生　後		出生当日			
		出生時	4時間後	8時間後	24時間後
新生児の発達	呼吸器系	肺呼吸開始			
	循環器系	循環の移行（胎児循環→新生児循環） 卵円孔・動脈管閉じ始める			
	体　温	熱産生 ＜ 熱喪失			
	消化器系	胃容量5〜7mL	初回哺乳を行う	その後は自律哺乳（欲しがるときに欲するだけ授乳する） 乳汁摂取により急速にペプシン*が活性化 *在胎中から存在するタンパク質分解酵素	
	排　泄	腎血流量増加 （体血圧⤴ 血管抵抗⤵）	初回排尿がみられる 初回胎便がみられる		
	水・電解質バランス	細胞外液*＞細胞内液⇒不感蒸泄，便尿 （不要な細胞外液を排泄） *細胞外液の内訳：間質液70〜80%／血液20〜30%			
	ビリルビン代謝	胎児ヘモグロビン破壊⇒ビリルビン産生 （血中ビリルビン値1mg/dL） 腸肝循環によるビリルビン排泄機能が残存			
	血液系	凝固能力ほとんどなし			
	免疫系	免疫能力未熟 IgG：母体からの移行中断	IgA：母乳からの移行開始		
	睡眠・活動	ウルトラディアンリズム （2〜4時間周期で睡眠と覚醒を繰り返す） non-REM睡眠，REM睡眠（50%），覚醒時間出現			
	中枢神経系	神経軸索の髄鞘化（脊髄，延髄，橋の一部までで発達途上） 原始反射がみられる			
	感覚器 視　覚	視力0.02程度，20〜25cm離れた物を注視，白黒認識			
	聴　覚	音に反応，音の方に顔を向けようとする			
	嗅　覚	出生時から存在する			
	触　覚	口唇部・舌，手掌，足蹠は敏感に反応する			
検査（処置）		出生時 ・臍帯結紮・切断，母子標識の装着 ・アプガースコア（1分／5分後）採点 　　　成熟度評価 ⇒ 在胎週数，出生体重による分類確認 　身体計測，点眼（抗菌薬）　　　　　　　　　　　　　　産科医による全身診査 　フィジカルアセスメント 　　　　1回目　K₂シロップ投与（哺乳開始後） 　　　　　　　　バイタルサイン測定（1時間ごと）			
ケ　ア		出生時のケア ・保温 ・気道開通 ・皮膚乾燥 ・早期母子接触 ・臍結紮部消毒	清拭あるいは沐浴 感染予防：常に感染予防対策を実施 事故防止：常に事故防止策を実施		

※一般的に母乳を哺乳する児を想定して作成した．

	生後1日	生後2日	生後3日	生後4日	生後5日	生後6日	生後7日

卵円孔・動脈管閉鎖

哺乳量増加

移行便　　　　　　　　　　　　　　　　　　　普通便へ

水分摂取量＜排泄量
となるため

生理的体重減少
（出生体重の5〜10%が減少）

体重回復
（生後1〜2週で戻る）

← ビリルビン値上昇により
黄染がみられる →

← 新生児生理的黄疸
黄染 ピーク
（血中ビリルビン値 12mg/dL） →

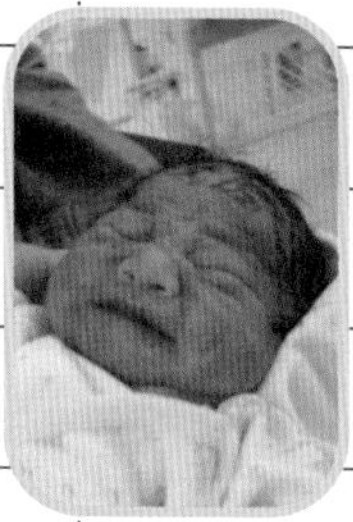

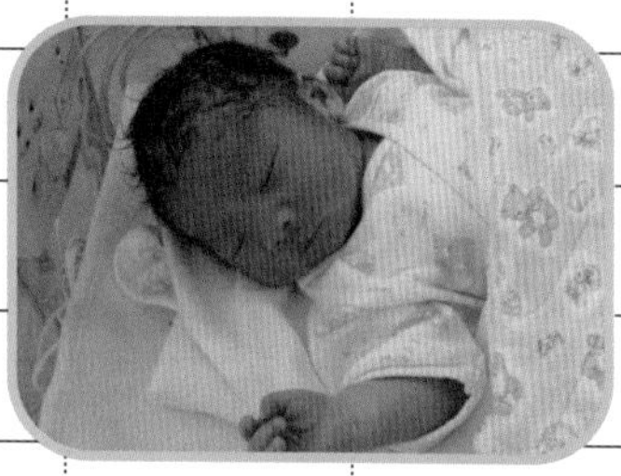

母親の声が聞き分けられるようになる

母親のにおいをかぎ分ける

（神経所見不明瞭な
場合は再検査）

2回目 K₂シロップ投与（退院前）

バイタルサイン測定（毎日1回）
経皮的ビリルビン値測定（退院まで毎日1回）
体重測定（体重減少率，毎日同時刻）

← 聴力スクリーニング検査 →

← 先天代謝異常症検査
（新生児マススクリーニング） →

臍結紮周囲消毒（脱落まで）
沐浴（指導開始）
退院に向けた育児指導

産褥期の体の正常な経過

			産褥0日（分娩当日）		1日	2日	3日	
			分娩直後	12時間後				
全身の回復	胎盤性ホルモン	ヒト絨毛性ゴナドトロピン(hCG)	産褥7日で下垂体性LHレベルに下がり，2週間で尿中に検出されなくなる					
		ヒト胎盤性ラクトゲン(hPL)	胎盤娩出後12時間以内に検出不能となる					
		エストロゲン	産褥7日で非妊時の値に戻る					
		プロゲステロン	産褥7日で非妊時の値に戻る					
	下垂体系ホルモン	プロラクチン	分娩時にピークとなりその後低下する．適切な吸啜刺激により上昇し維持されるようになる					
		オキシトシン	授乳や児のことを考えたりすることで一過性に上昇する					
	体温，心拍，呼吸，血圧		血圧 正常化 心拍 正常化		体 温：平熱（37.5℃を超えない） 心 拍：安定（90回/分を超えない．一過性に50回/分以下になるときがある） 呼 吸：安定（20回/分を超えない） 血 圧：安定（140/90mmHgを超えない）			
	循環血液量		1/3の減少		さらに産褥1週間までに1/3の減少			
	腎血流量，糸球体ろ過量							
	体重		4～6kg減少					
	尿量，排便		尿量：1,500～2,500mL/日					
						排便：2～3日ごろみられる		
	白血球		1.8万/μLまで増加（分娩直後）				徐々に減る	
	赤血球・ヘモグロビン		分娩後減少する				産褥2～4日に最低値	
退行性変化	子宮		1～2日 子宮口 2指開大 1,000g				硬度：硬い	
	子宮底	長さ	11cm	15cm	12～13cm		10～12cm	
		高さ	臍下2～3横指	臍高から臍上1～2横指	臍下1～2横指		臍下2～3横指 分娩直後と同高	
	悪露の色調		純血性		赤色～暗赤色 胎盤剥離部分からの出血			
	悪露の臭気		血液様の臭い		特有の甘臭			
	後陣痛		産褥0～3日　比較的規則的な子宮収縮に伴う下腹部痛あり					
	会陰縫合部		軽度浮腫・腫脹あり		浮腫・腫脹は1～2日で消失．発赤，皮下出血，硬結（血腫），縫合部からの分泌物，縫合部の離開なし			
	縫合部痛		あり．ただし日常生活に支障がない程度．体動時増強する					
			産褥0日（分娩当日）		1日	2日	3日	
進行性変化	母親役割獲得過程(Rubin)		取り込み期（taking-in）：（2～3日）					
	マタニティブルーズ							
	乳汁生成期		乳汁生成I期（lactogensisI）：中期～産後2日					
	乳汁分泌の調整						エンドクリン・コントロール	
	乳房の状態						緊満	
	乳汁		初乳				移行乳	
	分泌状況		少ない				急激に増加	
	1日分泌量		10～100mL/日 （平均30mL/日）					

4日	5日	6日	9日	10日	4週	6週
			産褥2～3週で非妊時値に戻る			
						6週ごろに正常化
徐々に減り，4～6カ月で非妊時値に戻る						
1万/μL		さらに減り，産後1カ月で非妊時値に戻る				
		産後1週間で分娩前，1カ月で非妊時値に戻る				

7日
子宮口 1指開大
500g（手拳大）

子宮口閉鎖
100g

鶏卵大70g
非妊時の大きさに戻る

| 9～10cm | 8～10cm | 7～8cm | | | | |

臍高と恥骨結合上縁との中央（臍恥中央）	恥骨結合上縁上3横指	恥骨結合上縁上2横指	恥骨結合上縁	産褥11日以降は腹壁上から触知できない		
赤褐色 ヘモグロビンが褐色に変化する			褐色		黄淡色　白色　なし	
	軽い臭気					

血清部分が減少し
白血球が増加する

白血球が減少し，
子宮腺分泌液が主となる

4日	5日	6日	9日	1カ月	2カ月	3カ月
定着期（taking-hold）：3～10日				解放期（letting-go）：4～5週		
マタニティ・ブルーズ（3～10日）：2週間ほどで消失する．				産後うつ病		
乳汁生成Ⅱ期（lactogensisⅡ）：3～8日				乳汁生成Ⅲ（lactogensisⅢ）		
				オートクリン・コントロール		
			成乳			
			分泌確立			
	平均 500mL/日		平均 700mL/日			

1 妊婦の看護にかかわる技術

学習目標

◖ 妊娠経過に伴う妊婦の健康状態をアセスメントできる.

◖ 在胎週数に応じた胎児の発育と健康状態の評価のしかたを理解する.

◖ 妊娠中の健康維持とマイナートラブルの予防について，適切なケアと
アドバイスができる.

1 妊婦のヘルスアセスメント

　妊娠すると，妊娠経過に伴って胎児は発育し，妊婦の身体は変化する．妊娠という負荷にうまく適応し，妊娠週数に応じた良好な健康状態であるかどうかを，経時的に観察しながらアセスメントする．胎児は母体によって生命を維持し，常に母体の影響を受けながら発育している．母体の健康状態と胎児の発育やwell-beingを関連させてアセスメントする．

　妊婦への診察は，問診，視診，聴診，触診，計測診，内診などがある．問診以外はいずれも皮膚を露出してもらわなくてはならないため，常に妊婦への配慮を心掛け，露出を最小限にとどめ，プライバシーの保護に努めながら実施する．

1 問　診

1 目的・適応

　問診では，妊婦の基本的情報および妊婦と胎児の健康状態に関連する心理的・社会的側面，妊娠生活の適応状態について，言語的に情報を得る．ヘルスアセスメントをより的確に実施するための情報収集であり，妊婦にとって貴重な受診をより有効なものとするために信頼関係を構築する機会でもある．

　問診には，妊娠を確認するために産科外来を訪れる際に行われる初診時問診，妊婦健診（再診）時の問診，分娩が開始した際の入院時問診などがある．妊娠経過を踏まえて，それぞれの時期で優先される情報を得る．

2 準備

　問診用紙など．

3 実施方法

　プライバシーが保持できる場所と，ゆっくり話が聞ける時間を確保して行う（表1-1）．実施前には必ず実施者の氏名を名乗り，コミュニケーション技法を活用して，妊婦が言語的・非言語的に表現するありのままを受け止めるように努める．

何のためにする？
・妊娠経過に伴う妊婦と胎児の健康状態に関連する情報を得る．
・妊婦との信頼関係を築く．

plus α

妊婦健康診査（妊婦健診）の間隔

「母性，乳幼児の健康診査及び保健指導に関する実施要領」に基づき，妊娠初期から妊娠23週までは4週間に1回，妊娠24週から35週までは2週間に1回，妊娠36週以降分娩までは1週間に1回の診査が推奨されている．

表1-1　問診の内容

初診時問診	基礎的情報	年齢，婚姻状態，家族構成，就労状況と労働負担，経済状況，住居環境など
	健康状態，妊娠・分娩・産褥歴など	主訴（受診理由），月経歴，既往妊娠・分娩・産褥経過，身長・体重，既往歴・現病歴（服薬の有無），家族歴など
	妊娠前と現在の生活習慣など	食生活，排泄，睡眠，運動，喫煙，飲酒など
	そのほか	自己像，妊娠・出産・育児への思いや考えなど
再診時問診	母体の心身の健康状態，胎動の自覚（初期を除く），性器出血の自覚，浮腫・不快症状の有無，胎児の発育状態，社会的・心理的適応状態（妊娠の受容，母親役割の適応，バースプランなど），日常生活上の支障や不安など，妊娠リスクスコア（初期・後半期）	

❶**初診時問診**　妊娠を疑っている女性には，それに関連した項目と基礎的情報や生活状況などを聞く．

❷**再診時問診**　前回の受診から今回までの間に起こった身体的・社会的・心理的状態を把握する．

　初診時の問診では，妊婦自身が記入する問診票が活用される．妊娠初期や後半期には，妊娠リスクスコア*を評価することもある．医療者だけでなく妊婦自身が妊娠経過や分娩を評価することで，子育てに対する意識を高め，主体的に取り組めるようになる．

4　評価

①短時間でもれなく実施できる．

②妊婦の身体的変化や，胎児および胎児付属物の発育状態が正常な経過をたどっているかをアセスメントできる．

③今後の日常生活や心理的・社会的健康状態に影響を及ぼすような潜在的な危険性がないかをアセスメントできる．

2　視　診

1　目的・適応

　妊娠が正常に経過しているか，異常を来していないかを視覚的に把握する．妊娠の経過に伴う母体の適応状態については全身を注意深くみるが，妊婦の場合は特に腹部の視診が重要である．顔面，上下肢も妊娠に伴って変化しやすいため，観察が重要である．

2　準備

　枕，掛け物（身体の露出を最小限にするために，適宜覆う）．

3　実施方法

　個人差があるため，妊娠経過を追って観察し，その経過を踏まえて評価する．

｜1｜腹部の視診項目と評価の視点

a 形態

　卵円形か尖腹（せんぷく）（腹壁が緊張して前方に強く突出）か懸垂腹（けんすいふく）（下方に垂れ下がる）か．

b 皮膚の状態

❶**妊娠線**（図1-1）　妊娠28週ごろ以降，皮膚の深部結合組織が伸展・断裂することによって，下腹部の皮膚に長さ 5~6 cm，幅 5 mm程度の線が出現する．なめらかで光沢があり，青赤色~赤褐色を呈する．皮膚の乾燥・痒（かゆ）みを伴うことがある．分娩後に退色・瘢痕（はんこん）化し，銀白色を呈した妊娠線のことを旧妊娠線といい，2 回目以降の妊娠で新しくできた

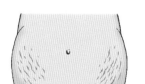
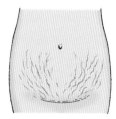

妊娠線　　　　　　　　　旧妊娠線

図1-1　妊娠線

何のためにする？

妊娠が正常に経過しているかを視覚的に評価する．
・腹部の形態や皮膚の状態
・浮腫
・静脈瘤　など

plus α

尖腹と懸垂腹

腹部の形態は，胎児の大きさ，胎位などの胎児の状態と，母体の腹壁の緊張度や骨盤の形態等で異なる．胎位が縦位の場合は卵円形になることが多いが，尖腹や懸垂腹になることもある．尖腹は初産婦に多く，懸垂腹は経産婦に多い．

妊娠線を新妊娠線として分けて表現することもある．経産婦ではこれらが混在することもある．

❷ **妊娠性色素沈着** 腹壁正中線（特に臍～恥丘）や腋窩に生じる．分娩後，次第に消失するが，数年にわたって残ることもある．

❸ **発疹** 妊娠中は基礎代謝が亢進することによって多汗となり，汗疹ができやすい．

c 臍窩(さいか)の状態

増大した妊娠子宮によって押し出され，妊娠24週ごろから浅くなり，平坦化～隆起することもある．

d 浮腫

胎児心音を聴取する際の器具や下着の圧痕として観察されることも多い．浮腫がある場合は，皮膚に光沢が生じることがある．

e 静脈瘤

皮下を走行する静脈が拡張，屈曲，蛇行し，皮膚より膨隆して見えることがある．

➡静脈瘤については，p.71参照．

f 胎動

妊娠末期の大きくなった胎児の四肢の動きが腹壁に伝わり，波立っているように観察される．

|2| 乳房の視診項目と評価の視点

➡乳房の観察については，p.40参照．

母体が母乳育児の準備が進んでいる徴候として，乳房，乳頭・乳輪部がどのように変化しているかを把握する．乳房の形態，乳腺の発育状態，乳頭・乳輪部の形状，大きさを観察する．妊娠末期には，妊娠線が見られることもある．

|3| 上肢・下肢

末梢血管循環量の増大による浮腫，皮膚の赤みなどが見られる．浮腫は，脛骨稜(けいこつりょう)または足背(そくはい)を親指で圧し，圧痕が残るかどうかをさすって観察する．

下肢に静脈瘤を認めた場合は，腹壁や陰部・腟壁など他の部位でも確認する．浮腫を認めた場合には，妊娠高血圧症候群の症状（高血圧，蛋白尿）と関連付けて観察する．

|4| 顔面

妊娠を維持するためにプロゲステロン優位なホルモンバランスへと変化することによって，色素沈着を来しやすく，そばかすがより黒っぽくなったり，妊娠性肝斑(かんぱん)などが生じることがある．循環血液量の増加によって，歯肉に炎症や浮腫が生じやすくなる．

4 評価

①実施者は，皮膚の露出を最小限にして，妊婦の心理的負担が軽減するよう配慮して実施できる．

②妊娠週数や妊娠経過を踏まえたアセスメントができる．

plus α

妊娠と歯周病・う歯

妊娠中はエストロゲンの分泌が増大することによって，歯周病原因菌が増え，歯周病になりやすい（妊娠性歯肉炎）．また，唾液の分泌量が減り粘稠性が増すことによって，自浄作用が低下し，う歯になりやすい．妊娠初期のつわりの時期は，嗜好や食生活が変化し，歯磨きを徹底しにくいことも原因となる．

3 聴　診

■1 目的・適応

　妊婦の腹壁上から胎児心音を聴取し，胎児が健康であるかを判断する．聴取部位は胎児の子宮内での位置によって異なる．また，使用する聴診器の種類によって，母体の腹壁上から観察できるようになる時期が異なるため留意する．

何のためにする？

胎児心音を聴取し，胎児の状態が良好かを評価する．

■2 準備

　枕，掛け物，聴診器〔超音波ドプラ装置，またはトラウベ桿状（かんじょう）聴診器（図1-2a）〕，超音波検査用ゼリー，ストップウオッチ．

➡超音波ドプラ装置による胎児心音の聴取については，p.48参照．

■3 留意点

　聴診器で聴取される音には，胎児由来の胎児心音・臍帯雑音・胎動音，母体由来の大動脈音・腸雑音などがある．妊婦の橈骨動脈の脈拍で母体心拍を確認しながら聴診すれば，胎児由来の心音と母体由来のものとを判別できる．

　聴診する方法には，**超音波ドプラ装置**と**トラウベ桿状聴診器**を用いる方法がある．超音波ドプラ装置は充電あるいは電源が必要であるが，胎児心音を容易に聴取できる．トラウベ桿状聴診器は，胎児心音の最良聴取部位をとらえて適切に聴取できれば，電源が不要なため，どんな場所でも実施できる．

plus α

聴診器と使用時期

超音波ドプラ装置は妊娠8〜9週ごろから，トラウベ桿状聴診器は妊娠17〜21週ごろから使用できる．

■4 実施方法

　母体の腹壁上から胎児心音が最も明瞭に聞こえる部位（最良聴取部位➡p.49参照）を探し，聴診器を当てて聴取する．最良聴取部位は，児背側の肩甲部に相当する位置で，胎児の子宮内での位置（胎位・胎向・胎勢*）により異なる．

a 方法

①妊婦に仰臥位で腹部を十分に露出してもらい，レオポルド触診法（➡p.28参照）で胎児の胎位・胎向を確認し，胎児心音の最良聴取部位を定める．

②胎児心音の最良聴取部位に，超音波検査用ゼリーを塗布したプローブあるいはトラウベの腹部に当てる側を密着させる．

③胎児心音を聴取する．

用語解説*

胎位・胎向・胎勢

胎児の子宮内での位置の表現．

胎位：胎児の縦軸と子宮の縦軸の関係．例；頭位，骨盤位，横位など．

胎向：児背と母体の位置関係．例；児背が母体の左側にある場合は第1胎向．

胎勢：胎児の姿勢．例；屈位（屈曲胎勢），反屈位（反屈胎勢）．

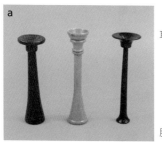

耳に当てる側

腹部に当てる側

トラウベ桿状聴診器

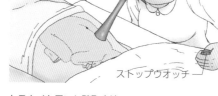

ストップウオッチ

トラウベを用いた聴取方法

図1-2　トラウベによる胎児心音の聴取

トラウベでは，音響漏斗のある端（平らなほう）を実施者の耳にぴったり付け，妊婦の腹壁に対して垂直に当てる．ずれたり落としたりしないように保持し，手を離す（図1-2b）．ドプラ法に比べて広範囲の聴取はできないため，事前の触診法で最良聴取部位を的確にとらえる．

通常，5秒間の胎児心音の心拍数を3回連続して聴き，「11，12，12」のように表す．1分間聴取してリズムや強弱も確認する．胎動や腹部緊満などの状況によって変化するが，胎児心拍数の正常範囲は110～160回/分である．5秒間の測定では11～13回が正常範囲であり，逸脱する場合は必ず分娩監視装置を装着し，胎児心拍数の推移を確認する．

④超音波ドプラ装置を用いた場合は，聴診後，腹部に残ったゼリーを丁寧に拭き取る．

⑤妊婦の衣類を整え，結果を説明する．

5 評価

①実施者は，皮膚の露出を最小限にして，妊婦の心理的負担が軽減するよう配慮して実施できる．

②最良聴取部位を的確にとらえることができる．

③測定結果から，胎児心拍数が正常範囲であるかや，胎児が健康であるかを判断できる．

4 レオポルド触診法

1 目的・適応

腹壁上から子宮内にいる胎児を触診して，妊娠15週ごろ以降は子宮の大きさや子宮底の高さ，胎児の存在を，24～27週ごろ以降は子宮内の胎児部分を触れて胎児の位置（胎位・胎向）を観察するために行う．

<aside>何のためにする？
胎位・胎向を診断する．</aside>

2 準備

枕，掛け物．

3 留意点

• 排尿を済ませてもらい，膀胱が空の状態で行う．適宜，掛け物を使用して露出を少なくし，保温に留意する．

• 仰臥位で下肢を屈曲させた状態で行う．深呼吸を促すなど，なるべく腹部の緊張をやわらげるように導き，腹壁を弛緩させた状態で行う．

• 冷たい手や粗雑な手技は妊婦に不快感を与えるばかりでなく，腹壁を刺激して緊張させてしまうため，触診を難しくする．妊婦の不快感が少なく的確な診察を行うためには，手指を温め，やさしく丁寧に行う．特に第3段，第4段は妊婦に痛みや苦痛を感じさせないよう，力加減に留意して行う．

• 手技中に子宮収縮を認めたときは中止し，子宮が弛緩するのを待ってか

ら再開する.

- 妊娠後半期の妊婦は，仰臥位をとると増大した子宮が腹部下大静脈を圧迫することによって低血圧を生じ，仰臥位低血圧症候群を起こしやすい．的確に，短時間で終了することに留意する．気分不快などの症状が出現した場合は，直ちに側臥位にしてバイタルサインを測定し，状態が回復することを確認する.
- 流早産徴候が認められたときは，腹部への刺激を避けるために触診は行わない.

4 実施方法

手技は第1段から第4段まであり，妊婦の右側に立って行うことが多い．それぞれの方法と観察項目を図1-3に示す.

第1段から第4段までのそれぞれの手技を用いて，子宮と胎児・胎児付属物の状態を観察し，妊娠週数を踏まえてアセスメントする．妊娠37週未満に児頭が骨盤内に進入・固定している場合には早産の可能性があり，分娩が開始しても児頭が浮動している状態で経過している場合は，児頭骨盤不均衡の可能性がある.

∷ 第1段　子宮底に触れる部分が何かをみる．頭位の場合は，やや軟らかい球状の塊として胎児の殿部が触れ，骨盤位の場合は硬い球状の頭部を触れる.

∷ 第2段　左右の手掌に触れているものが，比較的大きな児背か小さな塊の集まり（上下肢）かを観察し，児背が母体の左側（第1胎向）か右側（第2胎向）かをみる．児背が触れやすい場合は児背が母体の前面に向く第1分類，児背が触れにくく小部分がわかりやすい場合は母体の後面に児背が向く第2分類となる.

∷ 第3段　親指と4指とに触れる胎児下向部の種類・形・大きさから頭部か殿部かを，浮動性の有無から骨盤内に進入しているかをみる.

∷ 第4段　胎児下向部が頭部の場合，頭部が浮動し全体として触れる場合は骨盤内に進入していない．頭部の一部しか触れず頸部が主として触れる場合は骨盤内に固定している.

妊婦は胎児の健康状態や発育状態について知りたがっていることが多いため，手技中に把握できたことを説明したり，妊婦から普段の胎動の状態を聞くなどして，妊婦との会話を通して和やかな雰囲気をつくったり，胎児が育っていることを共に喜ぶ姿勢が大切である.

5 評価

①皮膚の露出を最小限にして，妊婦の心理的負担が軽減するよう配慮して実施できる.

②各段の手技を的確に実施し，観察できる.

③妊娠週数や妊娠経過を踏まえたアセスメントができる.

第1段

妊婦に向かい合うように立つ．指の先を互いに触れるようにすぼめ尺骨側が球状になるようにして，小指と小指丘で子宮の上を左右交互に注意深く押さえて子宮底に触り，境界を確かめる．

観察項目：子宮底の高さ・位置・形，胎児部分の種類（頭部か殿部か）

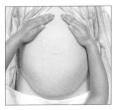

胎位
- 殿部が触れれば頭位
- 頭部が触れれば骨盤位

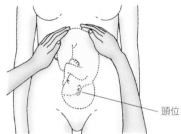

頭位

第2段

第1段で子宮底部に置いた両手を，そのまま両側の側腹部へ滑らせ，力加減を調節しながら手の内側で左右の側腹部を交互に触れる．子宮の形や大きさ，子宮内の胎児の部位（背部か四肢かなど）を感じとりながら，子宮体部に沿って恥骨結合のほうへさらに滑らせていく．

観察項目：腹壁の緊張度，子宮の形・大きさ，児背と小部分（四肢）の位置（胎向），胎動の有無，羊水量

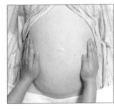

胎向
- 右手（母体の左側）に背中が触れれば第1胎向
- 左手（母体の右側）に背中が触れれば第2胎向

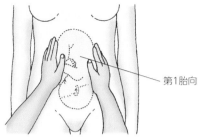

第1胎向

第3段

右手を恥骨結合の上に移し，骨盤入口上の胎児下向部を開いた親指と他の4指の間に静かに挟んでつかむ．

親指と4指で児頭を軽く後方に圧し，その反動を感じれば，骨盤内に進入していない．

観察項目：胎児下向部の種類・形・大きさ，浮動性，骨盤内進入の状況

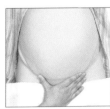

胎児の下向部の種類を確認
- 頭部が触れれば頭位
- 殿部が触れれば骨盤位

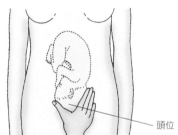

頭位

第4段

妊婦の横に，妊婦の顔に背を向けるようにして立ち，両手の4指を密接させて軽く屈曲し，左右の骨盤境界線に沿って胎児下向部と恥骨との間に静かに圧入する．両手の間に下向部を左右から挟み，下向部の種類とその高さをみる．

観察項目：胎児下向部の種類・形・大きさ，浮動性，骨盤内進入の状況

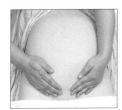

浮動性や骨盤内進入状況を確認
- 跳ね返る感じがあれば浮動
- 跳ね返る感じがなければ固定あるいは嵌入

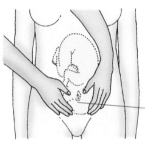

骨盤内嵌入（浮動か固定）の程度

図1-3 レオポルド触診法

5 計測診

1 目的・適応

妊娠期間を通して変化する妊婦の体格や腹部を数値で把握することにより，胎児の発育状態や妊娠週数を推定する．

妊婦および胎児が，妊娠期間から分娩～産褥期にわたり安全かつ安楽に経過できるために，妊婦健診では子宮底長の測定（妊娠16週以降に実施．超音波検査を行った場合は省略可能），身長・体重計測，血圧測定，尿検査（尿蛋白，尿糖）などが実施される．

胎児の発育評価には，間接的な観察方法である子宮底長・子宮底高と腹囲の測定に代わり，近年では超音波検査による計測が一般的になっている（➡p.44参照）．ただし，災害時で電源がとれない場合や超音波検査が可能な施設に移動できない場合などには，妊娠経過や胎児の発育経過を簡便に把握する方法として有用である．

2 準備

枕，掛け物，メジャー（子宮底長・腹囲の測定），血圧計（血圧測定）．

3 実施方法

a 子宮底長

恥骨結合上縁中央にメジャーの0点を固定し，測定部までの距離を計測する．

仰臥位で両足を伸展し，子宮底の最高点に至る子宮の前壁の長さを測定する「安藤法」が主に実施される．もう一つの方法として，子宮体前面が腹壁に接する最高点までを測定する「今井法」がある（図1-4）．

測定方法によって値が異なるため，妊娠期間を通して同一の方法で行い，妊娠経過における変化を把握する．

b 子宮底高

子宮の大きさを測定する方法の一つで，子宮底の高さが母体のどの位置に達しているかをみる．仰臥位で子宮底の位置を確認した後，両足を伸展させ，恥骨結合上縁，臍，剣状突起を基準として子宮底部の位置を，実施者の指の幅を単位として表現する．測定結果は，例えば「恥骨結合上3横指」（恥骨結合上縁から指の幅三つ分上方に位置する場合），「臍高」（臍と同じ高さの場合）と示す（図1-5）．

c 腹囲

一般的には，臍を通過する腹部周囲をベッド面と垂直にメジャーを回して測定する．あるいは，最大腹囲と思われる部分を3カ所測り，そのうちの最大値をとる方法もある（図1-6）．

何のために測定する？

胎児の大きさや羊水量を推定する．

●子宮底長の測定〈動画〉

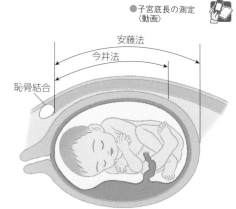

安藤法
今井法
恥骨結合

図1-4 子宮底長の測定

d 身長，体重

　体重は，妊婦健診の際に毎回測定し，推奨される体重増加量の範囲内で妊娠期間を経過できるようにする．過度の体重増加があると巨大児分娩や帝王切開術のリスク，極端に体重増加が少ないと低出生体重児や早産のリスクとの関連が指摘されているため，留意する．

　妊婦の身長が150cm未満の場合は，骨盤が小さいことで経腟分娩が困難になる児頭骨盤不均衡の可能性を予測するために，骨盤外計測を行うことがある．実際には，骨盤のX線撮影（グースマン法；側面撮影法，マルチウス法；入口面撮影法）や超音波断層法で診断することが多い．

e 血圧

　妊娠高血圧症候群の主症状である高血圧（収縮期血圧140mmHg以上，または拡張期血圧90mmHg以上）の徴候がないかを観察する．測定は心臓と同じ高さで行う．初回は左右両側の腕で測定し，10mmHg以上異なる場合には，以後は高いほうを採用する．また，血圧はさまざまな状況（緊張，運動，疲労，気象・温度，喫煙等）の影響を受けるため，測定値が高い場合は10〜20分程度安静にした後で，再度測定する．妊婦健診時には毎回測定する．

　血圧の測定は，妊婦自身が自動血圧計で行うことが多い．その場合は，正確な測定値を得るために，初診時などに正しい測定方法や留意点を妊婦に説明する．ただし，妊娠高血圧症候群の徴候がある妊婦や入院管理中には，必ず看護師らが測定する．

plus α

妊娠中の推奨体重増加量

妊娠前BMIによって妊娠中の体重増加量の目安を定めているガイドラインが複数ある．それらは目的が異なり，適正な出生児体重とするものと，妊娠・分娩時の異常の予防とするものとがある．個人差を考慮して保健指導を行うことが奨励されている（➡p.53 表1-4 参照）.

コンテンツが視聴できます（p.2参照）

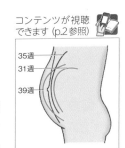

●子宮底高の測定〈アニメーション〉

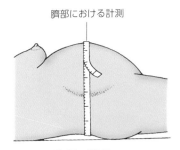

妊娠週数	子宮底長	子宮底高（触診）
15週	11cm	恥骨結合上2〜3横指
19週	16cm	恥骨結合と臍との中央
23週	20cm	臍高
27週	23cm	臍上2〜3横指
31週	27cm	臍と剣状突起との中央
35週	30cm	剣状突起下2〜3横指
39週	32cm	臍と剣状突起との中央

図1-5　**子宮底高の測定**

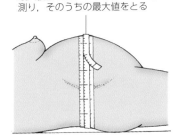

図1-6　**腹囲の測定**

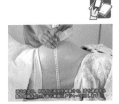

●腹囲の測定〈動画〉

4 評価

①実施者は，皮膚の露出を最小限にして，妊婦の心理的負担が軽減するよう配慮して実施できる．

②的確に実施し，観察できる．

③妊娠週数や妊娠経過を踏まえたアセスメントができる．

6 臨床検査

1 目的・適応

　妊娠の確認，妊娠経過に影響を与える合併症（切迫流産，切迫早産，糖代謝異常，妊娠高血圧症候群など）を早期に発見し，必要な治療につなげるために検査を行う．尿や血液を用いた検査のほか，超音波診断法（➡p.44参照），腟分泌物細菌検査，羊水検査などがある．

2 準備

　検査の目的と方法を妊婦に説明し，食事や飲水の状態が検査結果に影響を及ぼすため，検査前に協力を得る．糖代謝異常スクリーニング検査のうち50gGCTと75gOGTTは，継続して行う検査であることを説明し，必要なタイミングで検査ができるように協力を得ておく．

準備物品

　　尿検査：採尿コップ

　　血液検査：採血物品（採血針とシリンジ，駆血帯，消毒綿，肘枕，テープ）

3 実施方法

a 尿検査

　妊婦健診で行われる尿検査は，尿試験紙（テステープ）を用いた尿蛋白，尿糖，尿ケトン体の定性検査である．尿蛋白は，妊娠高血圧症候群(hypertensive disorders of pregnancy：HDP）や腎機能低下，尿糖は妊娠糖尿病（gestational diabetes mellitus：GDM）を早期発見するために検査する．ケトン体は，つわりの症状が強い場合に，妊娠悪阻を診断するために行う．

b 血液検査

　妊娠初期に行う血液検査には，妊娠経過に影響を及ぼす感染症（風疹，B型肝炎など）の既往・予防接種歴の確認，血液一般から貧血の有無，糖尿病の有無，血液型の確認などがある（➡p.13 妊婦健診一覧参照）．血液一般は，妊娠中期と末期にも，低出生体重児の出生等を引き起こす貧血や，HDP，HELLP症候群に先行して起こることがある血小板の減少が生じていないかを確認するために行う．糖代謝異常スクリーニングは，妊娠初期（随時血糖）と中期（50gGCTまたは随時血糖）に行う．

　各検査は妊婦健診のはじめに行い，その結果に基づいて診察が行われることが多いため，健診が円滑に進むように流れを確認し，妊婦に説明する．

　そのほか，必要に応じて，妊娠初期には腟分泌物細菌検査（内診時に採取）

や，児頭骨盤不均衡が疑われる場合にはX線骨盤計測などの検査が行われる．

➡血液データについては，『母性看護の実践』2章2節表2-1，血液検査については，2章3節参照．

４ 評価

①実施者は，妊婦の負担が軽減するよう配慮して，適切に実施できる．

②検査結果を，妊娠週数や妊娠経過を踏まえてアセスメントできる．

妊娠判定検査

妊娠判定検査は尿を用いた検査で，妊娠を診断するために実施する．尿検体から，妊娠時に産生されるヒト絨毛性ゴナドトロピン（hCG）の量を判別する（図1-7，図1-8）．市販の妊娠検査薬も同じしくみであるが，正常妊娠以外にも流産や異所性妊娠，絨毛性疾患などでも反応するため，妊娠の診断は超音波検査により行い，子宮体部に胎嚢（GS）があることを確認する．

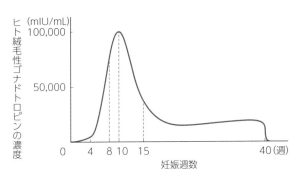

ヒト絨毛性ゴナドトロピン(hCG)は妊娠すると産生されるホルモンであり，妊娠4週ごろから尿中に排泄される．妊娠黄体を刺激して，エストロゲンやプロゲステロンを分泌させ，妊娠8〜10週ごろにピークとなる．その後，プロゲステロンが胎盤から産生されるようになると減少する．

図1-7 **妊娠経過に伴うヒト絨毛性ゴナドトロピン（hCG）の変化**

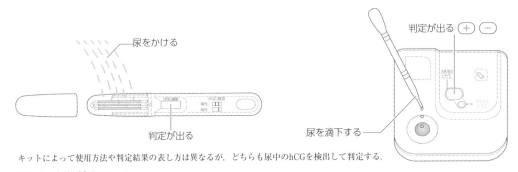

キットによって使用方法や判定結果の表し方は異なるが，どちらも尿中のhCGを検出して判定する．

図1-8 **妊娠検査キット**

糖代謝異常スクリーニング検査

糖代謝異常妊娠のスクリーニング，診断検査として，以下の方法がある．

▶**1）スクリーニング：全妊婦を対象として2回行われる．**

●**随時血糖測定**

通常の血液検査（食事の摂取時間を考慮しない）で血糖値を測定する検査．全妊婦を対象として妊娠初期に行い，施設ごとの基準（95もしくは100mg/dL以上）で陽性とする．

●**50gGCT**

食事の摂取時間を考慮しないで，ブドウ糖50gを摂取してもらい，1時間後に血糖値を測定する検査．

GDMと診断されなかった妊婦を対象として妊娠中期に行い，140mg/dL以上を陽性とする．ただし，50gGCT法が施行困難な場合は随時血糖測定を行い，100mg/dL以上を陽性とする．

▶ **2）診断検査**

● **75gOGTT**

妊娠初期あるいは中期のスクリーニング陽性者を対象として，GDMの診断のために行う検査．空腹時とブドウ糖75g摂取後1時間，2時間の血糖値を測定する．空腹時 ≧ 92mg/dL，1時間値 ≧ 180mg/dL，2時間値 ≧ 153mg/dL以上のいずれかを満たした場合に診断する．

(産婦人科診療ガイドライン：産科編 2023)

■ **参考文献**

1) 日本産科婦人科学会／日本産婦人科医会編．産婦人科診療ガイドライン：産科編 2023. 日本産科婦人科学会事務局，2023.

2) 日本妊娠高血圧学会編．妊娠高血圧症候群の診療指針2021：Best Practice Guide. メジカルビュー社，2021.

2 内診時の援助

1 目的・適応

内診（双合診^{そうごうしん}）は，女性生殖器を診察するために行われる特殊な診察法である．医師または助産師が腟内に人さし指もしくは人さし指と中指を挿入し，内性器や小骨盤腔内を診察する．双合診は，他方の手指を腹壁上に当て，腟内に挿入した手指とで子宮体部を挟むようにして触診する方法である．内診室では，外陰部の視診・触診，腟鏡診，双合診の順で行う．続いて経腟超音波検査が行われる場合もある．

初診時・妊娠初期には，子宮や付属器の変化，超音波検査による子宮腔内の胎芽^が*の大きさや心拍動の有無などから妊娠の確定診断が行われる．その後の妊婦健診では，胎児の発育状態が診断され，妊娠37週ごろからは，併せて分娩開始時期の予測，胎児の下降状態や産道の成熟状態，経腟分娩の可否が検討される．このほか，異所性妊娠，切迫流産，切迫早産，性感染症，子宮頸管無力症，前期破水，子宮付属器の腫瘍など，異常が疑われる場合やその経過観察としても行われる（表1-2）．腟分泌物検査や，子宮頸部細胞診の検体を採取する際にも行われる．

内診は，診察台の上で砕石位^{さいせきい}をとってもらって行う診察法であり，羞恥心が伴う．妊婦が緊張することで腟周囲の筋群が緊張し，内診時の疼痛が増強することがある．診察の目的が達成されるように，できるだけ診察に対する不安を取り除き，安心・リラックスして診察に臨めるように援助する．

2 準備

初めての内診の場合は特に，何が行われるかわからずに不安が強く，苦痛を感じている場合がある．解剖模型

用語解説 *

胎 芽

発生学，臨床産婦人科学，生命機能などの観点から，妊娠10週未満の胎児を胎芽と呼ぶ．

表1-2　内診での診察項目

・腟，子宮口の異常の有無
・性感染症のチェック
・腟分泌物の検査
・切迫早産の診断
・外陰部の状態（静脈瘤，浮腫，炎症，分泌物）
・腟外陰部の伸展性
・軟産道の成熟と伸展
妊娠末期〜分娩時
・分娩前の子宮頸管成熟度の確認
・児頭の下降度，固定
・児頭の回旋（矢状縫合，小泉門ほか）
・卵膜の有無
・胎胞
・羊水の性状
・臍帯脱出・下垂の有無
・直腸や膀胱の充満の有無

や図などを用いて診察の目的，方法をわかりやすく説明するとともに，プライバシーへの配慮を含めた診察の手順を説明するとよい．

　内診時には必ず女性看護者が介助し，プライバシーへの配慮と診察に伴う不快感や苦痛が最小限になるように援助する．

①診察の前には排尿を促す．

②必要物品を準備し，診察室の環境を整える（図1-9）．

• 腟鏡診で用いる腟鏡は，外陰部の視診，出産経験，年齢などを踏まえてサイズを決める．使用する腟鏡で開閉操作を確認する．

• 感染防止のためディスポーザブル手袋を装着し，腟内に挿入する器具類は無菌操作で取り扱う．

• 腟内に挿入する腟鏡は，体温程度に温めておく．

• 短時間で診察できるように，使用物品は診察室内の使用しやすい場所に準備し，内診台周囲を整理整頓しておく．

• 下半身を露出しても寒くない室温にし，腹部や下肢を覆うための掛け物を準備する．

3 実施方法

①妊婦の氏名を確認する．下半身の衣類を脱いで，内診台に腰掛けるよう説明する．出入口を施錠するなど，プライバシーの保護に配慮する．

②妊婦が腰掛けたことを確認した後，内診台が動き，診察の体位になることを説明する．その後で内診台を操作し，内診時の体位（砕石位）をとってもらう．内診台の操作は，妊婦が驚いて転落することがないよう配慮する（内診

plus α

内診時の子宮頸癌検査

子宮頸癌は，生殖年齢と重なる20〜40歳代女性の罹患率が高い．HPV（human papillomavirus：ヒトパピローマウイルス）ワクチンで予防できるが，ワクチン接種率が低い日本では死亡率が上昇傾向にある．そのため，子宮頸部細胞診検査は2年ごとに受診することが推奨されており[1]，妊娠が子宮頸癌の早期発見の契機にもなることから，妊娠初期の内診の機会に子宮頸部細胞診検査が行われる．

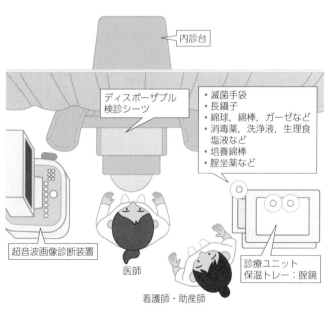

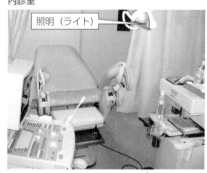

内診室

照明（ライト）

内診台操作用フットスイッチ

内診台

ディスポーザブル検診シーツ

• 滅菌手袋
• 長鑷子
• 綿球，綿棒，ガーゼなど
• 消毒薬，洗浄液，生理食塩液など
• 培養綿棒
• 腟坐薬など

超音波画像診断装置

医師

看護師・助産師

診療ユニット保温トレー：腟鏡

内診時の援助のポイント

①感染予防のため，内診台にディスポーザブル検診シーツを敷く．
②内診室の施錠，診察時の露出を最小限にするなど，プライバシーの保護に努める．
③転倒や転落の防止に留意し，内診台の上では両腕を胸腹部で組むなど安定させる．
④苦痛が少なくなるように，全身のリラックスを促す．

図1-9　内診時の配置

台が電動で体位をとるタイプではない場合，内診台に上がり，台に合わせて砕石位をとってもらう．その際，妊婦は足元が見えにくくバランスをとりにくいため，内診台から転落しないよう，より安全に留意する）．

③体位をとった後に，妊婦の腰の位置にカーテンを使用することが多いが，希望しない妊婦もいるため意向を確認する．希望する場合はカーテンを引く．

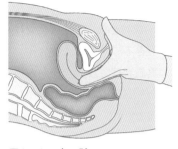

図1-10　内　診

④診察までの時間がなるべく短くなるよう医師と協働する．開始まで掛け物などで腹部や下肢を覆って肌の露出を少なくし，保温に留意する．

⑤全身をリラックスできるように支援する．

⑥外陰部の状態を観察する．内診は，医師または助産師が行う（図1-10）．

⑦腟鏡を用いた診察では，冷刺激による緊張が生じないよう体温程度に温めた腟鏡を準備し，挿入しやすいように体温程度に温めた生理食塩液などで先端を湿らすか潤滑剤を塗布する．診察者は，腟鏡の先端を閉じ，挿入部が縦長になるように把持してゆっくりと挿入する．観察時は持ち手を上にして先端を開いてネジで固定し，子宮腟部等を視診する（図1-11）．

⑧必要に応じて診察（腟分泌物の観察，照明の調節，検査処置の補助，検体採取，BTBテスト，超音波画像検査，腟坐薬の挿入など）の介助を行う．

⑨診察時は，適宜リラックスを促すよう声を掛ける．診察の進行状況を伝えながら不安や緊張を和らげ，苦痛を緩和するとともに全身の緊張状態を観察する．カーテンを使用しているときは，表情が見えないため特に留意する．

⑩診察中は，妊婦を不安や不快にさせたり羞恥心を増強させないように，医療者側の言動や，妊婦の反応に注意する．

⑪必要時は外陰部の洗浄や清拭を行う．診察が終了したら，妊婦をねぎらう．

⑫内診台が動くことを説明した後に操作し，妊婦が台から安全に降りるまで支援する．

⑬衣類を整えてもらう．

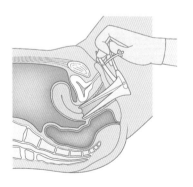

クスコ式腟鏡

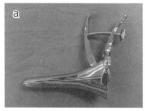

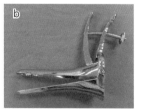

a．腟口から挿入するときの弁の先端を閉じた状態．
b．子宮腟部等を観察するために先端を開いた状態．開く程度を調節してネジを回し，固定する．

図1-11　腟鏡診

4 評価

①妊婦が安心して検査を受けられる．実施者は，必要時にわかりやすく説明できる．

②実施者は，診察の前から終了するまで，妊婦に不必要な露出がなく，羞恥心やプライバシーに配慮し，診察に伴う不快感や苦痛が少なくなるよう配慮できる．

③把握した情報に基づいて，妊娠週数や妊娠経過を踏まえたアセスメントができる．

コラム　　女性にとって，看護学生にとっての内診

多様な産科ケア

　イギリスで看護師・助産師資格を取得し，多民族多文化の首都ロンドンで助産師として働いている筆者は，イギリス以外の出身の女性と関わることが多い．産婦人科のケアは，他の文化・風習と同じく国や地域によって大きく異なるということを頻繁に感じる．

　ヨーロッパ以外で妊娠・出産・産後を経験したことのある女性の多くは，イギリスと自国の産科医療システムの違いを語る．特に多いのは，超音波検査の回数，体重管理，食生活の指導内容，そして内診についてである．

　日本人女性は，産婦人科医療で頻繁に内診されているが，なぜ内診を受けているかと尋ねると「よくわからないが，産科医療では内診されるものと思って受けていた」と語る．日本助産師会や日本産科婦人科学会，日本産婦人科医会などの産科ガイドラインを探しても，妊娠中の内診の目的や頻度について明確に書かれている箇所は見つけられない．

女性にとっての内診とは

　人は，からだのすべての部分を他人に許可なく触れられるべきではない．中でも性器に触れる，腟に何かを入れる，子宮口の状態を調べることには，女性の完全な理解と同意（インフォームドコンセント）が必要である．

　そもそも女性にとって内診とは，どのような経験だろうか．本来，性器は私たち成人の生活で，自分と自分の許した性的関係にある人のみが，自分の許可したときのみに触れるものである．それ以外の他人が触れるのであれば正当な理由を示す必要があり，本人から明確な許可が与えられたときにのみ行うべきである．すなわち，医療者は自身の行動の説明責任を果たさなければいけない．

イギリスでの産科ケアを受ける女性の自己決定

　イギリスの助産師資格の規定には「助産師とは妊娠中から産褥期間（産後28日前後まで）において，正常の妊娠・出産・産後の専門家として，女性のケアをコーディネートする役目をもつ」とある[2]．イギリスで妊娠がわかった女性が最初に関わる医療者は助産師である．この時，助産師は女性と話す中で次の三点を強調する[3,4]．

①妊娠・出産は多くの女性にとって，正常のうちに終わる安全なことであること．

②何かが正常から外れ，異常の範囲になることがまれにあること．その場合も女性のせいではないこと．予防も予想も対処もできないことがあること．

③産科ケアでは異常を早期に見つけるため，その影響を最小限にするためにいろいろな検査を提供するが，あなたがそれを必要でないと考えるとき，その考えは尊重されること．納得のいくケアだけを受ける権利があり，あなたが納得いかないことを医療側が強制することはできないこと．

　この会話以降も，助産師は産科ケアの主体が女性本人であること，提供されたケアが女性にとって必要かどうかを一番わかっているのは本人であり，その意思が尊重されることを繰り返し説明する．その上で，女性のからだを信じ，彼女が情報に基づいた意思決定をすることを信じて，関係を築いていく．

内診はどんな時に必要？

　医療において検査は，その結果によってケアの方針が変わるときにのみ，提供されるべきである．産科医療における内診も，その結果によってケアが変わるときにのみ，提供されるべきだ．

イギリスでは，妊娠中に内診することは極めてまれである．実施される例としては，早産，妊娠中の出血または過期妊娠時の薬物による分娩誘発を回避するための卵膜剝離などがある．そしてこれらは，ルーチンでなされるものではない．また，分娩が始まりつつあるときに，前駆陣痛か有効な陣痛かを調べるときや，分娩進行状態に関するアセスメント方法の一つにはなり得る．

内診とは，実際どのような工程であり何がなされるのか，内診することで何がわかるのか，内診によって生じ得るリスクは何か，内診の代わりにできることはあるか，内診について女性はどう感じているか，内診しないことで何が起こるかなど，これらのメリット・デメリットについて十分に本人と話し合う必要がある．内診時に使うローションなどが冷たく感じることがあること，痛みや不快感の訴えがあれば内診をやめることなどはとても重要であり，内診ごとに説明する．日本で普及しているカーテンのある内診台はイギリスにはない．なぜなら，女性の表情の観察やアイコンタクトなしに十分な意思の疎通はできず，意思の疎通なしに内診されることはないからだ．世界の女性の三人に一人がなんらかの性暴力のサバイバーとされる近年，内診によるトラウマのフラッシュバックなどにも考慮したケアが基本である．

納得のいく妊娠・出産後の経験で，女性はからだを取り戻し，その後の子育てに自信を持って取り組む．その基盤となるのは，提供された医療介入を理解し，自ら選択し，主体性を取り戻すことである．

女性が主体的でない，つまり自分のしたいことを主張しない，自分で選ばず医療者任せであることは，私たち世界中の産科医療現場で働く者がよく口にする悩みである．なぜ女性は，からだに起こることを主体的に選ばないのか．それは子どものころから主体性を手放し，他者に従順になるよう刷り込まれているからであろう．文化による程度の差はあれ，女性は自分の求めることを発言するとき，男性と比べて批判を気にしがちである．

✄ 近年，行われている内診の根拠は

妊娠初期に経腟超音波で胎芽を確認することは，女性の安心感を増やすだろうか．実は，日本の『産婦人科診療ガイドライン：産科編』では，流産が疑われるときに経腟超音波を行うことを勧めているものの，疑いのないすべての妊婦に行うことを勧めてはいない[5]．妊娠初期に内診を受ける女性が恐怖・不安・痛みを感じる可能性は，無視されるべきではない．それに加えて，何よりの心理的悪影響は，女性が自身の妊娠を「手放して」医療に委ねてしまうことであろう．産科ケアとの最初の接触が，十分な説明と同意に基づかない内診台での経腟超音波や内診では，その後の女性の妊娠・出産に対する態度はことごとく受動的なものになるだろう．

妊娠初期の流産を医療者が予防，治療することはほぼ不可能である．つまり妊娠初期に超音波検査をしてもしなくても，その結果に変わりはない．すべての妊娠が異所性妊娠でないことを確認する必要があるかのようにいわれるが，異所性妊娠は90〜100件に1件とまれなものであり，ましてや出血や痛みなどを感じてからの介入で重篤になることを防げないケースはさらに少ない[6]．近年，日本のすべての女性が経腟超音波検査を受けているのであれば，その検査が医療制度に与える経済的負担も，女性に与える心理的負担も，それらすべてのバランスやエビデンスを考慮せず，処置だけが独り歩きしている状態だと筆者は考える．

看護学生の皆さんは，ぜひ自身の看護学生としての主体性について振り返ってもらいたい．自身の体験は，女性や医療利用者の主体性が消されていく様子と重なって感じられることもあるだろう．だからこそ考えてほしい．医療者となるべく勉強中の学生も，医療者も，おのおのが自身の自律性を持つことなしに，女性が主体性を取り戻すようなケアを提供することはできない．一人一人が自律性を持つことが，女性が主体性を取り戻すために必要な一歩なのである．

（執筆：小澤淳子）

▌ 引用・参考文献

1) 国立がん研究センター. 科学的根拠に基づくわが国の子宮頸がん検診を提言する「有効性評価に基づく子宮頸がん検診ガイドライン」. 2020-07-29. https://www.ncc.go.jp/jp/information/pr_release/2020/0729/20200729.pdf，(参照2023-06-14).

2) NICE Guideline Decision-making and mental capacity. NICE, 2018.

3) Better Birth：Improving outcomes of maternity services in England－A five year forward view for maternity care. The National Maternity Review, 2016.

4) NICE Guideline Antenatal Care. NICE, 2021.

5) 日本産科婦人科学会／日本産婦人科医会編. 産婦人科診療ガイドライン：産科編2023. 日本産科婦人科学会事務局, 2023.

6) NICE Guideline Ectopic pregnancy and miscarriage：diagnosis and initial management. NICE, 2019.

7) 日本助産学会. エビデンスに基づく助産ガイドライン：妊娠期・分娩期・産褥期. 日本助産学会, 2020.

3 乳房の観察とアセスメント

1 目的・適応

　妊娠期の乳腺では，産後の授乳に向けた準備が行われている．妊娠中の乳房の観察とアセスメントにおいては，妊娠に伴って乳房がどのように変化しているかを妊婦と共に確認することを通して，妊婦が自分の乳房に関心をもち，変化に気付き，自分の身体が母乳育児に向けて準備しているという実感を持てるようにする．

　妊婦との話し合いを通して，これまでの知識や経験，授乳・母乳育児についての考え，感情，希望や計画などについて共有する．母乳育児を希望する場合には，自信をもって母乳育児を行うために特別な支援が必要かどうかを判断し，適切な支援につなげる．同時に，乳房の外科手術の既往や乳房と腋窩のしこりの有無を確認し，定期的に妊婦自身が乳房の自己チェックを行えるよう，必要性と方法について話し合う．

2 準備

①必要物品を準備する（診察台またはベッド，椅子，枕，掛け物，バスタオル1枚，ハンドタオル1枚）．

②室内温度を適温に調節する．

③プライバシーが保護できる室内・物品環境を提供する．

3 実施方法

①妊婦が自由に話せるリラックスした雰囲気をつくり，授乳・母乳育児について自由回答方式の質問をする．

②授乳・母乳育児に関する知識や過去の経験，考えや感情，希望や計画，自分の乳房について気付いていること，心配事や不安について聞く．

③胸部や乳房の外科手術の既往など，特別に配慮することがあるかを把握する．

④視診・触診を始める前に，両乳房と腋窩の観察が行えるよう腰まで服を下ろすこと，座位または仰臥位で視診・触診を行うことを伝えて協力を依頼する．

⑤視診・触診は無言で行うのでなく，いま何を確認しているかを伝えたり，話し合いながら進める．

a 視診

①腕を脇に下ろす姿勢（自然位），頭の上に両手を上げた姿勢（挙上位）をとるように促す（図1-12a）．

②両側の乳房の位置や大きさ，左右対称性，副乳の有無，皮膚の色調，浮腫，手術痕，えくぼ症状，ひきつれなどの有無，腋窩の状態を観察する（表1-3）．

③乳頭・乳輪部の位置や大きさ，形，色調，分泌物等を観察する．

④乳房を，乳頭を中心に上下左右4等分した4半分領域と，スペンスの腋窩尾部と呼ばれる第5番目の区域を思い浮かべて視診する（4半分領域法）．または，乳房を時計の文字盤に見立て，文字盤の時刻（例えば，1時，3時，

plus α
乳汁分泌の段階

妊娠初期から中期にかけて乳腺が成長発達する（乳腺発育期）．妊娠中期から初乳様の乳汁分泌が開始され，産後2日目まで続く（乳汁生成Ⅰ期）．

plus α
母乳育児に特別な支援が必要な例

胸部や乳房の外科手術等の既往，母乳育児がうまくいかなかった経験，家族が母乳育児に理解がない，慢性疾患があり服薬しているなど．

plus α
乳癌検診時の視診の姿勢

座位では，主に①両腕を脇に下ろす，②両手を腰に当てる，③頭の上に両手を上げる，④腕を水平前方に伸ばし前傾する，の4体位で視診する．

➡ 4半分領域法と時計文字盤法については，『母性看護の実践』7章5節参照．

a. 乳房の視診時の姿勢

自然位　　　　挙上位

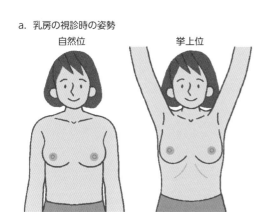

c. 胸部・腋窩リンパ節の触診部位

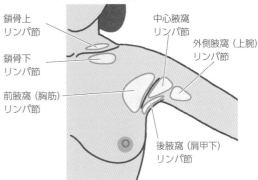

鎖骨上リンパ節
鎖骨下リンパ節
前腋窩（胸筋）リンパ節
中心腋窩リンパ節
外側腋窩（上腕）リンパ節
後腋窩（肩甲下）リンパ節

b. 乳房の触診

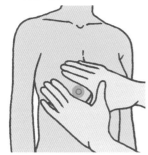

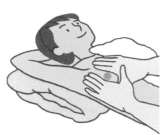

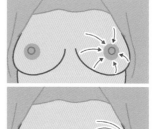

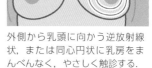

両手の手のひらを広く使い，半球形の乳房に添わせて全体を触診する．

寝た姿勢で行うときは，触診する側の背中に折り畳んだタオルを入れると，乳房組織が胸壁に均一に広がり触診しやすい．

外側から乳頭に向かう逆放射線状，または同心円状に乳房をまんべんなく，やさしく触診する．

図1-12　乳房・リンパ節の観察

表1-3　乳房の観察とアセスメントのポイント

部　位	観察項目	留意事項
乳　房	大きさ，左右対称性，皮膚の状態・色調，しこりの有無，副乳の有無	痛み，発赤，発疹，腫脹，潰瘍，瘢痕形成，可動性のないしこり，皮膚のひきつれ，えくぼ様の陥没，浮腫，橙皮（とうひ）状皮膚（オレンジの皮様）
乳頭・乳輪部	大きさ，左右対称性，形状，色調，皮膚の状態，軟らかさ（伸展性），乳輪のモントゴメリー腺，乳頭からの分泌物	痛み，発赤，亀裂，湿疹，びらん，潰瘍，モントゴメリー腺の腫脹，炎症，乳頭からの血性や膿性の分泌物
リンパ節	胸部・腋窩の皮膚の状態・色調，しこりの有無	痛み，発赤，発疹，腫脹，色素沈着，しこり

plus α
副　乳
生まれつき乳房の組織が乳房以外の場所にあるものを副乳という（乳房の内側下方や腋窩にあることが多い）．異常ではなく，哺乳類の進化の名残とされている．妊娠の進行に伴い，ホルモンの変化の影響を受けて腫脹・着色する．産褥期に強度の腫脹・熱感・疼痛が生じた場合は，冷罨法などで対応する．

➡ モントゴメリー腺については，『母性看護の実践』2章2節参照．

6時など）を参照して，所見の位置を表現する方法もある（時計文字盤法）．

b 触診

①触診する前に，乳房に触れることを伝えて必ず了解を得る．

②左右片側ずつ，頭の上に腕を上げた姿勢（挙上位）をとってもらい，乳房，乳頭・乳輪部，腋窩の視診・触診を行う．その際，不必要な露出を最小限にするため，観察していない片側の乳房はタオルで覆う．

③乳房の触診（図1-12b）：看護者は，両手の手のひらを広く使い，手のひらを半球形の乳房に添わせて乳房全体を触診する．一方の手を広げて乳房をやさしく支えながら，もう片方の手の人さし指・中指・薬指の指腹で探るように，乳房の外側から乳頭に向かう逆放射線状，または同心円状に乳房をまんべんなくやさしく触診し，しこりや圧痛の有無を確認する．妊娠期の乳房は張りが強く痛みを感じやすいため，強い力を加えないよう気を付ける．

④気になるしこりを見つけた場合は，大きさ・位置・性状を記録しておく．

⑤乳頭・乳輪部の触診：片手を広げて乳房をやさしく包み込むように支える．もう片方の手の親指と人さし指の腹を乳輪付近にそっと置き，両指を胸壁方向に垂直にごくわずかな圧をかけて押し入れたところで，親指と人さし指の腹をそっと合わせ（➡p.166参照），乳頭・乳輪部の軟らかさや乳頭からの分泌物を確認する．初乳様の乳汁分泌は，妊娠16週ごろから見られることが多い．

　このとき，決して痛みを感じないようわずかに圧する程度とし，乳頭・乳輪部に強い力をかけないようやさしく行う．また，指で乳房の表皮をこすらないよう留意する．

⑥胸部と腋窩のリンパ節の触診：図1-12cの箇所を触診する．座位または仰臥位で，リンパ節の触診を行う．中心腋窩リンパ節，前腋窩リンパ節，後腋窩リンパ節，外側腋窩リンパ節，鎖骨上・鎖骨下リンパ節の順に行う．

⑦看護者による触診中または終了後に，妊婦自身も乳房を視診・触診して自己チェックする機会をつくり，その場で看護者と妊婦が共に見たり触れたりしたことについて確認して話し合い，互いの観察と認識，アセスメントの擦り合わせを行う．

⑧看護者と妊婦による触診が終了したら，着衣を促す．

⑨乳房の観察が終了した後，乳房や乳頭・乳輪部，乳汁分泌，これからの乳房の手当て，産後の授乳に関する疑問や不安があるかを確認し，自信をもって授乳・母乳育児に臨めるように話し合う．

⑩観察したことを記録する．

c 留意点

①女性にとって乳房は「プライベートゾーン」であることに留意し，乳房に触れるときには了解を得て行い，乳房の露出は必要最小限にする．苦痛なく視診・触診する．

②乳房や乳頭・乳輪部の形が，母乳育児に向き不向きかを判断したり伝えたりしない．批判的・否定的な言葉ではなく，妊婦の自信につながる言葉を使う．

③観察してわかったことの良いサインを知らせ，互いに共有する．

④乳房が変化する妊娠期とそれに続く授乳期は，乳房への意識を高める好機であり，女性のブレスト・アウェアネス*（breast awareness）とセルフケアを高めるよう関わる．

**用語解説*
ブレスト・
アウェアネス**

「がん予防重点健康教育及びがん検診実施のための指針」（厚生労働省）が2021年10月1日に一部改正され，従来の「自己触診／自己検診」から「ブレスト・アウェアネス」の概念に改められた．ブレスト・アウェアネスとは乳房を意識する生活習慣であり，日ごろの生活の中で次の四つの基本行動を実施することが提唱されている．①自分の乳房の状態を知る，②乳房の変化に気を付ける，③変化に気付いたらすぐ医師に相談する，④40歳になったら2年に1回乳癌検診を受ける[1]．

⑤看護者の一方的な観察の場にするのではなく，出産前の準備として，妊娠中の女性の背景や母乳育児についての考え，感情，希望や計画について話し合う時間とする．

⑥気になるしこりを発見した場合には，その後の精査につなげる．

4 評価

a 乳房の観察とアセスメント

①看護者はプライバシーの保持，乳房に触れることへの了解を得ることができる．

②妊婦に不快感や苦痛，痛みを感じさせない方法で視診・触診できる．

③看護者も妊婦も，乳房，副乳，リンパ節，乳頭・乳輪部，乳頭からの分泌物（乳汁）を観察できる．

b 授乳・母乳育児に関する支援

①看護者は，授乳・母乳育児に関する妊婦の考えや感情を受け止めることができる．

②母乳育児に特別な配慮が必要かどうかを判断できる．

③看護者と妊婦で観察したことを共有し，話し合うことができる．

④乳房や今後の授乳に関する妊婦の疑問や不安が言語化され，軽減される．

⑤妊婦が自分の乳房に関心をもち，変化に気付き，妊婦自身が自分の乳房と授乳・母乳育児に自信をもつことができる．

plus α

乳房や乳頭・乳輪部の形やケア

①乳房の大きさや乳頭の形によって乳汁分泌や母乳育児の可否が決まるわけではなく，出生直後から児のサインに応じた授乳の相互作用によって母乳育児が進められる．
②妊娠中の乳房や乳頭・乳輪部に対する手当てや陥没乳頭への特別なケアの効果や有効性は見いだされていない．
③乳頭・乳輪部を石けんを使ってこすって洗うことは避け，入浴時に乳頭先端に乾燥付着した乳汁を除去するにとどめる．
④緩めに支えるブラジャー等で乳房や乳頭を保護する．

陥没乳頭の例

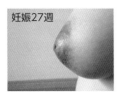
妊娠27週

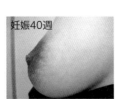
妊娠40週

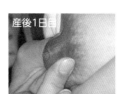
産後1日目

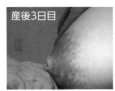
産後3日目

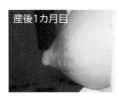
産後1カ月目

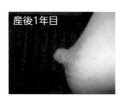
産後1年目

妊娠期には直接的なケアは行わず，妊婦に対して乳頭や乳房は自然に発育することへの理解を促した．

出産直後から直接授乳を行い，産後3日目に直接吸着が可能となり，産後1カ月ごろには直接十分量の母乳を飲めるようになった．その間，乳汁分泌を促進・維持するために手と搾乳器による搾乳を続けた．

〈写真提供：柳澤美香氏〉

■ 参考文献
1) 厚生労働省健康局. がん予防重点健康教育及びがん検診実施のための指針. 令和3年10月1日一部改正. https://www.mhlw.go.jp/content/10901000/000991054.pdf, （参照2023-09-16）.
2) WHO. BFHI2009 翻訳編集委員会訳. UNICEF/WHO赤ちゃんとお母さんにやさしい母乳育児支援ガイド：ベーシックコース. 医学書院, 2009, 439p.
3) 藤崎郁. フィジカルアセスメント完全ガイド. 第2版. 学研メディカル秀潤社, 2012, 200p.
4) 守田美奈子監修. 写真でわかる看護のためのフィジカルアセスメントアドバンス. インターメディカ, 2016, 244p.

4 超音波診断法

1 目的・適応

超音波検査では，子宮内や胎児のリアルタイムの画像と，妊娠経過および胎児発育の観察が可能である．妊娠初期には，**経腟法**によって子宮内の妊娠であることと，胎芽，胎児心拍動を確認し，分娩予定日と妊娠週数の評価が行われる．妊娠中期から末期には**経腹法**で，妊娠週数に応じた胎児発育の評価，胎盤位置の確認，羊水量の評価，子宮頸管長の計測等が行われる[1]．超音波検査は産科診療で必須であり，妊婦健診時に行われる通常超音波検査と，胎児形態異常の診断を目的とした胎児超音波検査[2]がある．

2 準備

超音波診断装置，診察台（経腟法の場合は内診台），超音波検査用ゼリー，ティッシュペーパーもしくはタオル（超音波検査用ゼリー拭き取り用），プローブカバー，枕，掛け物.

3 実施方法 （図1-13）

a 経腟法

経腟超音波検査は，医師により妊娠初期に必要に応じて行われる．内診時に行われるため，「**2 内診時の援助（➡p.35）**」に準じて実施する.

①超音波診断装置のプローブにカバーを装着する．検査を開始する際は，プローブが腟内に挿入されることを妊婦に伝え，苦痛を軽減するためリラックスするよう声を掛ける.

②診察の進行状況を知らせ，妊婦が見られるモニターがあれば見てもらう.

b 経腹法

経腹超音波検査は医師，助産師，検査技師らによって行われる.

①診察台で仰臥位をとり，必要時に支援しながら腹部の子宮底から恥骨部までを露出してもらう．必要以上に露出しないように，適宜，掛け物で覆う.

②超音波検査用ゼリーを塗布したプローブを用い，モニターを確認しながら検査が行われる．実施中は，モニターが見やすいように照明を調節する．検査の進行状況を知らせ，妊婦が見られるモニターがあれば見てもらう．特に妊娠末期の超音波検査はセミファーラー位で行い，仰臥位低血圧症候群*を予防する.

plus α
超音波の安全性

超音波検査は産科診療で日常的に行われているが，高い出力の検査法や長時間の検査は胎児への障害の潜在的リスクの可能性がある[3]という指摘がなされている.

plus α
内診台のカーテン

内診台のカーテンは設置している施設が多いが，設置している場合も本人の希望や好みを聞く．閉じているほうが怖いという妊婦もいるため，その場合は開けて診察する.

用語解説*
仰臥位低血圧症候群

妊婦が仰臥位になったとき，増大した妊娠子宮による下大静脈の圧迫により静脈還流が阻害されて心拍出量が減少し，血圧低下を来す病態．血圧の低下に伴って悪心，嘔吐，めまい，発汗，不安感，呼吸困難などの症状を示す．妊婦を左側臥位にして子宮による下大静脈の圧迫を解除すれば，症状は速やかに回復する.

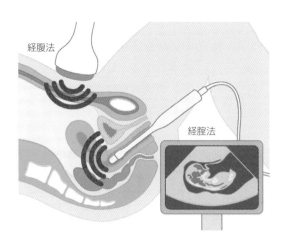

経腹法

経腟法

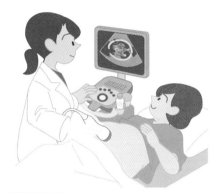

経腹超音波検査

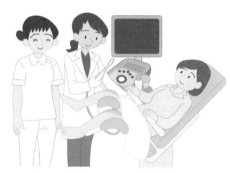

経腟超音波検査

図1-13　経腹・経腟超音波検査

③検査終了後，妊婦に終了を知らせ，腹部に残ったゼリーを拭き取る．妊婦には必要時に支援しながら診察台からゆっくり起き上がってもらい，衣類を整えるよう促す．

4 評価方法（図1-14〜図1-21）

|1| 妊娠初期（経腟法）

a 妊娠の確認

子宮内に胎囊や胎芽が存在している（異所性妊娠でない）ことを確認する．

❶**胎囊**（gestational sac：GS）　妊娠4週後半〜5週前半ごろから確認できる．

❷**胎芽**　妊娠5週後半ごろから確認できる．

b 胎児心拍動

胎芽の内部に心拍動を確認し，胎児が生存していることを確認する．妊娠8週ごろから確認できる．

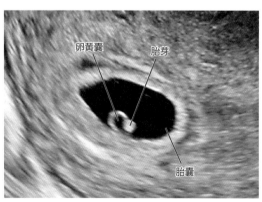

卵黄囊　胎芽

胎囊

〈写真提供：新潟大学医歯学総合病院　西島浩二先生〉

図1-14　妊娠5週後半の胎囊

c 胎児の発育状態

頭殿長（crown-rump length：CRL）　胎児の頭部から殿部までの距離．胎児の大きさを確認することで，分娩予定日の参考にする．妊娠11週以降はCRLによる妊娠週数修正の精度が低下するため，児頭大横径（BPD）を用いる．

d その他

多胎妊娠，胎児の形態異常，胞状奇胎，異所性妊娠，子宮および付属器に見られる異常所見の有無を確認する．

│2│ 妊娠中期・末期（主として経腹法）

a 胎児の発育状態

以下の項目を測定し，在胎週数相当の発育かどうかを評価する．

❶児頭大横径（biparietal diameter：BPD）　胎児の頭部の大きさ．プローブに近い頭蓋骨の外側から対側の頭蓋骨の内側までの距離．

❷大腿骨長（femur length：FL）　大腿骨の長軸で，骨端両側の中央部分の距離．

❸腹囲（abdominal circumference：AC）　胎児腹部の大動脈に直交し，胃胞，臍帯静脈をみる腹部断面で計測する．腹部の計測には，軀幹前後径（anteroposterior trunk diameter：APTD）×軀幹横径（transverse trunk diameter：TTD）から算出する方法もある．

❹推定胎児体重（estimated fetal（body）weight）：EF（B）W　BPD，FL，ACから算出する．

b 胎児付属物（臍帯，胎盤，羊水）の状態

胎盤の付着部位が子宮頸部にかかっているか（前置胎盤），あるいは低い位置にあるか（低置胎盤），臍帯付着部位が胎盤の端にあるか（臍帯辺縁付着）などを確認する．

c 子宮頸管長

切迫早産・早産の徴候として，子宮頸管が短縮していないかを観察する．必要時は経腟法で行われる．

d その他

卵巣や子宮の腫瘤（卵巣嚢腫，子宮筋腫等）などの骨盤内臓器を観察する．骨盤の大きさと児頭の大きさから，児頭骨盤不均衡（cephalopelvic disproportion：CPD）でないかを確認する．

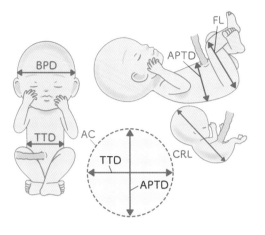

図1-15　胎児の計測部位

●胎児のエコー画像〈動画〉

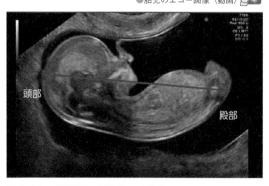

図1-16　頭殿長（CRL）の計測

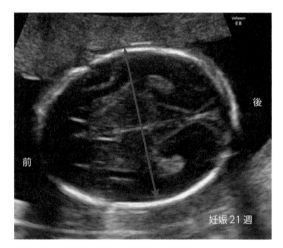

図1-17　児頭大横径（BPD）の計測

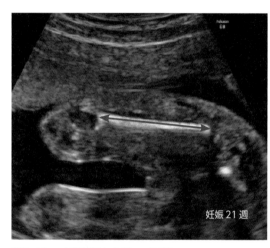

図1-18　大腿骨長（FL）の計測

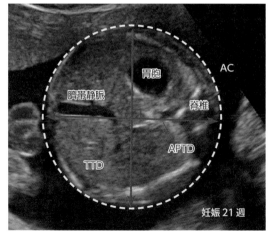

図1-19　腹囲（AC）と軀幹前後径（APTD）×
　　　　軀幹横径（TTD）の計測

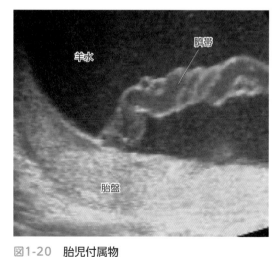

図1-20　胎児付属物

〈写真提供：新潟大学医歯学総合病院　西島浩二先生〉

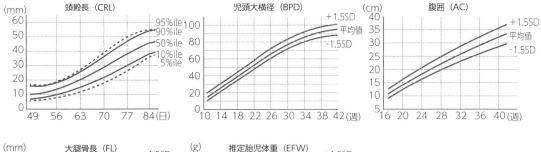

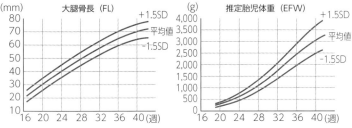

「超音波胎児計測の標準化と日本人の基準値」の公示について. 超音波医学. 2003, 30（3）, p.415-440 より一部改変.

図1-21　頭殿長，児頭大横径，腹囲，大腿骨長，推定胎児体重の標準発育曲線

🔖 **参考文献**

1) 馬場一憲. "超音波検査". 標準産科婦人科学. 岡井崇ほか編. 第4版, 医学書院, 2011, p.434-439.
2) 日本産科婦人科学会／日本産婦人科医会編. "CQ106-2 産科超音波検査を実施するにあたっての留意点は？". 産婦人科診療ガイドライン：産科編2023. 日本産科婦人科学会事務局, 2023, p.87-90.
3) 日本小児循環器学会. 胎児心エコー検査ガイドライン（第2版）. 2021. https://www.jsfc.jp/wp-content/uploads/2021/09/bd7b80d4e92b9584a3f98f3469fdbc07.pdf, （参照2023-09-01）.
4) 日本産婦人科医会. 研修ノート：No106 思春期のケア（3）婦人科的診察. https://www.jaog.or.jp/note/（3）婦人科的診察/, （参照2023-06-15）.
5) 日本産科婦人科学会編. 産婦人科専門医のための必修知識2020年度版. 日本産科婦人科学会, 2020.

5　超音波ドプラ法（胎児心音の聴取）

1　目的・適応

　胎児の心音の有無と心拍数の程度から胎児の健康状態を観察する. 妊娠8～9週ごろから聴取できる場合があり，妊娠12週からはほぼ全例で聴取できる.

　超音波ドプラ法は，母体の腹壁に超音波プローブを当て，反射して戻った超音波が信号処理され，スピーカーを通して胎児心音として聴取できる方法である. 分娩監視装置等で持続して行う胎児心拍数モニタリングと比較して妊婦の負担が少なく簡便に実施できるが，胎児徐脈・頻脈あるいは心停止の判別しかできないため，確実な評価が必要な場合は分娩監視装置等で持続的に観察する.

2　準備

　超音波ドプラ装置（**図1-22**），ストップウォッチ，診察台，超音波検査用ゼリー，ティッシュ

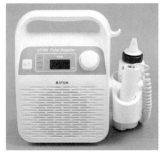
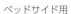
ベッドサイド用

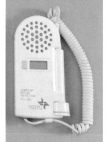
携帯用

図1-22　超音波ドプラ装置

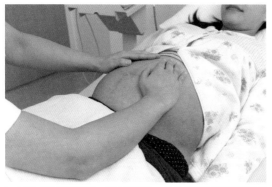

レオポルド触診法で胎位・胎向を確認し，胎児心音の最良聴取部位を定める．

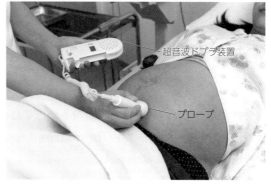

超音波ドプラ装置

プローブ

プローブの角度をゆっくり変えながら，胎児心音が最も明瞭に聴取できる部位を探す．胎児心拍数を1分間聴取する．

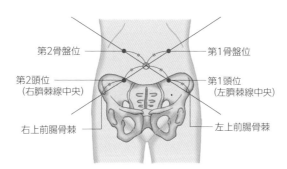

第2骨盤位

第1骨盤位

第2頭位
（右臍棘線中央）

第1頭位
（左臍棘線中央）

右上前腸骨棘

左上前腸骨棘

妊娠末期の最良聴取部位

図1-23　胎児心音（心拍数）の聴取

ペーパー，枕，掛け物．

3　実施方法（図1-23）

①妊婦に検査の目的，方法を説明する．

②診察台で仰臥位またはセミファーラー位となり腹部を露出してもらい，レオポルド触診法で胎児の胎位・胎向を確認し，胎児心音の最良聴取部位を定める．

③胎児心音の最良聴取部位に，超音波検査用ゼリーを塗布したプローブを当てる．プローブの角度をゆっくり変えながら，胎児心音が最も明瞭に聴取できる部位を探す．胎児心音以外に，臍帯雑音や胎動音，母体の大動脈音も聴取される．母体動脈音と判別するため，母体の脈拍を触診し異なる拍動音を聴取する．胎児心拍数を1分間聴取する．

④聴取後，腹部に残ったゼリーを拭き取る．妊婦には必要時に支援しながら診察台からゆっくり起き上がってもらい，衣類を整えるよう促す．

4　評価方法

胎児心拍数の正常範囲（110〜160回/分）であるかを評価する．

6 NST（ノンストレステスト）

1 目的・適応

　胎児心拍数と子宮収縮の変化を一定時間観察し，胎児の健康状態を評価する．人工的に子宮収縮の負荷をかけて行うコントラクションストレステスト（CST）に対して，子宮収縮の負荷をかけずに行うことからストレスのない検査法・ノンストレステスト（non-stress test：NST）といわれる．

　分娩予定日が近づいた妊娠末期の妊婦健診時に行われる．ただし，分娩が差し迫っている切迫早産や前期破水，妊娠糖尿病や妊娠高血圧症候群などのハイリスク妊娠の場合には，それより早い週数からNSTを行い，断続的に胎児の健康状態を評価することがある．

2 準備

　分娩監視装置，胎児心拍数（超音波）トランスデューサー・陣痛トランスデューサーおよび固定用ベルト，診察台，超音波検査用ゼリー，ティッシュペーパー，枕，掛け物．

3 実施方法（図1-24）

①妊婦に検査の目的と方法を説明する．大まかな所要時間を伝え，排尿を済ませてもらう．

②仰臥位低血圧症候群の予防のため，診察台はセミファーラー位になるように設定する．

③診察台に仰臥位になり，腹部をレオポルド触診法ができる程度に露出してもらう．固定用のベルト2本を，腹部の下に平らになるように回しておく．

④下肢を屈曲した状態で，レオポルド触診法により胎位・胎向と胎児心音の最良聴取部位を確認する．

⑤分娩監視装置の電源を入れ，超音波検査用ゼリーを塗布した胎児心拍数トランスデューサーを胎児心音最良聴取部位に当て，ベルトで固定する．陣痛トランスデューサーは臍を避けた子宮底の平らな部分に当て，ベルトで固定する．2本のベルトの締め付け具合を確認し，必要時には調整する．露出を少なくし保温に留意して，適宜，掛け物を使用する．

⑥記録用紙への記録を始める．胎児の睡眠覚醒周期を考慮し，40分間記録する．検査中に気分が悪くなった場合には，ナースコールで知らせてもらうように説明する．

⑦記録用紙への記録状況・速度を確認する．記録用紙には，氏名，年月日と開始

plus α

分娩監視装置による記録

分娩監視装置による胎児心拍数陣痛図への記録は，3cm/分で記録されるものが推奨されている[1]．

➡ 仰臥位低血圧症候群については，p.44 用語解説参照．

●胎児の発育とwell-beingの評価：NST〈動画〉

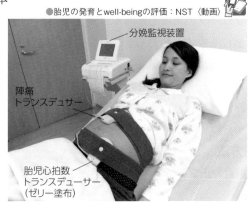

分娩監視装置

陣痛トランスデューサー

胎児心拍数トランスデューサー（ゼリー塗布）

図1-24　NSTを行っているところ

時刻等を記入する．胎児心音の音量を調整する．検査中，胎動などにより胎児心音が聞こえなくなった場合は，適宜，装着部位を調節する．妊婦が体位を変えたら，その時点を記録用紙に記載する．胎動ボタンがある場合は，胎動を自覚したときに押してもらうように説明する．

⑧終了したら，両トランスデューサーを外し，分娩監視装置の電源を切る．

4 評価方法

心拍数基線が正常（110～160bpm/分），基線細変動が正常，一過性頻脈がある，一過性徐脈がない，のすべてが確認できれば，胎児の健康状態は良好（reassuring fetal status）と評価される（図1-25）．良好と評価されない場合は，さらに検査時間を延長するか，あるいはBPS*を併せて評価する．

a 胎児心拍数基線〔FHR (fetal heart late) baseline〕

10分の区画における平均的な胎児心拍数のことをいう．胎児心拍数陣痛図（cardiotocogram：CTG）上の一過性変動部分は除外し，2分以上持続する部分で判読する．心拍数基線は10分間のCTGから肉眼的に判定し，5bpmごとの数値で表される．110bpm以上160bpmまでを正常脈，160bpmを超える場合は頻脈，110bpm未満を徐脈という．

b 胎児心拍数基線細変動（FHR baseline variability）

胎児心拍数の細かい変動をいい，肉眼的に判定される．1分間に胎児心拍数の変動が2サイクル以上あり，振幅，周波数とも規則性がないものをいう．心拍数基線が判定可能な部分で判読する．健常な胎児では，通常6～25bpmの細変動（中等度：moderate）がみられる．基線細変動の減少（5bpm以下：minimal）・消失（肉眼的に認められない：undetectable）は最も危険なサインの一つで，胎児機能不全*の徴候である．

c 一過性頻脈（acceleration）

胎児心拍数が，①開始からピークまで30秒未満で急速に増加する，②開始

---

plus α

胎児の睡眠覚醒周期（sleep-awake cycle）

胎児はおよそ20～40分程度の周期をもって睡眠サイクルを繰り返すといわれている．胎児刺激をしないで胎児睡眠サイクルが自然に変わり，一過性頻脈が出現するまでには，25％は20分以上，5％は40分以上かかると報告されている[2]．

用語解説 *

BPS (biophysical profile scoring)

胎児の健康状態を評価する方法．ノンストレステスト（NST）による一過性頻脈の出現と，超音波検査による胎児の観察（胎児呼吸様運動，胎動，筋緊張，羊水量）により，10点満点のスコア（正常は8点以上）で判定する．

用語解説 *

胎児機能不全

妊娠中あるいは分娩中に胎児の状態を評価する臨床検査において「正常ではない所見」が存在し，胎児が健康であることに確信がもてない場合をいう．NSTによる心拍数モニタリングを行い，その心拍数の変動から評価する．

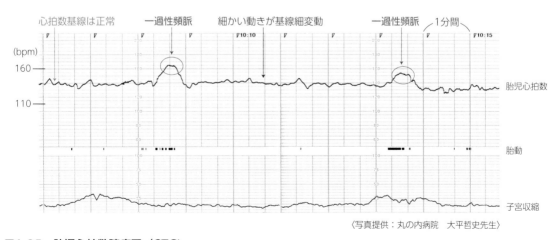

〈写真提供：丸の内病院　大平哲史先生〉

図1-25　胎児心拍数陣痛図（CTG）

から頂点まで15bpm以上増加する，③15秒以上2分未満で基線に戻るものをいう．妊娠32週未満では心拍数の増加が10bpm以上，持続時間が10秒以上のものとする．

d 一過性徐脈（deceleration）

➡一過性徐脈の分類については，p.235巻末資料表9参照．

胎児心拍数が一時的に減少したのち，基線に回復するものをいう．子宮収縮に関連して生じることが多いが，そうでないものもある．一過性徐脈は分娩中にしばしばみられ，その分類は胎児の状態を評価するのに重要である．

📑 参考文献

1) 日本産科婦人科学会／日本産婦人科医会編．"CQ410 分娩中の胎児心拍数および陣痛の観察は？"．産婦人科診療ガイドライン：産科編2023．日本産科婦人科学会事務局，2023，p.228-232.

2) 藤森敬也．"胎児睡眠サイクルによる評価"．改訂4版 胎児心拍数モニタリング講座．メディカ出版，2021，p.37-42

7 食事と栄養の支援

1 目的・適応

➡妊娠期における食事摂取基準については，『母性看護の実践』2章4節参照．

妊娠期は，母体の臓器の代謝増加，母体の貯蔵エネルギー源（糖代謝・タンパク代謝・脂質代謝）の増加や，胎児・胎盤の発育により基礎代謝が増加する．そのため，非妊時のエネルギー必要量に対して，妊娠初期は50kcal，妊娠中期は250kcal，妊娠末期は450kcalの付加が必要となる．また，エネルギー量に加え，タンパク質やビタミン類の需要も増加する．妊娠各期に応じた栄養摂取の必要性，ならびに胎児の健康に影響を与える栄養素を妊婦が理解し，胎児の発育や母体の健康維持のために適切な食事行動をとれるよう支援する．

2 準備

妊婦に食事指導を行う際は，非妊時の体格や現在の体重，食生活などに関する情報を収集し，妊娠経過や胎児への影響についてアセスメントする．

a 情報収集・アセスメントする項目

- 年齢
- 体格，体重：非妊時の体重，BMI，妊娠期間における適正な体重増加量かどうか（表1-4）．やせの妊婦は切迫早産，早産，低出生体重児出産のリスクが高く，肥満の妊婦は妊娠高血圧症候群，妊娠糖尿病，帝王切開分娩，死産，巨大児，児の神経管閉鎖障害などのリスクが高い．
- 身体活動レベル
- 既往歴：高血圧，糖尿病，腎疾患など
- 食生活：非妊時および，現在何をどれくらい摂取しているのか，どのような食べ方をしているのか，飲酒習慣など
- 妊娠による食事への影響の有無：つわり，胸やけ，食後のもたれ，食欲の変化，味覚・嗅覚の変化など
- 食生活の改善に向けた意欲の有無

plus α

妊婦個々の状況に応じた専門家との連携

①妊娠前のBMIが18.5未満である，②極端なダイエットを行っている，③BMIが25.0を著しく超えている，④糖尿病や腎疾患などを合併している妊婦の場合は，主治医や管理栄養士などの専門家と協働しながら，個別に栄養状態の評価や食事指導を行う．

表1-4　妊娠中の体重増加指導の目安*

妊娠前体格**	BMI kg/m²	体重増加量指導の目安
低体重	< 18.5	12〜15kg
普通体重	18.5 ≦〜< 25	10〜13kg
肥満（1度）	25 ≦〜< 30	7〜10kg
肥満（2度以上）	≦ 30	個別対応（上限5kgまでが目安）

*　「妊娠中の栄養指導に関して，現時点では厳しい体重管理を行う根拠となるエビデンスは乏しく，個人差を考慮してゆるやかな指導を心がける」産婦人科診療ガイドライン 産科編2020 CQ010より.
**　体格分類は日本肥満学会の肥満度分類に準じた.
日本産科婦人科学会.“妊娠中の体重増加の目安について”. 2021-06-01. https://www.jsog.or.jp/news/pdf/20210616_shuuchi.pdf.（参照2023-08-04）.

3　実施方法

　妊娠期の食事指導は，単に体重の増加量や摂取エネルギー量について指導するだけでなく，妊娠期からその後の子育て期に向け，妊婦自身がバランスの取れた食生活を営めるように，食事と栄養への意識を育むことが大切である.

a　バランスの取れた栄養摂取の指導

　近年，早産および正期産の低出生体重児は総出生数の9.4％を占め，その増加が問題となっている[1]. 出生体重低下の原因として，若い女性の「やせ」願望が挙げられる. 妊孕世代のやせが増加しており，20代の女性での割合は約21％である[2]. 若い女性のエネルギー摂取量が少ないこと，やせの割合が高いという課題を受け，"妊娠前からのからだづくりが大切である"として，食生活の重要性を啓発し，食習慣の形成を目指すために，厚生労働省は「妊娠前からはじめる妊産婦のための食生活指針〜妊娠前から，健康なからだづくりを〜」を策定した[3]. この指針で示された10項目や「妊産婦のための食事バランスガイド」（図1-26）などの視覚的なツールを用いて，妊娠前や現在の食生活において過不足はないかを妊婦とともに確認し，健康な体づくりのための食生活を実践できるよう説明する（図1-27）.

❶ **妊娠前からバランスの良い食事を摂取する**　「食事バランスガイド*」では，「主食」「副菜」「主菜」「牛乳・乳製品」「果物」の5つのグループごとに1日分の摂取量の目安をイラストで示している. 妊娠中期には，「副菜」「主菜」「果物」を，妊娠末期にはすべてのグループにおいて付加するよう説明する.「バランスの良い食事の目安として，主食，主菜，副菜がそろっていること」「1日に2回以上，主食，主菜，副菜のそろった食事を摂取すること」が適正であることを説明する.

❷ **「主食」を中心に，エネルギーをしっかり摂る**　ごはん，パン，麺類などの「主食」はエネルギーのもととなるため，摂取状況を確認する. 毎回の食事で十分に主食が摂取できていない場合は，間食で炭水化物（おにぎりなど）を補うなどの工夫を勧める.

用語解説 *
食事バランスガイド

厚生労働省と農林水産省が，食生活指針を具体的な行動に結び付けるものとして，食事の望ましい組み合わせやおおよその量をわかりやすく示したものである. 1日に「何を」「どれだけ」食べたらよいか，主食・主菜・副菜などに分けて，イラストで示している[4].

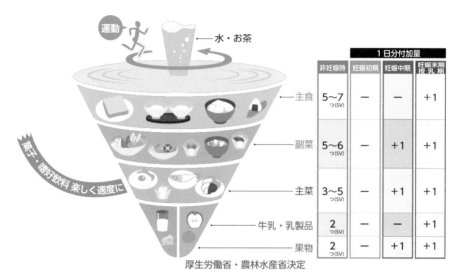

	非妊娠時	1日分付加量		
		妊娠初期	妊娠中期	妊娠末期・授乳期
主食	5~7つ(SV)	−	−	+1
副菜	5~6つ(SV)	−	+1	+1
主菜	3~5つ(SV)	−	+1	+1
牛乳・乳製品	2つ(SV)	−	−	+1
果物	2つ(SV)	−	+1	+1

厚生労働省・農林水産省決定

厚生労働省. 妊産婦のための食事バランスガイド. https://www.mhlw.go.jp/content/000788598.pdf, (参照 2023-06-20).

図1-26　妊産婦のための食事バランスガイド（一部抜粋）

❸ **不足しがちなビタミン，ミネラルを「副菜」で十分に摂る**　野菜，いも，豆類（大豆を除く），きのこ，海藻などを主材料とする「副菜」は，各種ビタミン，ミネラルおよび食物繊維の供給源となる．日本人女性にとって摂取量が不足しがちなビタミン・ミネラルには，「葉酸」と「鉄」が挙げられる．1日に必要な野菜の量は350gであり，ゆでる，煮るなどの調理法で，かさを減らせることを伝える．

　厚生労働省は神経管閉鎖障害の発症リスクを低減させるための方針を示し，妊娠の可能性のある女性に対して「葉酸」の摂取を推奨している[5]．葉酸摂取の必要性，付加量（表1-5）や，アスパラガス，さつまいもなどの葉酸を多く含む食品について説明する．食事のみでの摂取が難しい場合は，栄養補助食品（サプリメント）による摂取方法があることを補足する．

　妊娠期は，生理的な血液の希釈が起こり貧血（妊娠性貧血*）になりやすい上，「鉄」の需要が増加するため，妊娠前よりさらに多くの鉄を摂取する必要がある．血液データを妊婦と共に確認しながら，鉄を多く含む食品（表1-6）に加えて，鉄の吸収を高めるビタミンCやB6，B12を多く含む食品についても説明する．

❹ **「主菜」を組み合わせてタンパク質を十分に摂る**　魚や肉，卵，大豆製品などを使った食事の中心となる「主菜」は，体の構成に必要な栄養素であるタンパク質を多く含んでおり，妊娠中期には5g/日，末期には25g/日を付加する．

　タンパク質が豊富な食品は，種類によって含まれる栄養素が異なる．例えば，魚介類には良質なタンパク質とともに，DHA（ドコサヘキサエン酸）やEPA（エイコサペンタエン酸）などの多価不飽和脂肪酸が豊富に含まれ，抗アレルギー作用や血管障害の予防効果がある．肉類には鉄が多く，大豆製

用語解説 *

妊娠性貧血の定義

妊娠に起因する貧血．Hb値 11.0g/dL未満および／またはHct値 33.0%未満のものをいう．

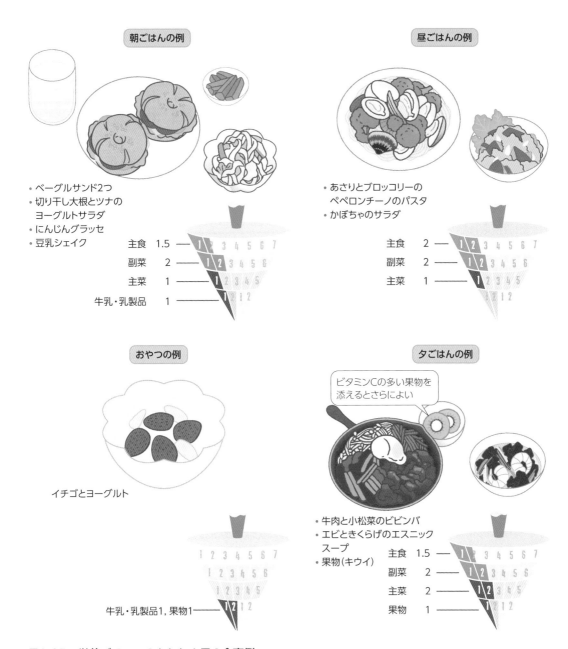

朝ごはんの例

- ベーグルサンド2つ
- 切り干し大根とツナの
  ヨーグルトサラダ
- にんじんグラッセ
- 豆乳シェイク

主食	1.5
副菜	2
主菜	1
牛乳・乳製品	1

昼ごはんの例

- あさりとブロッコリーの
  ペペロンチーノのパスタ
- かぼちゃのサラダ

主食	2
副菜	2
主菜	1

おやつの例

イチゴとヨーグルト

牛乳・乳製品1, 果物1

夕ごはんの例

ビタミンCの多い果物を
添えるとさらによい

- 牛肉と小松菜のビビンバ
- エビときくらげのエスニック
  スープ
- 果物（キウイ）

主食	1.5
副菜	2
主菜	2
果物	1

図1-27　栄養バランスのとれた1日の食事例

表1-5　女性の葉酸摂取の推奨量

	12歳以上	妊娠計画中，妊娠の可能性あり	妊娠初期	妊娠中期・末期	授乳期
食事性葉酸（μg/日）	240	240	240	480	340

厚生労働省．日本人の食事摂取基準（2020年版）．2021.

品には食物繊維が豊富に含まれている．動物性タンパク質と植物性タンパク質を組み合わせながら，主菜で必要量を摂取する．

一方で，タンパク質が豊富な食品の中には注意が必要なものもある．一部の大型の魚類（キンメダイ，メカジキ，クロマグロなど）には，水銀量が比較的多いものが見受けられる．水銀摂取は胎児に悪影響を与える可能性があるため，厚生労働省は魚介類を通じた水銀摂取に注意を促している[6,7]．水銀が多く含まれる魚介類を偏って摂取することは避

表1-6　鉄を多く含む植物性食品

食品名	1食当たりの重量（g）	鉄（mg）	
		1食当たり	100g当たり
小松菜（ゆで）	80	1.7	2.1
そば（ゆで）	200	1.6	0.8
そらまめ（ゆで）	70	1.5	2.1
あおのり（素干し）	2	1.5	77.0
カシューナッツ	30	1.4	4.8
さつまいも（皮むき，蒸し）	200	1.2	0.6
だいこん葉（ゆで）	50	1.1	2.2
さらしあん	12	0.9	7.2
ほうれん草（ゆで）	80	0.7	0.9
チンゲンサイ（油いため）	80	0.7	0.9

文部科学省．日本食品標準成分表2015年版（七訂）追補．2018より作成．

け，注意が必要でない魚介類（サケ，アジ，サバ，イワシ，サンマ，タイ，カツオ，ツナ缶など）を摂取する，または組み合わせて摂取する．

レバーなどにはビタミンAが多く含まれているが，ビタミンAは過剰摂取により先天異常のリスクが高まることが報告されている．妊娠を計画する女性や妊娠3カ月以内の妊婦は，大量摂取を避ける．

生ハム，スモークサーモン，ナチュラルチーズなどの加熱していない食品は，リステリア菌が増殖している可能性がある．妊娠中は非妊時より感染しやすく，流産や新生児に影響が出ることがある[8]ため，加熱してから摂取する．

❺**乳製品，緑黄色野菜，豆類，小魚などでカルシウムを摂る**　妊娠期におけるカルシウムの付加量は設けられていないが，日本人女性のカルシウム摂取量は平均的に少なく十分ではないことが多い．カルシウムを豊富に含む小魚や乳製品を多く摂り，食事摂取基準の目安量650mg（表1-7）は摂取するよう説明する．加えて，タンパク質を多く含む食品と同時に摂取することで吸収が良くなることも併せて説明する．

❻**妊娠中の体重増加は，母体と胎児にとって望ましい量にする**　適正な妊娠中の体重増加は，母親と胎児の長期的な健康の維持・増進につながる．疫学研究から，胎生期を含めた発達期の低栄養状態は，成長後の健康や種々の疾病の発症に影響するという結果が報告されている（生活習慣病胎児期発症説，DOHaD*）．妊娠前の体格区分に応じた体重増加量を指導の目安とする（p.53 表1-4）．

❼**授乳中もバランスの良い食生活を目指す**　授乳中は，非妊時のエネルギー必要量に350kcal/日とタンパク質，ビタミン，ミネラルを付加する．アルコール以外に摂取してはいけない食品はないため，バランス良く食事がとれるよう指導する．授乳期に入ってから突然，食生活を変えることは難し

用語解説＊
DOHaD

developmental origins of health and disease. 胎生期から乳幼児期の栄養環境が成人期や老年期の生活習慣病発症リスクに影響するという概念．ラットを対象とした実験では，慢性的な低栄養状態やカロリー制限が，心血管疾患の発症や脳の構造的連結性に長期的な変化を及ぼすという結果が示されている．

いため，妊娠前および妊娠期間中から食生活を見直し，バランスの良い食習慣を指導することが大切である.

❽**たばことアルコールの害から胎児・乳児を守る**　妊娠・授乳中の喫煙，受動喫煙，飲酒は，胎児や乳児の発育，乳汁分泌に影響を与える．母親自身が禁煙，禁酒に努めるだけでなく，周囲の人にも協力を求める．

　妊婦が摂取したアルコールは，胎盤を通して胎児へ移行するため，胎児に直接作用する．飲酒による胎児への悪影響は胎児性アルコール・スペクトラム障害（fetal alcohol spectrum disorders：FASD）と呼ばれ，先天異常（小頭症など頭蓋・顔面形態異常，先天性心疾患，多動や学習障害）や妊娠経過の異常（胎児発育不全）のリスクを高める[9]．妊娠初期に飲酒習慣についての情報収集を行い，飲酒習慣のある妊婦には，飲酒による胎児へのリスクがあることを説明し，妊娠中の禁酒を指導する.

❾**カフェインの摂取は控える**　コーヒーや紅茶に含まれるカフェインは，ストレスの緩和に有用である一方で，神経を興奮させる作用もある．妊娠中のカフェイン代謝は非妊時と比べて低下しており，胎児におけるカフェイン代謝は緩やかであるため，妊婦のカフェイン摂取が少量であっても胎児におけるカフェインの曝露は長くなる．また，妊娠中のカフェインの摂取は出生時の低体重，流産や死産のリスクを高める可能性があるという報告[10,11]もある．妊娠中の１日当たりのカフェイン摂取量は200mg以下（コーヒーをマグカップで２杯程度）にするように指導する．コーヒーや紅茶以外にも玉露，抹茶，ウーロン茶などにもカフェインが含まれている（**表1-8**）．カフェインレスやカフェイン含有量の少ない代用品を紹介する.

4　**評価**

①妊婦が，妊娠各期に応じた栄養の必要性・内容について理解し，バランスの取れた食事を摂取できる.

②妊婦が，妊娠中やその後の育児に向けて，必要な栄養や自身と家族の食生活に関心をもつことができる.

表1-7　乳製品に含まれるカルシウム量

食品名	1食当たりの重量 (g)	カルシウム (mg)	
		1食当たり	100g当たり
低脂肪牛乳	208	270	130
濃厚牛乳	208	229	110
スキムミルク	20	220	1,100
プロセスチーズ	30	189	630
コーヒー牛乳	210	168	80
アイスクリーム　普通脂肪	90	126	140
ヨーグルト　全脂無糖	90	108	120
ラクトアイス　普通脂肪	90	86	95
乳酸菌飲料	65	28	43
シャーベット	90	20	22

文部科学省．日本食品標準成分表2015年版（七訂）追補．2018より作成.

表1-8 食品中のカフェイン濃度

食品名	カフェイン濃度	備 考
コーヒー（浸出液）	0.06g/100mL（=60mg/100mL）	浸出法：コーヒー粉末10g，熱湯150mL
インスタントコーヒー（粉末）	4.0g/100g（2g使用した場合，1杯当たり80mg）	
玉露（浸出液）	0.16g/100mL（=160mg/100mL）	浸出法：茶葉10g，60℃湯60mL，2.5分
せん茶（浸出液）	0.02g/100mL（=20mg/100mL）	浸出法：茶葉10g，90℃湯430mL，1分
ウーロン茶（浸出液）	0.02g/100mL（=20mg/100mL）	浸出法：茶葉15g，90℃湯650mL，0.5分
紅茶（浸出液）	0.03g/100mL（=30mg/100mL）	浸出法：茶葉5g，熱湯360mL，1.5〜4分
抹茶（粉末）	3.2g/100g（お湯70mLに粉末1.5gを溶解した場合，カフェイン含有量48mg）	

厚生労働省. カフェインの過剰摂取について. 2022-09-12. https://www.maff.go.jp/j/syouan/seisaku/risk_analysis/priority/hazard_chem/caffeine.html.（参照2023-08-04）.

コラム　外食や加工食品の利用に当たって

　smart meal（スマートミール）とは，健康に資する要素を含む栄養バランスのとれた食事の通称で，食の中で主食・主菜・副菜がそろい，野菜がたっぷりで食塩の摂り過ぎに配慮した食事を指す. 外食を週1回以上利用している人の割合は，男性41.6%，女性26.7%であり，若い世代ほどその割合が高い. 持ち帰りの弁当・総菜を週1回以上利用している人の割合は，男性47.2%，女性44.3%であり，その割合は年々増加している[2]. 外食や中食においても健康に資する食事を選択できる商品を増やし，適切な情報提供を積極的に推進する必要があることから，「健康な食事・食環境」コンソーシアム（日本栄養改善学会を含む12学協会）が2018年にスマートミール認証制度を発足させた. 厚生労働省の「生活習慣病予防その他の健康増進を目的として提供する食事の目安」等に基づき，1食当たりの基準を設けている（表1-9）. 日常的に外食や中食を利用する際の一つの指標となる.

表1-9 スマートミール1食当たりの基準

スマートミールの基準		ちゃんと
		450〜650kcal未満
		☆栄養バランスを考えて「ちゃんと」食べたい一般女性の方向け
主 食	飯，パン，めん類	（飯の場合）150〜180g（目安）
主 菜	魚，肉，卵，大豆製品	60〜120g（目安）
副 菜	野菜，きのこ，海藻，いも	140g以上
食塩相当量		3.0g未満

「健康な食事・食環境」コンソーシアム. 「健康な食事・食環境」認証制度：スマートミールとは. https://smartmeal.jp/smartmealkijun.html.（参照2023-06-19）.

■ 引用・参考文献

1）厚生労働省. 令和3年度 出生に関する統計の概況：人口動態統計特殊報告. 2021. https://www.mhlw.go.jp/toukei/saikin/hw/jinkou/tokusyu/syussyo07/dl/gaikyou.pdf.（参照2023-06-19）

2）厚生労働省. 令和元年国民健康・栄養調査報告. 2020. https://www.mhlw.go.jp/content/001066903.pdf.（参照2023-05-31）.

3）厚生労働省. 妊娠前からはじめる妊産婦のための食生活指

針〜妊娠前から，健康なからだづくりを〜解説要領. 2021. https://www.mhlw.go.jp/content/000776926.pdf. (参照 2023-05-31).

4) 厚生労働省. 妊産婦のための食事バランスガイド. https://www.mhlw.go.jp/houdou/2006/02/dl/h0201-3b02.pdf. (参照 2023-05-31).

5) 厚生労働省. 神経管閉鎖障害の発症リスク低減のための妊娠可能な年齢の女性等に対する葉酸の摂取に係る適切な情報提供の推進について. https://www.mhlw.go.jp/www1/houdou/1212/h1228-1_18.html. (参照 2023-05-31).

6) 厚生労働省. 妊婦への魚介類の摂食と水銀に関する注意事項の見直しについて. https://www.mhlw.go.jp/topics/bukyoku/iyaku/syoku-anzen/qa/051102-1.html. (参照 2023-05-31).

7) 厚生労働省. これからママになるあなたへ：お魚について知っておいてほしいこと. https://www.mhlw.go.jp/topics/bukyoku/iyaku/syoku-anzen/suigin/dl/051102-2a.pdf. (参照 2023-05-31).

8) 厚生労働省. リステリアによる食中毒. https://www.mhlw.go.jp/stf/seisakunitsuite/bunya/0000055260.html. (参照 2023-05-31).

9) Williams, J.F. et al. Fetal Alcohol Spectrum Disorders. Pediatrics. 2015, 136 (5), p.1395-1406.

10) Barker, D.J. et al. Weight in infancy and death from ischaemic heart disease. Lancet. 1989, 2, p.577-580.

11) Peter, D. et al. Living with the past；evolution, development, and patterns of disease. Science. 2004, 305, p.1733-1736.

12) 日本食品標準成分表 2020 年版（八訂）. https://www.mext.go.jp/a_menu/syokuhinseibun/mext_01110.html. (参照 2023-05-31).

13) 福岡秀興. クリニカルカンファレンス7 妊娠中の栄養管理と出生児の予後 2) 胎内低栄養環境と成人病素因の形成. 日本産科婦人科学会雑誌. 2008, 60 (9), p.300-305.

14) 「健康な食事・食環境」認証制度. スマートミールとは. https://smartmeal.jp/smartmealkijun.html. (参照 2023-05-31).

8 日常生活動作

1 目的・適応

妊娠によって日常生活が大きく制限されることはないが，妊娠期は胎児の成長に伴い子宮や腹部が増大するため，筋肉や靱帯への負担が増加する．さらに，エストロゲンやリラキシンによる骨盤諸関節の緩みから，腰背部痛（➡ p.73参照）が生じやすい．体格や姿勢が変化する妊娠20週以前から，変化に合わせた日常生活動作が行えるように支援する．

妊娠経過に伴う姿勢の変化

胎児の成長に伴い子宮や腹部が増大し，体重増加によって重心が前方に移動するため，バランスを保つために腰椎の前弯が増強し，上半身を後方に反らす姿勢になりやすい．加えて，子宮の増大や腹直筋の過伸展によって腹筋や骨盤底筋群の筋力が低下するため，腰への負担が増す．また，プロゲステロン，リラキシン，エストロゲンの作用により筋肉・靱帯結合組織が弛緩し，支持力が低下する．

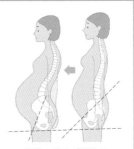

• 腰椎の前弯が増強する
• 骨盤が前方に傾く

plus α

妊娠中の労働者への対応

立ち作業に従事している妊娠中の労働者のそばに椅子を置いたり，妊娠中の労働者が臥床して休憩できるような休憩室を設けることが望ましい．座って作業を行う場合は，正しい姿勢を意識し，時々立ち上がって伸びをするなど長時間の同一姿勢を避けるようにする．

2 実施方法

①妊娠に伴う体格・姿勢の変化とその問題点を説明する．

②正しい姿勢をとれるように説明する．

③身体の変化に応じた日常生活動作の工夫について説明する．

│1│立位（図1-28）

①真っすぐ前を見て，上から引っ張られているように立ち，顎を引いて，肩の力を抜き，おへそを引っ込めて，腰を反らさないようにする．

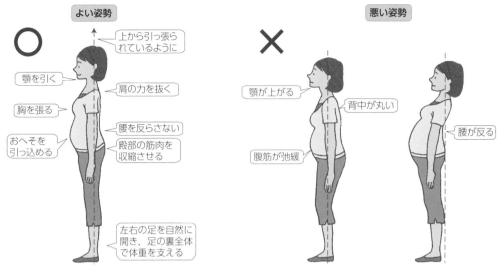

図1-28　立位

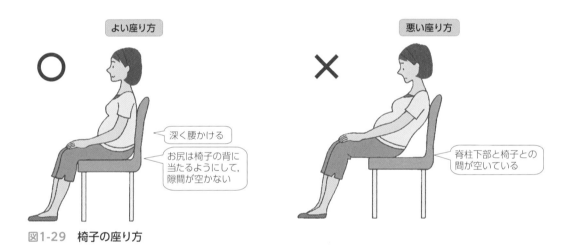

図1-29　椅子の座り方

②殿部の筋肉を収縮させる.

③足を自然に開き, 足の裏全体で体重を支える.

④横から見て, 耳介と肩先, 大転子の中央, 足首が一直線となるように立つ.

2 座位

a 椅子に座るとき（図1-29）

①殿部が椅子の背に当たるように深く座り, 背骨を伸ばすように背もたれに
　体をあずけ, 顎を引く.

②椅子の高さを調整する.

・足裏全体が床につく.

・股関節と膝関節がほぼ直角に曲がる.

・大腿部は床と水平になる.

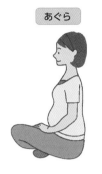
あぐら

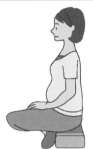
殿部の下にクッションなどを挟む方法

図1-30　床での座り方

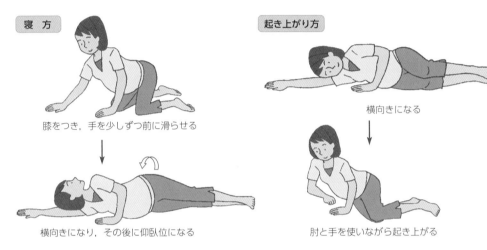

寝　方

膝をつき，手を少しずつ前に滑らせる

横向きになり，その後に仰臥位になる

起き上がり方

横向きになる

肘と手を使いながら起き上がる

図1-31　基本の寝方と起き上がり方

③足を組んで座ると骨盤のゆがみを引き起こす原因となる.

④真っすぐな背もたれの椅子を使用する．柔らかすぎるソファは殿部が沈み，腹部が圧迫されるため適さない.

b 床に座るとき

①正座やあぐらをかいて座るようにし，背筋を真っすぐにする．あぐらが難しい場合は，片膝を前に立てた姿勢や，折り畳んだバスタオルやクッションを殿部の下に挟んで座る（図1-30）.

②横座りは骨盤のゆがみを引き起こすため適さない.

| 3 | 寝る・起き上がる（図1-31）

①妊娠末期は，胎児の成長に伴い子宮が増大し，重心が前方に移動しバランスを崩しやすい．腹部に余計な圧をかけないようにするためには，寝る際に，また寝ている姿勢から起き上がる際に注意が必要である.

②寝るときは膝を床につけて，手を少しずつ前に滑らせるようにしてシムス位をとりながら横向きに寝る．妊娠末期にいきなり仰向けの姿勢で寝ると，腹圧の上昇や腰部の筋肉に負担をかけるため，横向きの姿勢から仰向けに

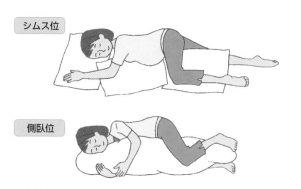

シムス位

側臥位

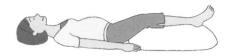

下肢に浮腫がある場合の休み方

下肢から膝の裏にクッションなどを当て下肢を挙上する.

図1-32　休み方

なるようにする.

③寝ている姿勢から起き上がるときは，横を向き両手をついてから上半身を徐々に起こし，膝をつきながらゆっくりと起きる.

│4│横になり休む（図1-32）

①妊娠中期以降は子宮が増大するため，横になって休む際，息苦しさや動悸，浮腫などが生じ，不眠感を抱く妊婦もいる．仰臥位で横になるよりは，側臥位またはシムス位のほうが安楽であるが，個人の好みにもよる．寝るときは腰が沈まないように，硬めの布団，マットレスを用いるのも腰背部痛の予防になる.

②シムス位の場合は，左右のどちらかが下になるように横向きに寝て，下側になった腕は背部にまわし，上側になった腕は前方に置く．腹部に負担がかからない程度にうつぶせに近い体勢をとる．下半身は上になった足を屈曲させ，枕やクッションを用いて安定させる.

③側臥位の場合も，上になった足を枕やクッションの上に置くと安楽である．左側臥位で横になると子宮の増大による下大静脈の圧迫が解除され，仰臥位低血圧症候群の予防になる.

➡仰臥位低血圧症候群については，p.44 用語解説参照.

│5│階段の上り下り

①妊娠末期になると腹部の増大により足元が見えにくくなるため，バランスを崩しやすい.

②階段を上り下りするときは，腰への衝撃を和らげるために爪先に力を入れ，次に踵の順でゆっくり接地し体重を支えるようにする．手すりを使い，床に足をしっかりつけ，一段ずつ上り下りする.

│6│家事動作（図1-33）

①通常行っていた家事などは，非妊時と同様に行ってよい.

②炊事など立位の姿勢で行う家事動作のときは，軽度の前傾姿勢になり，骨盤で胎児の重さを支えるようにする．作業台に向かって足を前後に開き，基底面を広くすると重心を調整しやすい．交互に足を変えながら家事をすることで疲労を予防できる．前傾姿勢が強いと腰部に負担がかかる.

plus α

妊婦に適した靴

- 骨盤の傾斜角度を正常に保つには3cm程度のヒールがよい.
- 厚底やヒールの高い靴，サンダルは転倒しやすいので避ける.
- 足全体を包む靴がよい.
- 妊娠末期になるとむくみが出現するため幅広のものがよい.

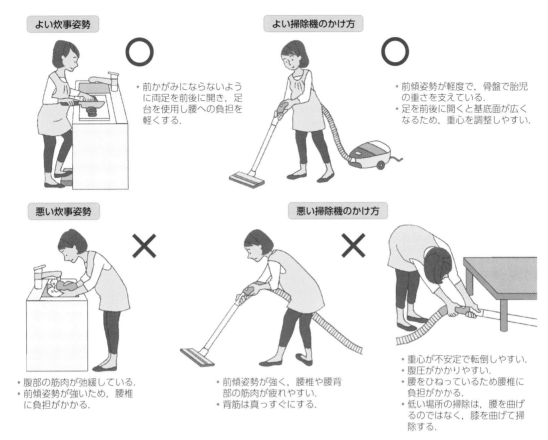

よい炊事姿勢 ○
・前かがみにならないように両足を前後に開き，足台を使用し腰への負担を軽くする．

よい掃除機のかけ方 ○
・前傾姿勢が軽度で，骨盤で胎児の重さを支えている．
・足を前後に開くと基底面が広くなるため，重心を調整しやすい．

悪い炊事姿勢 ×
・腹部の筋肉が弛緩している．
・前傾姿勢が強いため，腰椎に負担がかかる．

悪い掃除機のかけ方 ×
・前傾姿勢が強く，腰椎や腰背部の筋肉が疲れやすい．
・背筋は真っすぐにする．

・重心が不安定で転倒しやすい．
・腹圧がかかりやすい．
・腰をひねっているため腰椎に負担がかかる．
・低い場所の掃除は，腰を曲げるのではなく，膝を曲げて掃除する．

図1-33　家事動作

③掃除機をかけるなど中腰の姿勢になりやすい家事動作は，上半身を曲げずに重心を腰に置き，足を前後に開き，腰から動かすようにすると腰部の筋肉への負担を避けることができる．かがんだ状態で作業すると重心が不安定で転倒しやすく，腹圧がかかりやすいため，腰を下ろして行うとよい．

| 7 | 物を持ち上げる（図1-34）

①物を持ち上げるときは，体をかがめ，片膝をついて基底面を広くする．物を体に近づけて持ち上げ，上半身は真っすぐにする．

②重い物を持ち上げると，腰部や腹部に負担をかけるため避けたほうがよい．

| 8 | 子どもを抱く・抱き上げる（図1-35）

①上の子どもを抱くときは，座って膝の上にのせると腹部を圧迫しない．

②子どもを抱き上げるときは，膝を立てて，自分のほうに近づける．子どもをしっかりと引き寄せ，腹部に力が入らないように抱き上げる．中腰のままや片腕だけで子どもを抱き上げない．

3 評価

①妊婦が，妊娠経過に伴い体格や姿勢が変化することを理解し，正しい姿勢を保持することができる．

②妊婦が，妊娠経過に伴う身体の変化に応じた日常生活動作を実施できる．

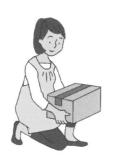

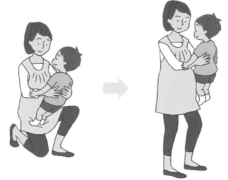

体をかがめて，自分のほうに
近づけて持つ．

手と腹筋に力を入れて抱くのではなく，子どもを大腿
部にのせ，膝を立てながら足の力で立ち上がる．

図1-34　物を持ち上げる動作　　**図1-35　子どもを抱く動作**

■ 引用・参考文献

1) 女性労働協会. "妊娠中の女性労働者への対応". 妊娠・出産・母性健康管理サポート. https://www.bosei-navi.mhlw. go.jp/gimu/taiou.html, （参照 2023-05-31）.

9　妊娠中の運動

1　目的・適応

　妊娠中は体形の変化から足や腰への負担が大きくなり，外出することがおっくうになるため運動不足になりやすい．妊娠中の定期的な有酸素運動は，筋力・持久性・柔軟性など基本的な身体能力の維持または改善に，ストレッチは腰痛の軽減に効果がある．また，妊娠中の運動には，妊娠高血圧症候群や妊娠糖尿病，帝王切開分娩等を減少させる可能性があるとの報告[1]もあるが，現段階では十分なエビデンスは得られていない．

　妊娠中に実施するとよい運動としては，ウオーキングのほかに，全身運動でストレッチや呼吸法の練習となるマタニティースイミング，マタニティーヨガ，マタニティービクスなどのマタニティースポーツが一般的である．最近では，快適なお産に向けての心身の準備や，仲間づくりを目的に運動を行う妊婦も増加している．妊娠に伴う身体の諸機能の低下を防ぐとともに，出産に備えて筋肉・靱帯・関節を柔軟にすることを目的に，妊婦体操を紹介する施設もある．

　運動を開始する時期は，原則として妊娠12週以降で妊娠経過に異常がないことが条件であるが，一般的には胎盤が形成される妊娠16週以降が望ましい．妊娠中の運動は，継続的・習慣的に行えるよう指導する．

2　準備

①以下の疾患や症状の有無を確認する．これらの疾患・症状がある場合は，妊娠中の運動の開始，継続は勧めない．

・重篤な心疾患・呼吸器系疾患

・切迫流・早産，子宮頸管無力症，前期破水

どんな効果がある？

・体力維持
・肥満予防
・気分転換
・マイナートラブルの予防・軽減

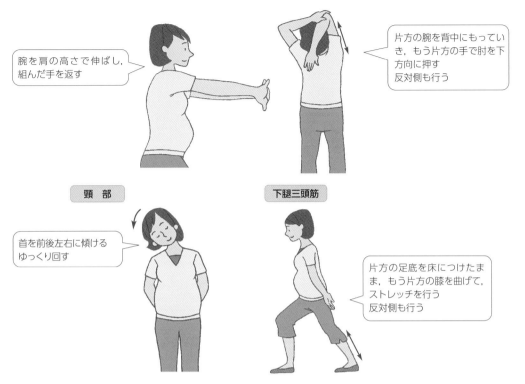

肩甲骨周囲筋

腕を肩の高さで伸ばし，組んだ手を返す

片方の腕を背中にもっていき，もう片方の手で肘を下方向に押す
反対側も行う

頸　部

首を前後左右に傾ける
ゆっくり回す

下腿三頭筋

片方の足底を床につけたまま，もう片方の膝を曲げて，ストレッチを行う
反対側も行う

図1-36　**運動前のストレッチ**

- 持続的な性器出血，前置胎盤，低置胎盤
- 妊娠高血圧症候群

② バランスの保ちにくい種目や人と接触するスポーツ，競技的性格の強いスポーツは行わないように指導する.

- 好ましくないスポーツ：サッカー，バスケットボール，ボクシングなど
- 危険なスポーツ：体操競技，スキー，スケート，スキューバダイビング，激しいラケットスポーツなど

③ 運動開始前後に母体血圧，母体心拍数，体温，子宮収縮の有無，胎児心拍数測定などのメディカルチェックを実施することが望ましい.

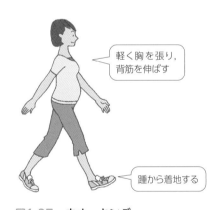

軽く胸を張り，背筋を伸ばす

踵から着地する

図1-37　**ウオーキング**

④ 運動しやすい服装を選び，脱水や熱中症にならないように水分を補給しながら行うようにする. 運動の準備として，肩甲骨周囲・首・下肢のストレッチを行う（図1-36）.

3 実施方法

|1| ウオーキング（図1-37）

① 胸を張り，背筋を伸ばした正しい姿勢で脇を締め，踵から着地するようにリズミカルに歩く.

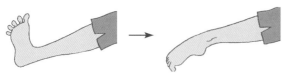
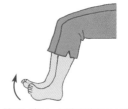

膝を伸ばし，足首を背屈させた
状態で，足の指を広げる．

足の指を閉じ，足の甲を伸展さ
せる．

椅子に座り，足底を床につけた
まま，爪先だけを上向きにし，
一呼吸して，元に戻す．

図1-38　足の体操

②30～40分程度のウオーキングが運動の目安となるが，違和感がある場合は
中断し，安静にする．

|2| 妊婦体操

①筋肉や靱帯を伸ばすように意識して，一つの動作を10～30秒かけてゆっく
り行い，無理なく伸ばす．

②腹部に圧迫がかからない姿勢をとるように工夫する．

③呼吸を止めず，自然な呼吸を行うよう心掛ける．

a 主な妊婦体操

❶**足の体操**　筋肉のポンプ作用により血液循環を促進し，下肢の浮腫や静脈瘤
を予防する（図1-38）．

❷**肩甲骨周囲・背中・側腹筋の体操**　筋肉をストレッチすることにより血流が
促進され，痛みや緊張が和らぐ（図1-39）．

❸**骨盤の体操・骨盤底筋訓練**　骨盤底筋群の収縮と弛緩を行うことで，分娩時
のコントロール力を養う（図1-40，図1-41）．

|3| エネルギー消費量

身体活動強度を示す単位として，「metabolic equivalents：**METs**（代謝
当量）」がある．安静時座位を1METsとしたときと比較して，何倍のエネル
ギーを消費するかで活動強度を示す．身体活動の量からエネルギー消費量の換
算は，以下の式で計算が可能である．

エネルギー消費量（kcal）＝METs×運動時間（時）×体重（kg）

以下のように同じ内容の運動を行っても，個人の体重差によってエネルギー
消費量に差が生じる．

例）50kgの人が3METsの身体活動を30分行った場合：3×0.5×50＝75kal

70kgの人が3METsの身体活動を30分行った場合：3×0.5×70＝105kal

4 評価

①妊婦が，妊娠中に適度な運動を行う有益性を理解し，望ましい運動を開始・
継続することができる．

②妊婦が，自分に適した運動の種類・時間，活動強度を妊娠経過に応じて選
択することができる．

plus α
**妊婦スポーツの
安全管理**

「妊婦スポーツの安全管
理基準」において考慮す
るべき事項は，①母児
の条件，②環境，③ス
ポーツ種目，④メディ
カルチェック，⑤運動
強度，⑥実施時間など
である．運動強度の目安
としては，心拍数で
150bpm以下，自覚的
運動強度としては「やや
きつい」以下が望ましい
としている[2]．

plus α
METsの目安

普通歩行・軽い筋トレ・
掃除機をかける・子ども
と遊ぶ（立位・軽度）な
どは3METs程度，やや
速足・階段をゆっくり上
がるなどは4METs程度，
ゆっくりとしたジョギン
グなどは6METs程度で
ある．

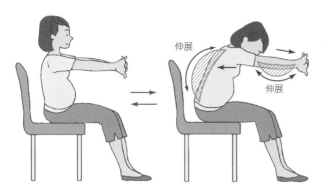

背中・腕のストレッチ

脊柱起立筋，肩甲骨周囲筋，腕の筋肉のストレッチにより痛みや緊張をとり，血液循環を促進し，生理機能を高める.

①両指を組んで手のひらを外側に向け，前に水平に伸ばす.
②おなかを引き締め，手は前のほうに押し出し，背中を丸くして後方に押し出す.

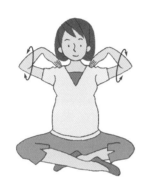

肩を回す運動

指先を肩につけ，腕を肩の高さにして，肘で円を描くようにゆっくりと大きく回す.肩甲骨をくっつけるように回す.
反対回しも行う.

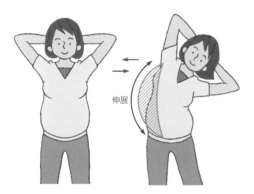

側腹筋のストレッチ

基本姿勢：両足を肩幅に広げた立位

①頭の後ろで左右の指を組む.
②そのままゆっくり上半身を左右どちらかに倒す.
　息は止めずに行う.
③戻してリラックスしたら，反対側へ倒す.

図1-39　肩甲骨周囲・背中・側腹筋の体操

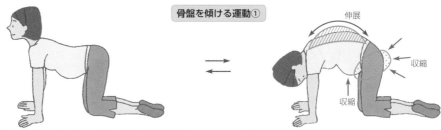

骨盤を傾ける運動①

脊柱起立筋のストレッチにより，背中の痛みや緊張がとれる．
下腹部の筋肉を収縮させることで骨盤底筋の訓練になる．
基本姿勢：キャッツスタイル．両膝の間を10cm程度空け，腕
と大腿は床と直角の位置になるよう四つんばいになる．

①息を吐きながら腹筋を収縮させ（腹部をへこませる），殿筋，
　肛門筋も収縮させる．同時に，背中を丸くして十分に伸ばす．
②息を吸い，また吐きながら，腹筋から肛門〜殿筋と緩めてい
　き，背中を真っすぐにして基本姿勢に戻してリラックスする．

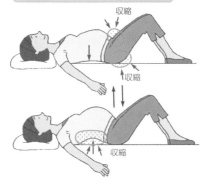

骨盤を傾ける運動②（骨盤傾斜運動）

脊柱起立筋のストレッチにより，背中の痛みや緊張がとれる．
基本姿勢：両膝を立てた仰臥位

①息を吐きながら殿筋を収縮させると同時に，下腹部の腹筋を
　収縮させ，背中に押しつける（骨盤は前上方に傾斜する）．
②一呼吸して息を吐きながら，腹筋，殿筋を弛緩させ，脊柱
　起立筋を収縮させて，ウエストと背部に隙間をつくる．

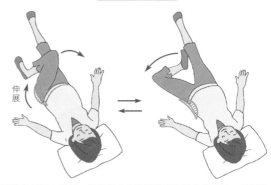

骨盤をねじる運動

殿筋の伸展と弛緩，股関節の内転筋群の柔軟性を高め，循環を
促進する．
基本姿勢：片膝を立てた仰臥位．両腕は体側に置く．

①膝を曲げたほうの踵を上げ，反対側の足を越えて床につくま
　で倒す．
②元に戻して，足をそろえて伸ばす．
③足を替えて繰り返す．運動の間，両肩は床から離れないよう
　にする．

図1-40　骨盤の体操

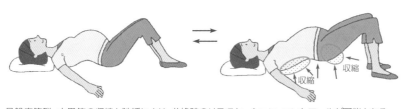

骨盤底筋訓練①（ケーゲリング）

骨盤底筋群，大殿筋の収縮と弛緩により，分娩時のリラクセーション・コントロールが可能となる．
基本姿勢：両膝を立てた仰臥位

①腰を床につけたまま，全身の力を抜く．
②息を吸い，息を吐きながら肛門，殿筋，腟，膀胱に向けて括約筋を収縮させながら，背筋力も
　使って腰を挙上する．
③挙上したままで，一呼吸する（慣れてきたら，呼吸は止めず，肛門と腟周辺の括約筋を収縮さ
　せ，肩・腕・下肢の力を抜き，ゆっくり10数える）．
④再び息を吸って，吐きながら腰を下ろす．
⑤一呼吸してリラックスする．

骨盤底筋訓練②

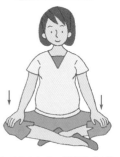

あぐらをかき，背筋を伸ばし
て，肛門部を引き締めて座る．
両手を膝の上に置き，ゆっく
りと息を吐きながら膝を押
す．一呼吸し，膝を元の位置
に戻す．

図1-41　骨盤底筋訓練

■ 引用・参考文献

1) Di Mascio, D. et al. Exercise during pregnancy in normal-weight women and risk of preterm birth：a systematic review and meta-analysis of randomized controlled trials. Am J Obstet Gynecol. 2016, 215（5），561-571.
2) 日本臨床スポーツ医学会産婦人科部会. 妊婦スポーツの安全管理基準（2019）. 日本臨床スポーツ医学会誌. 2020, 28（1），p.213-219.
3) 日本産科婦人科学会／日本産婦人科医会編. "CQ107 妊娠中の運動（スポーツ）について尋ねられたら？". 産婦人科診療ガイドライン：産科編2023. 日本産科婦人科学会事務局，2023，p.102-104.
4) 堀内成子ほか. エビデンスをもとに答える妊産婦・授乳婦の疑問92. 南江堂，2015，p.82-84.
5) 運動基準・運動指針の改定に関する検討会. 健康づくりのための身体活動基準2013. https://www.mhlw.go.jp/content/000306883.pdf，（参照2023-05-31）.

10 マイナートラブルへの対処

マイナートラブルとは，妊娠に伴う生理的変化や心理的要因によって生じる種々の不快症状（表1-10）を指し，症状の程度，出現頻度には個人差がある．

マイナートラブルは直接的に母子の生命の危機につながることはないが，妊娠による生理的変化からの逸脱や基礎疾患が潜んでいることも考えられる．また，不快感が継続することにより，妊娠の受容が妨げられたり，出産・育児に対する前向きな準備への遅延が懸念されるため，症状の程度や出現頻度，日常生活への支障の程度などについての注意深いアセスメントが大切である．妊婦が日常生活を調整し，マイナートラブルの予防および症状出現時には症状緩和に向けたセルフケアを実施できるよう支援する．

以下に，マイナートラブルの代表的な症状である「つわり（悪心・嘔吐）」「下肢静脈瘤・浮腫・こむらがえり」「腰背部痛」に対する支援について述べる．

表1-10　妊娠中のマイナートラブルの発生時期と頻度

マイナートラブル	0 4 8 12 16 20 24 28 32 36 40 (週)	発生頻度
悪心・嘔吐（つわり）		50～80%
胸やけ（胃症状）		10～30%
腰背部痛		50～70%
便秘		2～60%
痔（痔核）		約30%
下腹部痛		35～40%
頭痛・頭重感		5～15%
眠気		50～55%
不眠		25%
めまい・立ちくらみ		5～40%
息切れ（動悸）		5～10%
妊娠顔貌		30～70%
毛髪のトラブル		数%
歯肉出血		30～75%
鼻出血		25～30%
瘙痒感		30%
妊娠性帯下		60～65%
月経様出血		数%
頻尿・尿失禁・排尿困難		85%
下肢けいれん		40～60%
静脈瘤		5～20%
下肢の軽い浮腫		25%
四肢のしびれ		10～15%

堀口文. マイナートラブルとは何か，妊娠中の不快症状と起こりやすい時期. 助産婦雑誌. 1994，48（19），p.712. および竹中美. 妊婦のマイナートラブルとその保健指導. 松本清一編. 新時代の母子保健指導. ライフ・サイエンス・センター，1986，p.274-286をもとに作成.
日本助産診断・実践研究会編. 実践マタニティ診断. 第4版，医学書院，2016，p.79.

1 つわり（悪心・嘔吐）のケア

1 目的・適応

　つわりは，妊娠4～7週ごろから現れる悪心・嘔吐，嗜好（しこう）の変化，唾液の増加などの症状の総称であり，症状の程度は人によって異なる．大多数の妊婦は，妊娠16～18週までに軽快する．つわりの原因は明確ではないが，全妊婦のおよそ8割に症状が認められる[1]．しかし，症状が悪化し，水分や栄養摂取不足から代謝異常を起こして全身状態が障害され，妊娠悪阻（おそ）*としての医療介入が必要になる場合がある．ほかの疾患が潜んでいる可能性もあるため，全身状態を観察し，逸脱徴候の有無を確認する．悪心・嘔吐を主とした不快症状が強い場合は，症状の緩和を図る．

2 実施前の留意点

①症状の有無・程度・出現頻度，体重の変化を確認し，全身状態を観察する．
②水分・食事の摂取状況を把握し，日常生活への支障の有無，現在行っているセルフケア（対処方法）や症状に対するとらえ方，不安の有無について確認する．

3 実施方法

|1| 食事のとり方の工夫

①悪心や嘔吐などが出現しやすい時間帯・状況を説明する．
　つわりは朝の空腹時に症状が増悪することが多いため，"morning sickness"ともいわれる．空腹を避けるために少量頻回の摂取とし，起床後すぐに食べられるビスケットなどを枕元に用意しておく．
②悪心・嘔吐を誘発しやすいものは避けるように説明する．
　刺激が強いものや味が濃いもの，脂肪分の多いものは避ける．この時期は栄養価やバランスを気にせずに，嗜好の変化に合わせて，好きなものや消化の良いものを少量ずつ摂取することを重視する．においや湯気などに敏感になる妊婦が多いため，炊き立てのご飯やみそ汁などは冷まして食べるなど工夫する．
③調理できない場合の対応策について説明する．
　総菜の購入や外食を利用すること，家族に調理を行ってもらう工夫について伝える．
④水分摂取について説明する．
　脱水にならないように水分を摂取する[2]．飲水が難しい場合は，氷を口に含む．

|2| 環境調整

①香水やタバコなどのにおいや人混みを避けるよう説明する．
②働いている妊婦の場合は症状の程度によって，時差通勤や勤務時間の短縮等の通勤緩和，身体的負担の大きい作業の制限，休憩時間の延長等の措置があるため，「母性健康管理指導事項連絡カード」が利用できることを説明する[3]．

|3| 口腔内の清潔保持

　嘔吐により胃酸が逆流し口腔内の酸性度が上昇することや，歯磨きによって

悪心が誘発されるため，口腔内の清潔を保ちにくい．症状が強く歯磨きができない場合は，うがいを行うよう説明する．

|4| 精神的支援

①つわりは妊婦の半数以上が経験し，症状や程度には個人差があることを伝える．多くの妊婦が妊娠16〜18週までに症状が軽快することなど，今後の経過や見通しを説明する．

②仕事や家事などは無理せず，職場やパートナー（夫）・家族の協力を得ながら安静や休養を取ることの必要性について説明する．

4 評価

①妊婦が，つわりが起こる原因や出現しやすい時期などを理解できる．

②つわり症状が現れた際に，自身で対処行動をとり症状緩和を図ることができる．

③異常症状や日常生活に支障が生じた場合は，受診行動をとることができる．

2 下肢静脈瘤・浮腫・こむらがえりの予防とケア

1 目的・適応

下肢静脈瘤[*]は，妊娠子宮による下大静脈の圧迫，下大静脈への血液還流量の増加による下大静脈圧の上昇，プロゲステロンによる静脈管壁の緊張低下を主な原因として発生する（図1-42）．主に妊娠末期に発症し，全妊婦の約 5〜20％に発生するといわれている．発症の危険因子には高年齢，経産婦，多胎，静脈疾患の家族歴があり，特にリスクのある妊婦には予防が重要である．妊婦が日常生活の中で注意すべき点を理解し，下肢静脈瘤の発生および症状の増悪を防ぎ，予防行動をとれるように支援する．

浮腫は妊娠経過に伴う循環血漿量の増加，エストロゲン，アルドステロンの増加によりナトリウムや水分の再吸収率が増加し，間質内に水分が貯留することで起こる．さらに，妊娠子宮による骨盤内静脈の血行障害により下大静脈圧が上昇する．特に妊娠末期の下肢に生じやすく，横になることで緩和する．

こむらがえり（下肢のけいれん）の起こる原因は明らかではないが，腓腹筋の筋肉疲労，下肢静脈血のうっ滞，血中カルシウムの減少などが関連しているといわれている．妊娠中期から末期にかけて起こりやすく，夜間に頻繁に起こる場合は睡眠を妨げることにもなる．

2 実施前の留意点

症状の観察や情報収集，予防行動や現在行っている対処法を確認する．

ⓐ 下肢静脈瘤

①発症の危険因子に高年齢，経産婦，多胎，静脈疾患の家族歴が挙げられる．リスクの有無を確認する．

②立位になり，表在静脈を緊満させ，静脈の拡張・怒張・蛇行が認められるか否かを確認する．健側と患側の下肢を比較することにより，明らか

用語解説[*]

下肢静脈瘤

左下肢に多く，表在静脈，特に大伏在静脈が80％とされる[4]．最も多い症状としては，下肢のだるさ，重さ，疲れやすさ，浮腫，疼痛（鈍痛・重圧感）である．他覚的に皮下静脈の拡張，怒張，蛇行があり，重症化すると皮膚の色素沈着や皮下出血，血栓性静脈炎を伴う場合もある．

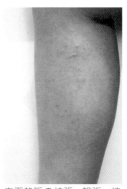

皮下静脈の拡張・怒張・蛇行がみられる．

〈写真提供：宮崎大学・金子政時先生〉

図1-42　下肢静脈瘤

になる所見も多い．血栓性静脈炎などの合併症の観察も重要である．

b 浮腫

①心疾患，腎疾患，肝疾患，深部静脈血栓症などがないこと，妊娠高血圧症候群に随伴する浮腫でないことを確認する．

②左右差，浮腫の程度を確認する．

3 実施方法

予防は，静脈還流の促進，下肢の筋肉のポンプ作用の維持が原則である．

①長時間の立位・歩行・座位を避け，座ったり動き回ったりするなど，姿勢や体位を変える工夫をする．起座時間が長い場合は，適度に足の曲げ伸ばし，爪先立ち，踵の上げ下げなどを行う．

②下肢の静脈還流量を増加させるために横になる．体位は仰臥位よりシムス位のほうが静脈の還流がスムーズである．横になる場合は，下肢を挙上するとよい．特に就労妊婦の場合は，横になって休息がとれる時間を積極的に確保するよう説明する．

③鼠径部（そけい）を圧迫する下着の着用を避ける．

④急激な体重増加を避ける．

⑤マタニティー用の弾性ストッキングを着用する（図1-43）．適切なサイズやタイプを選択し，朝から就寝前まで着用する．

⑥マッサージやツボ押し（図1-44），保温を行う．

⑦食生活の改善：過度な塩分の摂取を控え，ナトリウムを過剰摂取しないようにする．小魚や乳製品など，カルシウムを多く含む食品を摂取する．

⑧こむらがえりが起こった場合の対処：けいれんした足の指を足背のほうに反らし，筋肉を伸ばす．腹部の増大により足の指に届かない場合は，タオ

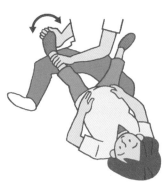

パートナーとスキンシップを図りながら行うマッサージ

①妊婦は楽な姿勢で横になり，パートナーは座位になる．
②パートナーは妊婦の下肢を自分の大腿部に置き，右手で足指，左手で足関節を持つ．
③パートナーは，妊婦の足関節をゆっくりと左右に回転させる．
④妊婦の腓腹筋（ふくらはぎ）を末梢から中枢に向かって手のひらでさすったり，やさしくもんだりする．

合併症なく十分な効果を得るためには，正しい適応，ストッキングの圧迫圧・タイプ・サイズの適切な選択，着用時および着用後の注意深い観察が大切である[5]．弾性ストッキングを使用する際は足関節部，腓腹部を計測し，個々に合ったサイズを判断する．

**図1-43　マタニティー用の
　　　　　弾性ストッキング**

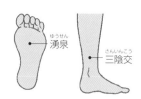

湧泉（ゆうせん）
三陰交（さんいんこう）

ツボ押し

1回につき3回程度押す．
足浴や入浴時にツボ押しやツボ付近をマッサージするのもよい．

図1-44　マッサージとツボ押し

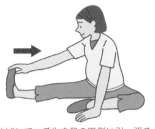
膝を伸ばして，爪先を足の甲側に引っ張る．

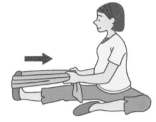
タオルなどで引っ張ってもよい．

図1-45　こむらがえりへの対処法

ルなどで引っ張ってもよい（図1-45）．

4 評価

①妊婦が，妊娠の経過に伴い下肢静脈瘤，浮腫，こむらがえりが起こりやすい状態であることを理解し，予防行動をとることができる．

②下肢静脈瘤，浮腫，こむらがえりが起こった際に自身で対処行動をとり，日常生活に支障を来さない．

③異常症状や日常生活に支障が生じた際には，受診行動をとることができる．

3 腰背部痛の予防

1 目的・適応

　妊娠中は，エストロゲンやリラキシンにより骨盤諸関節の可動性が増す．加えて増大する子宮により胸椎・腰椎の生理的弯曲が増強し，体幹を後方に反らした姿勢になりやすく，腰背部の筋肉の緊張が強まるため腰痛が起こりやすくなる．腰痛は，妊娠末期に起こりやすい．

2 実施前の留意点

　以下の疾患や症状の有無を確認する．

・妊娠前からの疾患（椎間板ヘルニア，尿路結石）

・流産や切迫早産による子宮収縮による痛み

・下肢のしびれの有無，急激な痛みの増強

3 実施方法：腰背部痛の予防・対処行動の指導

①運動は腰痛や骨盤痛の改善に役に立つ可能性があることを，妊娠期の女性に伝える．適度な運動として，妊婦体操（骨盤の体操）やマタニティースイミング，マタニティーヨガなどがある．

②姿勢の工夫：正しい姿勢の保持，同一姿勢を長時間続けないようにする．長時間の立位は，妊婦の腰椎や骨盤輪への負担を増強させる．

③体重のコントロール：過度な体重増加は，腰部の筋肉に持続的な負担をかける．

④腰部・骨盤の固定：妊婦用ガードル・腹帯・骨盤ベルトなどを着用する．

⑤妊婦用シューズ（2〜3cmの高さで，踵の幅が広いもの）を使用する．増大した子宮により重心が前方に移動し，正しい姿勢を保持することが困難と

plus α

腰痛と運動に関するエビデンス

運動が腰痛を軽減させるという結果を示した報告は幾つかみられるが，妊娠週数やそれぞれの運動などが違うため，現段階ではエビデンスが強いとはいえない[6,7]．今後，効果的な運動介入プログラムの内容や時期，その安全性や効果を検討する必要がある．

plus α

コルセットや骨盤ベルト

腰痛診療ガイドライン2019[8]では，腰痛に対するコルセットなどの腰椎サポートに関するエビデンスは限定的であり，加えて，コルセットには腰痛に対する直接的な予防効果はないとされている．骨盤ベルトの使用については研究が少なく，腰痛・骨盤痛に有効であるとは言い難いのが現状だが，着用し効果があった[7]とする妊婦もいることから，対処法の一つとして骨盤ベルトを紹介することもある．

なるため，踵の高さが2〜3cm程度の靴が望ましい．

⑥血行改善：腰を冷やさないように，背部のマッサージや入浴・シャワー，使い捨てカイロなどを使用する．

4 評価

①妊婦が，妊娠の進行に伴う腰背部痛の出現を理解し，腰背部に負担の少ない姿勢の保持や予防行動をとることができる．

②日常生活に支障が生じない．

③腰背部痛が生じた際は，対処行動により症状が緩和する．

▌引用・参考文献

1) 綾部琢哉ほか編. 標準産婦人科学. 第5版. 医学書院, 2021, p.364.
2) 日本産科婦人科学会／日本産婦人科医会編. "CQ201 妊娠悪阻の治療は？". 産婦人科診療ガイドライン：産科編 2023. 日本産科婦人科学会事務局, 2023, p.112-114.
3) 厚生労働省. "母性健康管理指導事項連絡カードについて". 働く女性の心と体の応援サイト：妊娠出産・母性健康管理サポート. https://www.bosei-navi.mhlw.go.jp/renraku_card/, (参照2023-08-24).
4) 杉村基. 下肢静脈瘤はなぜ起こるのか？ ペリネイタルケア. 2007, 26 (11), p.1090-1091.
5) 日本静脈学会. 弾性ストッキング・圧迫療法コンダクター養成委員会より. https://js-phlebology.jp/wp/?page_id=455, (参照2023-05-31).
6) 堀内成子ほか. エビデンスをもとに答える妊産婦・授乳婦の疑問92. 南江堂, 2015, p.52-54.
7) 安藤布紀子. 妊娠に関連した腰痛と骨盤痛への介入方法における国外文献の検討. 甲南女子大学研究紀要. 2012, 6, p.77-83.
8) 日本整形外科学会・日本腰痛学会監修. 腰痛診療ガイドライン2019 改訂第2版. 南江堂, 2019, p.50, 84. https://minds.jcqhc.or.jp/docs/gl_pdf/G0001110/4/Low_back_pain.pdf, (参照2023-05-31).
9) 小林昌義. 特集, 産婦人科医が知っておきたい女性内科疾患外来 プライマリ・ケア：下肢静脈瘤, 静脈炎, 深部静脈血栓症. 産科と婦人科. 2004, 71 (11), p.1489-1495.
10) 日本助産学会編. エビデンスに基づく助産ガイドライン：妊娠期・分娩期・産褥期2020. 日本助産学会, 2020, p.51-54.
11) 安田李香ほか. 妊娠期の体重増加と腰痛発症時期との関連及び対処法. 日本助産学会. 2017, 31 (1), p.44-53.

11 切迫早産入院中のケア

1 目的・適応

入院が必要となる切迫早産では，医師と協働し，妊娠の継続と元気な状態で児が誕生することを目指した治療・管理・支援を行う．母体と胎児の状態を総合的にアセスメントし，妊娠継続の可否を評価する．切迫早産の治療は，子宮収縮抑制薬による薬物療法が基本となる．

子宮収縮抑制薬を投与するに当たり，入院安静とする場合は，制限された入院環境においてもその人らしく妊娠を継続できるような支援，入院や安静による心理的苦痛の軽減，妊婦の頑張りを保証する支援，母親役割の獲得を育む支援，安静によるリスク出現の予防，急激な状態変化への対応が挙げられる．

2 実施方法

|1| 母体・胎児の状態の観察

ⓐ 母体の状態の観察

❶切迫徴候　子宮収縮と腹痛・腰痛，性器出血の有無，子宮頸管長の把握．

❷感染徴候　体温，腟分泌物（性状，悪臭の有無，細菌培養）の観察，CRP，白血球．

❸全身状態の観察　バイタルサイン，食欲・排泄・睡眠などの状況．

➡ 早産・切迫早産については，『母性看護の実践』3章3節参照．

plus α
絨毛膜羊膜炎

早産の主な原因に絨毛膜羊膜炎がある．細菌による感染が上行性に進行し，それによって炎症反応も上行性に波及していく．顆粒球エラスターゼやがん胎児性フィブロネクチンなどを用いた腟分泌物検査による早期発見，早期診断が重要である．治療は抗菌薬の投与が行われる．

表1-11 リトドリン塩酸塩・硫酸マグネシウムの主な副作用

リトドリン塩酸塩	硫酸マグネシウム
動悸，頻脈，顔面紅潮，手指の振戦，頭痛，眩暈，悪心． 重篤な副作用として，肺水腫，顆粒球減少症などがある．	体熱感，口渇，顔面紅潮，脱力感，頭痛． 重篤な副作用として，膝蓋腱反射低下や呼吸抑制などがある．

❹**こころの適応状態** 妊娠の受け入れ状態，胎児への思い，早産に対する不安．

❺**家族の状況** 家族間の役割調整，面会時の様子，入院・治療に対する理解度．

b 胎児の状態の観察

　胎児心拍数モニタリング，biophysical profile scoring（BPS, ➡p.51参照），妊娠週数に見合った胎児発育，羊水量などを把握する．

c 的確な薬剤の管理

①輸液ポンプを用いて，指示内容に沿った子宮収縮抑制薬（リトドリン塩酸塩，硫酸マグネシウム）を正確に投与する．

②点滴刺入部位を観察する．

③薬剤の効果と，有害反応（副作用）の有無を観察する（表1-11）．

|2| 制限された環境においても妊婦の基本的ニーズを満たす支援

❶**食事** 安静度によって，臥床したまま，ベッド上での食事など状況はさまざまである．安静や長期の入院によって食欲が低下することもある．食事環境を整え，食べやすい食事や妊婦の好みに応じて食事内容を工夫する．

❷**睡眠** 妊娠継続への不安や環境の変化によって，十分な休息や睡眠を得られない妊婦もいる．環境を整え，妊婦の気持ちを受け止めるなどのサポートを行う．薬剤の副作用による体熱感に対しては，頭部を冷やすなどの対応を行う．

❸**排泄** 安静度によっては，ポータブルトイレや床上排泄となるため，換気や消音などのこまやかな配慮を行う．

❹**清潔** ベッド上安静の場合は，清拭，足浴，手浴，洗髪を行い，爽快感が得られるように支援する．持続点滴中のシャワー浴の場合は，点滴刺入部を保護して行う．清潔援助の前後に，切迫徴候の観察を行う．

|3| 入院や安静による心理的苦痛の軽減，妊婦の頑張りを保証する支援

①現在の状態や今後について，心配や不安に思っていることを聞く機会を設ける．

②治療方針や今後の見通し，予測される胎児の状態について説明する．

③家族や友人と一緒に過ごせる時間をもてるよう，面会時間や場を調整する．

④長期の入院の場合は，単調な入院生活や先の見通しが立たないことによる心理的ストレスを感じやすいため，安静を妨げない範囲で行えることを提案する（読書，DVDの視聴など）．

⑤安静度が本人の状況に合っているか，不必要な安静になっていないかを検討する．

plus α
早産マーカー

子宮頸管炎の評価には，腟・頸管粘液中の顆粒球エラスターゼやがん胎児性フィブロネクチンが臨床的に用いられている．

plus α
顆粒球エラスターゼ

炎症時に顆粒球から放出される酵素．子宮頸管や卵膜を構築するコラーゲン線維を分解し，頸管熟化や破水に関与する．陽性であれば頸管炎または絨毛膜羊膜炎の存在を意味し，早産や前期破水の3～4週間前から高値を示す．

plus α
がん胎児性フィブロネクチン

細菌感染や物理的要因による卵膜の損傷や脆弱化，子宮収縮があると腟分泌中に漏出される．早産発生の約1～2週間前から高値を示す．

plus α
硫酸マグネシウム投与時の注意

投与時には，血中マグネシウム濃度を適宜測定しながら，過剰投与に注意する．血中マグネシウム濃度によっては，胎児に胎動低下が出現することもある．アメリカ食品医薬品局（FDA）より，「7日以上の投与は児に低カルシウム血症や骨減少症の危険がある」との警告が出された[1]．長期投与が必要な場合には，高次医療施設で管理し，妊娠継続による有益性が投与のリスクを上回るかを慎重に判断する[2]．

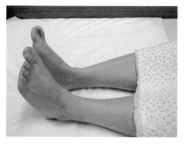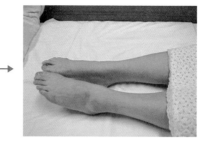

足首を背屈させ，次にゆっくり足の甲を伸ばしながら，足指先を床上につけるように伸展する.

図1-46　足の背屈運動

| 4 | 母親役割の獲得を育む支援

①妊婦による母親役割の獲得の状況をアセスメントし，子どものケアや養育の
　イメージづくりに向け，出産準備教育や育児準備教育の機会を個別に設ける.

②胎児の成長を確認できる機会を設ける（胎児心拍数モニタリング時や超音
　波検査時など）.

③妊婦が希望した場合は，NICUスタッフから**産前訪問**＊（入院環境や治療，
　ケアの内容，乳汁分泌の経過や搾乳方法などの説明）を受けられるように
　連絡・調整を行う. NICUに児が入院することへの心の準備を促す.

| 5 | 安静によるリスク出現の予防

　安静が長期に続く場合は，下肢の筋力の低下，静脈還流の低下による静脈血
栓塞栓症の発症に留意する. 切迫徴候の程度にもよるが，理学療法士とともに
腹部への負担にならない程度の下肢の挙上，膝の屈伸，足の背屈運動
（図1-46）などを実施する. 弾性ストッキングの着用も，下半身からの静脈還
流に好影響を与えるため有効とされる.

| 6 | 急激な状態変化への対応

①状態が悪化したり，治療方針が変更になった場合は，NICUに連絡し，新
　生児の受け入れ態勢を整える.

②緊急帝王切開術に対応できる態勢や術前準備（胸部X線，心電図，血液デー
　タなど），新生児の蘇生器具の準備などを行っておく.

3　評価

①妊婦が，現在の切迫早産の状態や治療方針を理解し，妊娠を継続できる.

②妊婦が心身の苦痛を表出することができ，より良い環境で入院生活を送れる.

③子宮収縮抑制薬の副作用を理解し，症状を最小限に抑えることができる.

④妊婦の役割行動の変容が理解でき，家族と共に対処行動がとれる.

用語解説＊
産前訪問

児のNICU入院が予測される妊婦に，産科から依頼を受けたNICUスタッフが妊婦の病室を訪問し，児が受ける治療や入院生活を出生前からイメージし，不安を和らげられるよう支援する. 妊娠期からの継続的な支援の始まりとなるよう，両親との信頼関係を築くことも重要な支援である.

plus α
経母体ステロイド投与

妊娠24〜33週での早産が1週間以内に予想される場合，新生児の呼吸窮迫症候群，頭蓋内出血の予防を目的として，母体にステロイド（ベタメタゾン）12mgを24時間ごとに計2回，筋肉内投与する.

📖 引用・参考文献

1) FDA. Recommends Against Prolonged Use of Magnesium Sulfate to Stop Pre-term Labor Due to Bone Changes in Exposed Babies.

2) 日本産科婦人科学会／日本産婦人科医会編. "CQ302 切迫早産の診断と管理の注意点は？". 産婦人科診療ガイドライン：産科編2023. 日本産科婦人科学会事務局，2023，p.146-150.

3) 田中幹二. "切迫早産". 周産期医学必修知識. 周産期医学. 46巻増刊号. 東京医学社，2016，p.220-223.

4) 前掲書2). "CQ004-1 妊娠中の静脈血栓塞栓症（VTE）の予防は？". p.8-12.

2 産婦の看護にかかわる技術

学習目標

◉ 入院までの産婦と胎児の状態をアセスメントし，必要な援助を実施できる．

◉ 分娩中の産婦と胎児の状態を観察し，必要な援助を実施できる．

◉ 産痛緩和および産婦の不安を取り除くための援助を理解し，実施できる．

◉ 分娩後の産婦の状態を観察し，必要な援助を実施できる．

◉ 産婦と家族の意向を尊重した分娩および早期母子接触に必要な援助を理解し，実施できる．

◉ 帝王切開術を受ける産婦に必要な援助を理解し，実施できる．

1 入院までのケア

1 目的・適応

①電話での問診により，分娩開始の判断，入院の必要性のアセスメントを行い，産婦が適切な時期に，安全に入院できるよう援助する．

②産婦自身が現在の状況および今後の対処について正しく理解でき，入院（来院）できるよう援助する．

③正常な経過を逸脱していると判断される場合（出血が多い，持続する腹痛，胎動の減少・消失，妊娠中に異常を指摘されている場合など）は医師に報告し，適切な対応をとる．

2 準備

「産婦からの電話応対時の確認項目」記録用紙（図2-1）．

plus α
分娩開始

日本産科婦人科学会では，陣痛周期が10分以内，または1時間に6回の頻度になった時点としている[1]．

担 当 者	
日　　時	年　　　　月　　　　日　　　　時　　　　分
産婦氏名	
ID番号	
●主訴	□陣痛発来 □破水 □出血 □その他（　　　　　　　　）
●分娩予定日	月　　　　日
●現在の妊娠週数	週　　　　日
●初経別	□初産 □経産（今回　　　回目）
●陣痛の状態	陣痛周期　　　分 陣痛発作時間　　　秒
●陣痛が10分間隔になった時刻	日　　　時　　　分ごろ
●破水	□なし □あり　（　　　時　　　分ごろ） 　　　　（量　　色　　流出状況　　　　）
●出血	□なし □あり　（　　　時　　　分ごろ） 　　　　（量　　性状　　　　　）
●胎動	□あり □減少　（　　　時　　　分ごろ） □消失　（　　　時　　　分ごろ）
●経産婦の前回分娩経過 （特に早かった産婦）	
●妊娠中の異常・医師からの指摘事項	□なし □あり　（　　　　　　　　　　）
●施設までの交通手段・所要時間	□自家用車　（　　　　　　分） □タクシー　（　　　　　　分） □その他　〔　　〕（　　　分）
●特記事項	

図2-1　産婦からの電話応対時の確認項目の一例

3 実施方法

|1| 電話による問診とアセスメント

一般的に産婦は，分娩開始徴候（陣痛周期が10分以内，または1時間に6回）を自覚した際には，施設に連絡するよう妊娠中に説明されている．産婦から電話がかかってきたら，記録用紙（図2-1）に記入する．問診項目および情報収集の目的を表2-1に，電話応対の場面の例と応答時の留意点を図2-2に示す．

表2-1　問診項目と情報収集の目的

問診項目	情報収集の目的
①主訴	「10分ごとにおなかが張って痛い」「破水した」「出血があった」など，分娩が開始しているのか，正常・異常な経過なのかを判断する．
②分娩予定日・現在の妊娠週数	早産・正期産・過期産かを判断する．
③初産か経産か	同じ陣痛周期でも分娩進行が異なるため，ゆっくり準備して来院してもらうのか，急いで来院してもらうのかを判断する．
④陣痛の状態	陣痛発来時間，陣痛周期，陣痛発作時間を把握し，急いで来院してもらうほうがよいかを判断する．
⑤破水の有無	破水している場合，破水時間，羊水量，色，流出状況によって来院までの適切な保健指導を行い，異常の有無を判断する．
⑥出血の有無	陣痛の状態や妊娠中の異常の有無を確認し，異常出血（前置胎盤，常位胎盤早期剝離など）はないかを判断する．
⑦胎動の有無	胎動の減少や消失の有無を把握し，胎児機能不全や子宮内胎児死亡の可能性を判断する．
⑧経産婦の前回分娩経過	前回の分娩所要時間，異常分娩の有無から，今回の分娩経過を判断する．
⑨妊娠中の異常の有無	骨盤位，妊娠高血圧症候群，多胎，胎盤位置異常など，主治医に妊娠中から異常や注意事項を指摘されていないかを把握する．
⑩施設までの交通手段と所要時間	特に早い進行が予測される場合は把握する．

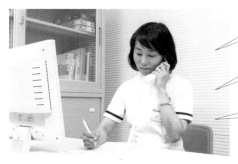

産科病棟看護師の〇〇です．どうされましたか？

おなかの張りは今何分おきですか？破水や出血はありますか？

胎動はいつも通り感じられますか？

電話応対時の留意点

・産婦が話すときの息遣い，声の調子，陣痛発作時にどのように対処しているかなどにより，陣痛の状態や心理状態をアセスメントするため，可能な限り産婦本人に電話してもらう．

・わかりやすい言葉で説明するとともに，産婦や家族の不安，緊張の緩和にも努める．

図2-2　産婦からの電話応対の場面例

---

plus α

電子カルテによる情報収集

近年では電子カルテが導入されている医療施設が増加している．正確なアセスメントを行うためにも，電話による問診時に，電子カルテから基本プロフィール，妊婦健診結果，特記事項の内容を確認しながら対応する．

こんな場合はすぐに来院してもらう

・分娩が開始している
・破水している
・出血が持続する，または多い
・胎動が減少・消失している
・母児の状態の確認が必要

| 2 | 入院までのケア

ⓐ 来院を促す場合

①問診の結果から，分娩が開始している，破水している，または来院のうえ母児の健康状態の把握が必要と判断された場合は，入院の準備をして来院するように促す．

②破水時の対応：清潔なナプキンを当て，できるだけ動かず，移動の車内では横になり来院するよう促す．シャワー，入浴は禁止する（臍帯脱出，子宮内感染を予防するため）．

③来院予定時間を過ぎても産婦が来院しない場合は，医療者から連絡をとる．

④産婦の来院までに，カルテから詳細な情報を収集し，来院の際に必要な物品を準備して環境を整えておく．

ⓑ 自宅待機を促す場合

①自宅での過ごし方：分娩までに時間を要することが予測され，母児ともに健康であることが確認できた場合は，自宅で待機し，リラックスして過ごすように伝える．破水していなければ，入浴やシャワー浴は可能である．

②再連絡の説明：陣痛間隔の短縮，痛みの増強，出血，破水，胎動の減少がみられた場合は，再度連絡するように伝える．

4 評価

①産婦が分娩開始徴候を理解・自覚し，入院する施設へ電話連絡ができる．

②産婦が適切な時期に入院できる．

📑 **引用文献**

1）日本産科婦人科学会編. 産科婦人科用語集・用語解説集. 改訂第4版, 日本産科婦人科学会事務局, 2018, p.325.

2 入院時の観察とケア

1 目的・適応

①入院時の産婦の一般状態や分娩進行状態を把握し，分娩が安全に進行するよう観察とケアを行う．

②分娩が急激に進行している場合や異常が予測される場合は，産婦を分娩室に移送し，最小限の情報収集とオリエンテーションを行いながら分娩の準備をする．

③入院時の産婦，家族の不安や緊張を緩和する．

2 準備（図2-3）

①外来カルテ，②入院時の情報収集用紙（図2-4），③体温計，④時計またはストップウオッチ，⑤メジャー，⑥血圧計，⑦分娩監視装置，⑧超音波ドプラ装置など．

3 実施方法

①診察券，母子健康手帳を預かる．

不安や緊張の緩和はなぜ必要？

不安や緊張は痛みを増強させる．スムーズな分娩進行のためにも，リラックスした状態でいることが大切である．

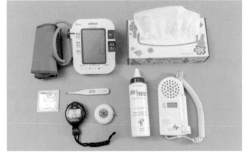

図2-3 必要物品の一例

<table>
<tr><td rowspan="9">産婦のプロフィール</td><td colspan="3">氏名</td><td>年齢　　　歳</td><td>身長　　　cm</td><td colspan="2">非妊時体重　　　kg</td><td colspan="3">職業　　　　（内容　　　　　）</td></tr>
</table>

氏名	年齢　　歳	身長　　cm　非妊時体重　　kg	職業　　　（内容　　　　）
初診日　　年　　月　　日　　週		分娩予定日　　年　　月　　日	現在妊娠　　週　　日
住所			
夫（パートナー）氏名	年齢　　歳	職業	
初経　　歳，月経周期：順（　　日型）・不順			結婚　　歳（　　年　　月）
血液型　産婦　　　　　型 Rh（　） 夫（パートナー）　　型 Rh（　）		不規則抗体　無・有	
既往歴　　無・有（　　　　　） アレルギー　無・有（　　　　　）		家族構成（年齢・職業・健康状態）	家族歴（無・有，誰が　　　）

既往妊娠・分娩歴

分娩年月日	妊娠週数	妊娠・分娩・産褥の状態	児の体重	性別	健・否	栄養方法	分娩場所

今回の妊娠経過

妊娠経過	検査データ：最終検査結果　　年　　月　　日（　　週　　日）	
不妊治療　　：　無・有（　　　　）	血液：	HBsAg
最終月経　　：　年　月　日 から　日間	WBC	HBsAb
胎動初覚　　：　年　月　日（妊娠　週　日）	RBC	HBeAg
つわり　　　：　無・有	Hb	HBeAb
貧血　　　　：　無・有	Ht	ATL
切迫流早産　：　無・有	PLT	HCV
妊娠高血圧症候群　：　無・有	Wa-R	HIV
妊娠糖尿病　：　無・有	Toxo	GBS
その他の異常　：　無・有	Rube	クラミジア
	年　月　日（　週　日） 超音波： 　推定体重 　AFI 　胎盤の位置	年　月　日（　週　日） NST

心理・社会的状況

妊娠の受け入れ： 計画妊娠の有無：無・有	喫煙：無・有（妊娠中　　本/日，非妊時　　本/日） 飲酒：無・有（　　　　　　　　　）
分娩・育児の準備状況	購読雑誌・図書　：　無・有（　　　　　　　）
母親教室　：　未受講・受講（　　　　　　） （両親）	必要物品の準備（出産・育児用品）：
	上の子どもたちのための準備（経産婦の場合）：
妊婦体操　：　実施せず・実施（　　　　　　）	退院直後の支援者：無・有（　　　　　　）
乳房手入れ　：　実施せず・実施（　　　　　　）	出産への思い：本人
乳房タイプ　：　Ⅰ型・Ⅱa型・Ⅱb型・Ⅲ型	夫（パートナー）および家族
乳頭　　　：　形状（扁平・陥没・突出） 　　　　　　　伸展度（良・不良） 　　　　　　　副乳〔有（部位　　　）・無〕 　　　　　　　初乳分泌（有・無）	バースプランの要約：

入院時の所見

			0	1	2	3
腹囲：　　cm　子宮底長：　　cm	体温：　　℃　脈拍：　　回/分　血圧：　　/　　mmHg					
児心音：　　/分　胎動自覚：有・無	ビショップスコア　　点		0	1	2	3
陣痛開始　　年　月　日　時　分	子宮口開大度　　cm		0	1～2	3～4	5～6
陣痛周期　陣痛間歇　分　発作　秒	子宮頸管退度　　%		0～30	40～50	60～70	80～
血性分泌物　無・有（　年　月　日　時　分）	児頭下降度　　cm		−3	−2	−1±0	+1～
破水　無・有（　年　月　日　時　分）	子宮頸部の硬さ		硬	中	軟	
羊水漏出　無・有　混濁：無・有（　　）	子宮口の位置		後方	中央	前方	
浮腫　　－ ± + ＋＋　部位：						
尿所見　尿蛋白（　）・尿糖（　）						

図2-4　入院時の情報収集用紙の一例

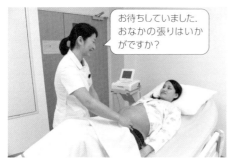

お待ちしていました．おなかの張りはいかがですか？

産婦の緊張を緩和するよう配慮しながら腹部を露出する．

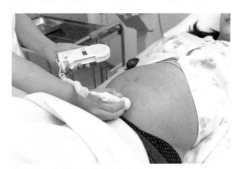

超音波ドプラ装置で胎児心音を観察する．

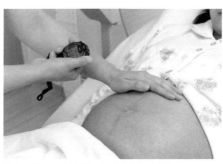

陣痛の観察．手を温め，子宮底を触診する．

図2-5　母児の状態の観察・問診

<バースプランについて>

バースプランとは，妊婦さんやご家族の皆様の，出産や出産前後の過ごし方に対する要望や希望を盛り込んだ出産計画書です．バースプランをもとに，どのようなお産をしたいか，イメージしてみましょう．妊婦さんやご家族の皆様が安心して出産に臨めるように，できるだけサポートいたします．
※医療上の理由などで，ご希望に添えない場合もあります．ご了承ください．

1．お産に対するイメージ
　　赤ちゃんが無事生まれるか心配．陣痛がどのような痛みなのか
　　わからないのですごく怖い．

2．立ち会いについて
　　夫には分娩室まで入ってほしい．

3．医療処置について
　　できれば会陰切開はしたくない．

4．陣痛室・分娩室でどのように過ごしたいですか
　　呼吸法がうまくできるか心配なので，看護師・助産師さんにリードして
　　ほしい．進み具合をそのつど教えてほしい．

5．出産直後の赤ちゃんとの接触について
　　夫にも赤ちゃんを抱っこさせてほしい．産声を録音したい．

6．授乳について
　　できるだけ母乳でがんばりたい．

7．入院中はどのように過ごしたいですか
　　個室希望．夫にも沐浴の仕方を練習させたい．

8．その他ご意見・ご要望があればお書きください．
　　産後，育児で困った時の相談先を教えてほしい．

お名前（　○○　○○　）出産予定日（　○年　○月　○日）

図2-6　バースプランの記載例

②バイタルサイン，腹囲，子宮底長，陣痛の発作・間歇，超音波ドプラ装置による胎児心音，心理状態など，母児の状態を観察・問診する（図2-5）．

③内診の介助を行う．

④分娩監視装置を装着する．

⑤バースプランを確認する（図2-6）．

⑥分娩進行状況と今後の経過について説明する．

⑦カルテに記録する．

4　評価

産婦，家族の不安と緊張を緩和できる．

📖 **参考文献**

1）石村由利子編．根拠と事故防止からみた母性看護技術．第3版，医学書院，2020．

分娩が切迫していると予測された場合

電話による問診で得られた情報から，分娩が急激に進行していることが予測される場合は，車椅子やストレッチャー，分娩室の準備を行う．

産婦入院時の注意点

入院時，産婦・家族は入院や分娩に対する不安と緊張を抱えている．これらを緩和できるような声掛けとともに，分娩進行状況や胎児の健康状態，今後の見通しなどについて丁寧に説明することが重要である．

3 胎児の健康状態の観察：ドプラ法，分娩監視装置

1 目的・適応

　分娩監視の目的は，子宮収縮を評価し，胎児心拍数を観察することで胎児に切迫する危険な徴候をいち早くとらえることにある．全産婦が対象となり，分娩第1期から第2期にかけて，定期的または持続的に行われる．

2 準備

a ドプラ法（間欠的に胎児心音を聴取）

　超音波ドプラ装置，超音波検査用ゼリー，ストップウオッチ，ティッシュペーパー．

b 分娩監視装置

　分娩監視装置，胎児心拍数（超音波）トランスデューサー，陣痛トランスデューサー，超音波検査用ゼリー，トランスデューサー固定用ベルト，記録紙，ティッシュペーパー．

3 実施方法：分娩監視の方法

　すべての産婦において，分娩第1期（入院時を含む）には分娩監視装置を一定時間（20分以上）装着して，正常胎児心拍数パターン（心拍数基線と基線細変動が正常で，一過性頻脈があり一過性徐脈がない）であることを確認する．胎児心拍数波形レベル分類で判定し，正常胎児心拍数パターン（レベル1）が確認できた場合，次に分娩監視装置を使用するまでの一定時間（6時間以内）は，超音波ドプラ装置を用いた間欠的胎児心拍数聴取（15〜90分ごと）を行い監視する．

　このとき，①破水，②羊水混濁あるいは血性羊水，③間欠的胎児心拍数聴取で（一過性）徐脈，頻脈を認めたとき，④分娩が急速に進行したり，排尿・排便後など，胎児の位置の変化が予想される場合（間欠的胎児心拍数聴取でもよい）は，一定時間（20分以上）分娩監視装置を装着する．

　分娩第1期を通じて分娩監視装置を用いた連続モニタリングを行ってもよい．間欠的胎児心拍数聴取の具体的な間隔については，例えば潜伏期30〜90分間隔，活動期15〜60分間隔など，各医療施設で管理マニュアルを決めておくことが推奨されている[1]．

連続モニタリングが勧められる場合

①分娩第2期

②子宮収縮薬もしくはプロスタグランジンE_2製剤（腟用剤）の使用中

③産婦が38℃以上の発熱中

④容量41mL以上のメトロイリンテル挿入中

⑤無痛分娩中

NST（ノンストレステスト）との違い

NSTが胎児の状態が良好であるかどうかを確認するための検査であるのに対し，分娩時の胎児心拍数モニタリングでは，胎児だけでなく，子宮や胎盤などの異常を評価することも重要となる．

➡胎児心拍数波形のレベル分類については，ナーシング・グラフィカ『母性看護の実践』5章5節参照．

⑥ハイリスク妊娠

〈母体側要因〉糖尿病，妊娠高血圧症候群，妊娠・分娩中の低酸素状態が原因と考えられる脳性麻痺児・子宮内胎児死亡既往，子癇既往，子宮体部への手術歴，TOLAC（トーラック：trial of labor after cesarean delivery，帝王切開術後試験分娩）

〈胎児側要因〉胎位異常，推定児体重が 2,000g 未満，胎児発育不全，多胎妊娠

〈胎盤や羊水の異常〉低置胎盤など

⑦その他，ハイリスク妊娠と考えられる産婦（コントロール不良の母体合併症など）

　ドプラ法による胎児の健康状態の観察を図2-7 に，分娩監視装置によるものを図2-8 に示す．

4 評価

①実施者は，必要物品を準備できる．

②実施者は，産婦の準備を整えることができる．

③実施者は，正しい方法で超音波ドプラ装置，分娩監視装置を使用できる．

④実施者は，胎児の健康状態と陣痛のアセスメントができる．

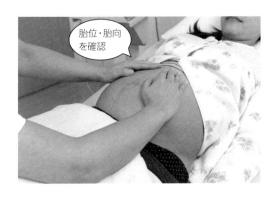

胎位・胎向
を確認

①産婦の情報を得る．
・カルテ，パルトグラムなどから産婦の情報を得る．
　（名前，妊娠週数，今回の妊娠・分娩経過など）

②必要物品をそろえる．

③産婦を仰臥位または約45°のセミファウラー位にする．

④レオポルド触診法の第 1 段，第 2 段を用いて胎位・胎向を確認し，最良聴取部位(多くは児背側)を予測する．

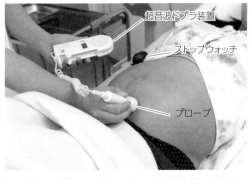

超音波ドプラ装置

ストップウォッチ

プローブ

⑤超音波ドプラ装置のプローブにゼリーをつけ，最良聴取部位と予測した部位にプローブを当て，胎児心音を探す．

⑥胎児心拍数を 1 分間数える．

図2-7　ドプラ法による胎児の健康状態の観察

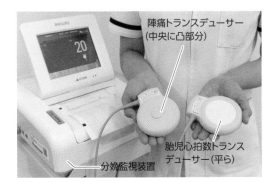
陣痛トランスデューサー
（中央に凸部分）
胎児心拍数トランス
デューサー（平ら）
分娩監視装置

①産婦の情報を得る.
・カルテ，パルトグラムなどから産婦の情報を得る.
（名前，妊娠週数，今回の妊娠・分娩経過など）

②必要物品をそろえる.

③産婦を仰臥位または約45°のセミファウラー位にする.

④レオポルド触診法の第1段，第2段を用いて胎位・胎向を確認し，
最良聴取部位（多くは児背側）を予測する.

⑤陣痛トランスデューサー，胎児心拍数トランスデューサーを分娩監
視装置に接続する.

⑥記録紙をセットする.

⑦産婦の準備
・検査の目的と方法，装着時間の目安を説明する.

・排尿を済ませる.

⑧検査の実施
・産婦をセミファウラー位にする.
（仰臥位低血圧症候群を予防するため. ➡p.44参照）

・産婦の腰の下に固定用ベルトを2本合わせて通す.

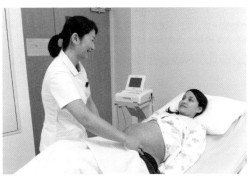
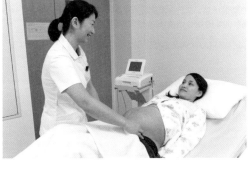

・分娩監視装置の電源を入れる.

・分娩監視装置の胎児心拍数トランスデューサーの表面（平ら）に
検査用ゼリーをつける.
（トランスデューサーと皮膚の間に空気の隙間ができると超音波が
うまく伝わらないため，ゼリーで空気が入らないようにする）

・最良聴取部位と予測した部位にトランスデューサーを当て，胎児心
音を探す.

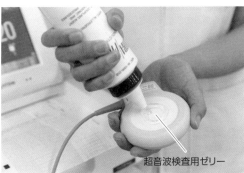
超音波検査用ゼリー

・最良聴取部位にトランスデューサーを当て，ベルトで固定する.

・分娩監視装置の胎児心音の音量を調整する.

・ベルトがきつくないか産婦に確認する.

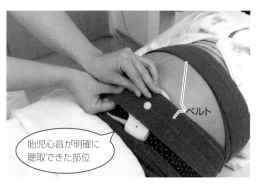
ベルト
胎児心音が明確に
聴取できた部位

図2-8　分娩監視装置による胎児の健康状態の観察①

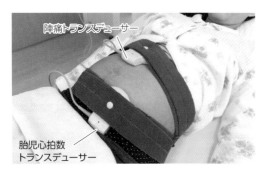

陣痛トランスデューサー

胎児心拍数
トランスデューサー

・子宮底最高部より少し下の平らな部分に陣痛トランスデューサーを当て，ベルトで固定する．

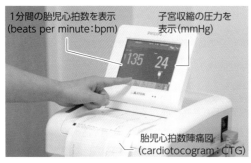

1分間の胎児心拍数を表示
(beats per minute:bpm)

子宮収縮の圧力を
表示(mmHg)

135 24

胎児心拍数陣痛図
(cardiotocogram：CTG)

・紙送り速度が 3cm/分にセットされているかを確認し，記録開始ボタンを押し，記録を開始する．

・腹部の緊張がないことを確認し，陣痛計のゼロセットボタンを押して陣痛計の波形が 0 点より少し上になるよう設定する．

・胎児心拍数および陣痛波形が正確に記録されていることを確認する．

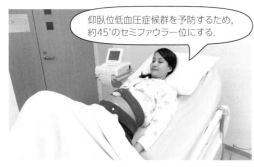

仰臥位低血圧症候群を予防するため，
約45°のセミファウラー位にする．

⑨所見の判読と胎児の健康状態の評価
・胎児の健康状態，陣痛の発作と間歇をアセスメントする．

・産婦の様子を併せて観察する．
（陣痛の自覚や痛みの部位・程度，陣痛への適応状態など）

・検査中，仰臥位低血圧症候群の症状の有無の観察や，正確に記録されていることを確認する．

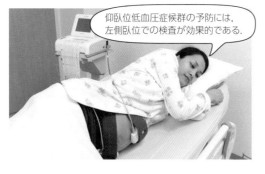

仰臥位低血圧症候群の予防には，
左側臥位での検査が効果的である．

・仰臥位低血圧症候群を予防するには，左側臥位で検査すると効果的である．
（下大静脈は腹部の右側，腹部大動脈は左側に位置する．左側臥位をとることにより，腹部大動脈は増大した子宮の圧迫を受けることになるが，下大静脈に比べて平滑筋や弾性線維に富むため，比較的圧迫の影響を受けにくい）

⑩検査の終了
・分娩監視装置の電源を切り，固定用ベルトを外してトランスデューサーを取り外す．

・腹部に残ったゼリーをティッシュペーパーで拭き取る．

・産婦の着衣を整える．

・胎児心拍数トランスデューサーのゼリーを拭き取り，分娩監視装置を片付ける．

図2-8　分娩監視装置による胎児の健康状態の観察②

■ 引用・参考文献

1）日本産科婦人科学会／日本産婦人科医会編．"CQ410 分娩中の胎児心拍数および陣痛の観察は？"，"CQ411 胎児心拍数陣痛図の評価法とその対応は？"．産婦人科診療ガイドライン：産科編 2023．日本産科婦人科学会事務局，2023，p.228-232，233-237．

4 分娩進行状態の観察と記録

1 目的・適応

　分娩時は，観察や処置を実施した時間と内容，バイタルサイン，胎児心拍数・一過性徐脈の種類，陣痛発作・間歇，内診所見，異常の有無，投与薬剤とその量，酸素投与の有無・流量などを記録する．日本における2021（令和3）年の診療科目別医療事故訴訟では，産婦人科は5番目に多い51件で，全体の6.2%を占めている[1]．分娩時には母児が急変しやすく，死亡や児の脳性麻痺に至った場合に医療訴訟につながることが多いため，特に記録が重要である．

　分娩進行状態の観察と記録では，分娩経過記録（**パルトグラム**；partogram）による方法が広く普及している．パルトグラムは，内診所見や陣痛，胎児心拍数に関する情報などを，観察と同時に記録用紙に経時的に記入することにより，分娩の進行状況を一目で把握できるようにした図である．人間の視覚によるパターン認識力を利用した簡便な分娩管理方法である．

　パルトグラムの目的は，分娩進行に伴う**母児**の状態や変化を連続的に記録することで，異常を早期に発見し，速やかな対応を可能にすることである．

2 準備

　パルトグラム（図2-9）．

3 実施方法

　以下の内容について，分娩第1期から第4期の観察時に合わせてパルトグラムを記録する．

a 分娩進行に関する情報

①陣痛の状態：周期，発作・間歇時間．

②内診所見：子宮口開大度（全開大を確認した時間を必ず記録する），子宮頸管展退度，児頭下降，子宮頸部の硬さ，子宮口の位置，児頭の回旋，先進部の状態（産瘤の有無など）．

③腟分泌物と出血の状態：帯下の量・性状・色，出血の有無と性状・色．

④破水している場合には，羊水流出の状態，羊水量，羊水混濁の有無など．

⑤児頭の排臨・発露の時間，児娩出・胎盤娩出の時間．

b 産婦の状態

①母体のバイタルサイン．

②産婦の状態：食事や水分の摂取と排泄の状況，分娩への適応状態（表情，言動，陣痛発作時の様子と対処方法など）．

③陣痛の状態：産痛部位と程度およびその変化，努責感出現の有無，努責の開始時間，努責の方法など．

④分娩終了から分娩後2時間までのバイタルサイン，子宮復古状態，出血量など．

何のために記録する？

母児の状態を経時的に記録することで，分娩の進行状態を一目で把握し，その後の予測を立てやすくする．

plus α

フリードマンの子宮頸管開大曲線

分娩所要時間については，米国産婦人科学会が平均分娩時間と分娩遷延の診断指標としているフリードマンの子宮頸管開大曲線を，日本でも予測の指標として使用してきた．しかし，フリードマン曲線は，遷延分娩の早期発見のために使用するのが本来の目的であり，分娩時期の予測指標ではないことや日本における自然分娩の経過曲線の実態とは異なることから，正常分娩の所要時間の指標とはならないとの考え方もある．このため，日本における分娩経過曲線の検討がなされている（➡『母性看護の実践』4章3節コラム参照）．

名前　○○　○○○　（初産／⟨経産⟩　1回　）（　34　）歳　妊娠（　40　）週（　5　）日　　特記事項：前期破水（4/10 9:00ごろ）

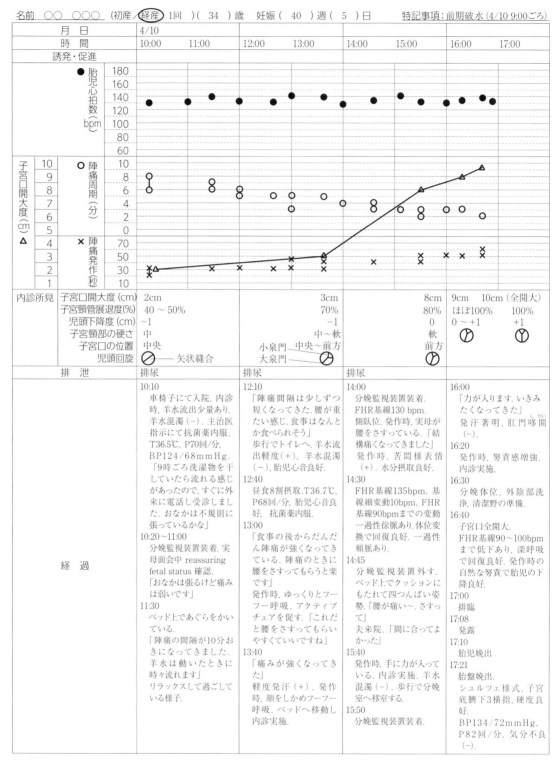

月　日	4/10							
時　間	10:00	11:00	12:00	13:00	14:00	15:00	16:00	17:00
誘発・促進								

内診所見

子宮口開大度（cm）	2cm	3cm	8cm	9cm　　10cm（全開大）
子宮頸管展退度（%）	40〜50%	70%	80%	ほぼ100%　　100%
児頭下降度（cm）	−1	−1	0	0〜+1　　+1
子宮頸部の硬さ	中	中〜軟	軟	
子宮口の位置	中央	中央〜前方	前方	
児頭回旋	小泉門 矢状縫合 大泉門			

排　泄：排尿　排尿　排尿

経　過

10:10
車椅子にて入院．内診時，羊水流出少量あり．羊水混濁（−）．主治医指示にて抗菌薬内服．T36.5℃, P70回/分, BP124/68mmHg.「9時ごろ洗濯物を干していたら流れる感じがあったので，すぐに外来に電話し受診しました．おなかは不規則に張っているかな」
10:20〜11:00
分娩監視装置装着．実母面会中 reassuring fetal status 確認.「おなかは張るけど痛みは弱いです」
11:30
ベッド上であぐらをかいている．「陣痛の間隔が10分おきになってきました．羊水は動いたときに時々流れます」リラックスして過ごしている様子.

12:10
「陣痛間隔は少しずつ短くなってきた．腰が重たい感じ．食事はなんとか食べられそう」歩行でトイレへ．羊水流出軽度（+），羊水混濁（−），胎児心音良好.
12:40
昼食8割摂取．T36.7℃, P68回/分, 胎児心音良好．抗菌薬内服.
13:00
「食事の後からだんだん陣痛が強くなっている．陣痛のときに腰をさすってもらうと楽です」発作時，ゆっくりとフーフー呼吸．アクティブチェアを促す.「これだと腰をさすってもらいやすくていいですね」
13:40
「痛みが強くなってきた」軽度発汗（+）．発作時，顔をしかめフーフー呼吸．ベッドへ移動し内診実施.

14:00
分娩監視装置装着．FHR基線130 bpm．側臥位．発作時，実母が腰をさすっている.「結構痛くなってきました」発作時，苦悶様表情（+）．水分摂取良好.
14:30
FHR基線135bpm，基線細変動10bpm, FHR基線90bpmまでの変動一過性徐脈あり．体位変換で回復良好．一過性頻脈あり.
14:45
分娩監視装置外す．ベッド上でクッションにもたれて四つんばい姿勢.「腰が痛い〜．さすって」夫来院.「間に合ってよかった」
15:40
発作時，手に力が入っている．内診実施．羊水混濁（−）．歩行で分娩室へ移室する.
15:50
分娩監視装置装着.

16:00
「力が入ります．いきみたくなってきた」発汗著明，肛門哆開（しかい）（−）.
16:20
発作時，努責感増強．内診実施.
16:30
分娩体位，外陰部洗浄，清潔野の準備.
16:40
子宮口全開大．FHR基線90〜100bpmまで低下あり，深呼吸で回復良好．発作時の自然な努責で胎児の下降良好.
17:00
排臨
17:08
発露
17:10
胎児娩出
17:21
胎盤娩出．シュルツェ様式，子宮底臍下3横指，硬度良好．BP134/72mmHg, P82回/分，気分不良（−）.

T：体温　P：心拍　BP：血圧
reassuring fetal status：胎児の状態は良好　　FHR（fetal heart rate）：胎児心拍数

図2-9　分娩経過記録（パルトグラム）の一例

c 胎児の状態

①超音波ドプラ装置による胎児心拍数所見.

②分娩監視装置による胎児心拍数モニタリング所見.

d ケア・処置

①助産師・看護師がアセスメントに基づき行ったケア（体位変換，休息の促し，食事・水分摂取の促し，努責の誘導など）.

②分娩監視装置の装着時間と所見.

③分娩室への入室時間.

④投薬（内服・輸液・注射）.

⑤医師による処置（会陰切開，吸引分娩など）.

⑥酸素投与（開始・終了時間，流量）.

⑦分娩後の早期母子接触（産婦・新生児・立ち会う家族の様子など）.

e 立ち会う家族

立ち会っている家族と産婦の関わり.

4 評価

看護者は，パルトグラム活用の目的と記載内容について理解し，正しく記録できる.

▊ 参考文献

1）裁判所. 医事関係訴訟事件（地裁）の診療科目別既済件数. https://www.courts.go.jp/saikosai/vc-files/saikosai/2022/220701-iji-toukei4-shinryoukamokubetsukisai.pdf,（参照 2023-07-18）
2）日本産科婦人科学会編. 産科婦人科用語集・用語解説集.
改訂第4版. 日本産科婦人科学会事務局, 2018.
3）荒木勤. 最新産科学：正常編. 改訂第22版, 文光堂, 2008.
4）池ノ上克ほか編. NEWエッセンシャル 産科学・婦人科学. 第3版, 医歯薬出版, 2004.

5 産婦のニーズへのケア

1 目的・適応

分娩進行とともに変化する産婦の基本的ニーズ（食事，活動と休息，排泄・清潔），心理的ニーズを満たし，分娩進行を助け，産婦にとって安心で快適な出産となることがケアの目的である.

分娩第1期の潜伏期は比較的陣痛周期が長く，子宮収縮（陣痛）に伴う痛み（産痛）も軽いため，多くの場合，基本的ニーズをセルフケアによって充足することができる. しかし，分娩進行とともに心理的にも身体的にも余裕が失われ，セルフケア能力が低下してくるため，心理的ニーズとともに基本的ニーズの援助が必要となる.

分娩は，初産婦にとっては未知の経験であり，他者からの情報などにより「陣痛に耐えられるか？」といった予期的不安を抱えやすく，また，経産婦にとっては前回の記憶が呼び覚まされネガティブな感情が起こりやすい. そのため，産婦が孤独感を抱かず，安心して過ごせるよう関わることが大切である.身体的には，子宮筋（平滑筋）の収縮とともに骨格筋の活動も伴うため，代謝

が亢進し，エネルギー消費が著しく，発汗などによる蒸散の増大などによって水分不足やエネルギー不足となる．加えて，産痛によって安楽が損なわれやすく，活動の制限も生じ，快適性が失われやすい状況となり，分娩進行にネガティブな影響を与える．そのため，エネルギーと水分の補給，疲労の軽減，産痛緩和，快適性の維持と感染予防，精神的安寧の確保など，分娩進行に応じた産婦のニーズを充足させるためのケアが重要となる．

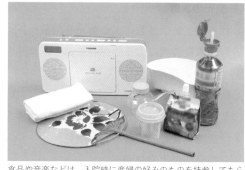

食品や音楽などは，入院時に産婦の好みのものを持参してもらうとよい．

図2-10　産婦の基本的ニーズへのケアに必要な物品の一例

2 準備（図2-10）

❶**食事（飲食）**　産婦の好む食品（消化の良いもの）や飲料水，箸・フォーク・スプーン，吸い飲み・ストロー（ペットボトル用ストロー付きキャップ等），飲食用の氷．

❷**活動と休息**　アロマオイル，CD，クッションなどの安楽枕，アクティブチェア，氷枕（冷却枕）などの冷罨法器具，湯たんぽなどの温罨法器具．

❸**排泄**　パッド，清拭用おしぼり（必要時），導尿セット（必要時），浣腸セット（必要時）．

❹**清潔**　パッド，予備の分娩衣，温または冷タオル，ガーグルベースン．

➡産痛緩和については，p.94参照．

3 実施方法

|1| 食事（飲食）

①基本的には，産婦の好む食品や飲料水を陣痛の間歇時に摂取することを勧める．

②陣痛間歇の長い時期には固形物をとり，分娩進行に伴ってのどごしの良いものに変更するとよい．緊張や陣痛などから空腹感や食欲を感じにくいことも多いため，最終の食事時間を考慮しながら，一口サイズのおにぎり（塩むすびや梅むすび）やサンドイッチ，フルーツなど，産婦が食べられそうと思えるような見た目の工夫も必要である．アイスクリームやシャーベット，プリンやゼリー飲料も分娩期には勧めやすい（p.93 図2-11a）．

③水分とエネルギーを同時に補給できる飲料として，ココアやミルクティーなどがある．しかし，水やお茶など比較的味のない飲料を好む産婦も多いため，スポーツドリンクを薄めたり，梅干しを入れた白湯やお茶などのクエン酸を含むさっぱりした飲料を選択すると，疲労回復の効果も期待できる．

|2| 活動と休息

①分娩の初期や分娩進行が緩やかな場合には，産婦が自由に動けるように支援する．状況（未破水であり，産婦や胎児の健康が維持されている場合）に応じて歩行やスクワット，骨盤の前後運動などを促すことは，分娩進行の助けとなる．活動を好まない産婦には，3～4時間ごとに排尿を促すと歩行のきっかけとなる．未破水の場合は，入浴を勧めると活動とリラクセー

ションにもつながり，分娩促進効果が期待できる．

②破水後や分娩誘発・陣痛促進中では，分娩監視装置を装着したままの連続モニタリングが必要であり，活動が制限される．このような場合には，体位の工夫によって分娩進行を助ける．

③体位の工夫として，あぐらなどの座位や前傾座位（アクティブチェアやベッド上ではバランスボール・クッションもしくはストッパー付きのオーバーテーブルなど．いずれも転落等に注意）は，リラックスとともに重力による分娩促進効果が期待できる（図2-11b）．

④休息とは，心身を休めて，くつろぐことである．筋緊張を緩和させ，心身ともにリラックスした状態をもたらし，疲労の軽減や回復に役立つ．睡眠不足や疲労がある場合には，体位や環境を整え，陣痛間歇の長さにかかわらず，間歇時には脱力を促す（図2-11c）．歩行などの活動を行っているときでも，陣痛発作後に吐く息とともに脱力すると休息につながる．

⑤睡眠は，産婦の睡眠状況や眠気に応じて勧める．分娩第1期の潜伏期では，夜間の睡眠状況や時間帯によって分娩進行を促す方法を考慮し，入眠を選択した場合には，照度を落とした静かな環境を整えて入眠を促す．分娩第1期の活動期から第2期への移行期であっても，間歇時に眠気を呈することがある．多くの産婦は眠気に逆らって覚醒しようと努力するため，眠気に逆らわず脱力し，一瞬でも眠ってよいことを伝える．

| 3 | 排泄

①膀胱や直腸の充満は分娩進行の妨げとなる．そのため，排便習慣や最終排便時間などから直腸充満の程度を，最終排尿時間と水分摂取や不感蒸泄などから膀胱充満の程度をアセスメントし，排便・排尿のケアを行うことが重要である．

②児頭が下降してくると，尿意が頻回になったり便意として感じることもある．特に，分娩第1期後半の便意は分娩第2期への移行のサインでもあり，便意の出現から急速に分娩進行することがあるため，トイレ歩行は子宮口開大や先進部（正常分娩では児頭）の下降を確認した上で判断する．トイレでの姿勢は，先進部の下降を促したり，陣痛発作時に努責がかかりやすくなるため，安全を考慮して床上排泄や導尿を選択する．トイレ歩行を選択した場合には，必ず付き添い，破水や急速な分娩進行などの急変に備える．

③排便は，できるだけ自然排便を促すが，入院までの排便状況などから必要と判断される場合には，浣腸を行うこともある．

④トイレ歩行による排尿は，活動の機会にもなり，膀胱充満を回避するとともに分娩進行を促進する．そのため，3～4時間を目安に排尿を勧める．排尿後は尿量や色調を観察し，水分の過不足や児頭下降による尿道圧迫を推測する．自然排尿が期待できない場合には，導尿を実施する．産婦の尿道は児頭で圧迫され伸展しているため，通常よりもカテーテルの挿入深度

は長くなる．膀胱充満感がはっきりしない場合には超音波検査を行い，不要な導尿を避ける．尿漏れを訴えた場合には，破水や破水後の羊水漏出の可能性があるため，鑑別が必要である．

⑤分娩第2期は胎児の娩出期であるため，基本的にトイレでの排泄を促すことはない．膀胱充満のある場合には，導尿または分娩台の上や横で尿器やポータブルトイレを使用した排泄を選択する．

│4│清潔

①産婦は発汗しやすく，破水や分泌物の増加によって清潔が保たれにくい状況になる．入院時や分娩進行が緩やかな場合には，最終入浴時間を確認し，産婦の状況（分娩予測時間，破水や出血，疲労状況など）に応じて，入浴やシャワー浴を勧めるとよい．分娩中は適宜，清拭や更衣によって皮膚の清潔を保持する．出血や分泌物，羊水の漏出状況に応じてパッド交換や外陰部の清拭も考慮し，全身ならびに外陰部を清潔に保ち，感染予防に努める．

②破水や発汗などでシーツの湿潤，汚染を認める場合にはシーツを交換し，快適性の維持と感染予防に努める（図2-11d）．

③呼吸法の実施，発汗や水分補給不足による口渇や唾液の濃縮，嘔吐などにより口腔内の清潔が保たれにくいため，含嗽や飲水を勧める．含嗽には冷水や緑茶，薄い塩水を用いるとよい．好みに応じて低刺激のマウスウォッシュを薄めて用いるのも気分転換につながる．

│5│心理的ニーズ

①分娩期は，産婦が孤独感を抱かず，安心して過ごせるように関わることが大切である．比較的余裕のある分娩第1期の潜伏期では，家族や自分自身と向き合える静かな環境を提供するとともに，次の訪室時間の目安やナースコールの使い方など連絡の方法とタイミングを説明する．また，産痛の訴えや緊張感が強いなど産婦に余裕がない場合は，産婦ができるだけ一人にならないように配慮する．

②分娩満足度には，産婦が分娩に関してコントロールできていると感じるかどうかが大きく影響する．分娩第1期の潜伏期では，産婦は自らの考えや選択を示しながら過ごす余裕がある．しかし，分娩第1期の活動期以降の陣痛が頻回な状況では，陣痛に向き合うことに集中し，自らの考えや選択を示すことが困難になる．そのため，「体の向きをどうしたいですか？」といったオープンクエスチョンは多用せず，できるだけ「横向きがお勧めですが，できそうですか？」といったクローズドクエスチョンを用いて，産婦が自ら選択しやすいように工夫する．選択やケアの受け入れの可否など，産婦が思いや考えを十分に表現できるよう，傾聴や見守りの姿勢で接することが重要である．

③伝えたいことは，できるだけ平易で具体的な言葉や視覚情報を用いて説明する．また，緊張や不安の強い時期，分娩期後半の陣痛が頻回に繰り返さ

環境調整の必要性

室温や湿度が高いと皮膚からの不感蒸泄は発汗として自覚されるため，不快感を伴いやすい．室内環境の調整とともに，頭頸部への冷罨法（冷却枕）や産婦の好むアロマオイルによる芳香浴，音楽，ゆっくりとした呼吸や安楽な体位の工夫を行い，リラクセーションを促進する．

嘔吐時の対応

陣痛によって消化管が影響を受け，悪心や嘔吐を誘発することが多いが基本的には異常ではなく，分娩進行のサインでもある．しかし，産婦にとってはつらい症状であるため，吐物の処理は速やかに行い，分娩進行が期待できるなどポジティブな声掛けや背部の軽擦・タッチングなどの支援が大切である．

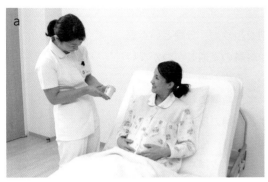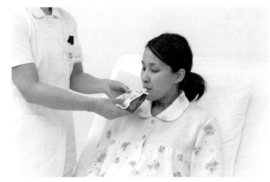

エネルギーや水分補給には，のどごしの良い食品（シャーベットやゼリー飲料など）が利用しやすい．分娩の初期には陣痛間歇時に産婦自身で摂取することが可能であるが，分娩第2期など筋疲労が著明で物をつかむ動作が十分に行えない場合は，摂取を介助する．

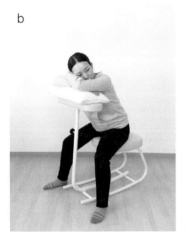

アクティブチェアを使用しているところ．前方にもたれながら使用する．無理な姿勢にならないよう産婦の身長に合わせて高さを調節する．前後に軽くスイングしリラックスしやすいが，急速な眠気をもよおした場合には転落の危険があるため，使用の際には注意が必要である．

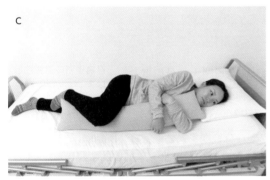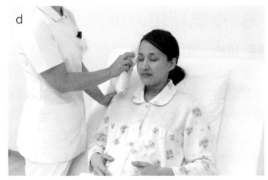

休息を促すために体位を工夫する．抱き枕（安楽枕）を利用し，産婦の好む体位を整える．眠気の強い産婦や睡眠を促したい産婦には，ベッド上での休息が適している．
（実際にはベッド柵を使用し，転落防止に努める）

発汗は不快感を伴いやすいため，小まめに清拭を行う．分娩衣やシーツが湿潤したり，血液や羊水などで汚染した場合には，可能な限り更衣やシーツ交換を行い，感染予防や快適性の維持に努める．

図2-11　産婦の基本的ニーズへのケア

れる状況では，産婦がうなずいたことで説明を理解した，と判断しても十分に伝わっていないことがあるため，その後の反応を確認し，支援することが大切である．

　立ち会う家族は産婦の精神的支えとして重要な役割を担うが，分娩という緊張感を伴う非日常的な環境の中，急速な状況の変化や経過の見通しがつかないことにより，状況・状態への適応が困難になりやすい．そのため，産婦と同様に，できるだけ平易で具体的な言葉や視覚情報を用いて，産婦の状況や対処方法について説明する．特に，分娩進行とともに変化する産婦の反応に戸惑いを感じ，何をすればよいかわからないといった混乱状態に陥り，分娩後に無力感を覚える場合もあるため，具体的な役割を意識できるような支援やねぎらいの気持ちを伝えることが大切である．

　また，産婦以上に緊張したり，医療者への遠慮から，自身のセルフケアがおろそかになる場合もあるため，食事や休息を促すなどの配慮が必要である．

4 評価
①産婦の基本的ニーズが充足される．
②産婦が快適性を感じられる．
③産婦が安心・安楽を感じられる．

■ 参考文献
1) 武谷雄二ほか監修. プリンシプル産科婦人科学2：産科編. 第3版, メジカルビュー社, 2014, p.274-276.
2) 日本産科婦人科学会／日本産婦人科医会編. "CQ404　微弱陣痛による分娩進行遅延時の対応は？". 産婦人科診療ガイドライン：産科編2023. 日本産科婦人科学会事務局, 2023, p.208-210.
3) 北川眞理子ほか編. 今日の助産. 改訂第4版, 南江堂, 2019, p.435-454, 432-453.
4) 石村由利子編. 根拠と事故防止からみた母性看護技術. 第3版, 医学書院, 2020, p.174-197.
5) 鈴木志保子. スポーツ栄養マネジメント. 日本医療企画, 2011, p.68-75.

6 産痛緩和のケア

1 目的・適応

　産痛は，分娩第1期から第3期における子宮収縮，軟産道開大，骨盤壁や骨盤底の圧迫，会陰の伸展などによって生じる疼痛の総称であり，下腹部の皮膚や軟部組織，腰部，仙骨部などに痛みを感じる．

　産痛を緩和することによって，産婦ができるだけ安楽な分娩期を過ごせ，産婦と家族にとって満足度の高い分娩体験となるよう援助する．

2 必要物品
❶体位の工夫　アクティブチェアやクッション，バランスボール．
❷温める　足浴用物品（足浴器または足浴バケツ，バスタオル，足し湯用ピッチャーまたは洗面器，防水シーツ，アロマオイルなど），温湿布．
❸冷やす　冷却枕，タオル．

3 実施方法

　産痛緩和法には，産痛そのものの緩和法と不安の緩和法がある．産痛の緩和法には，①分娩経過を知らせる，②体位を工夫し身体を動かす，③補助動作

産痛緩和の重要性とは？

痛みは不安や恐怖で増大し，筋肉を緊張させる．恐怖－緊張－痛みの循環が，順調な分娩進行を妨げるため，産痛の緩和が重要となる．

を行う：呼吸法，リラックス法，圧迫法とマッサージ法，④温める・冷やす，⑤アロマセラピー，⑥指圧，⑦音楽などがあり，産婦の安心を促し，痛みの緩和につながる．

　不安の緩和法には，①出産の認識を修正する（予想していたイメージと現実のずれを修正する），②付き添う，③温かい雰囲気のある環境をつくる（金属音が少ない，壁の色に配慮する，医療機器は最低限にする），④医療者の言動に注意する（不安に思うような言動は慎む，そばに付き添い温かく受容的な態度で接する）などが挙げられる．

a 体位の工夫（図2-12）

①産婦自身が安楽と感じる姿勢や体位をとれるようにする．

②できるだけ仰臥位を避け，立位や座位，側臥位を勧める．仰臥位を避けることで仰臥位低血圧症候群の予防につながり，立位や座位は重力の作用により分娩進行を促しやすくなる．

③破水後で児頭が骨盤内に嵌入（かんにゅう）していない場合は，臍帯脱出の可能性があるため立位や座位を避ける．

④側臥位・座位・立位・四つんばい・しゃがむなど，さまざまな体位を産婦に確認し，工夫する．アクティブチェアやクッション，バランスボールなども利用する．陣痛が弱い場合は歩行，疲労感が強い場合は側臥位，胎児の回旋を促す場合は四つんばいなど，分娩状況に合わせて選択する．

⑤家族にも参加を促す．

b 補助動作

❶ **呼吸法**　胎児へ十分な酸素を供給し，産婦の疲労の予防，痛みの軽減，精神の安定を図る．陣痛発作時は呼気を長くして呼吸に集中し，過換気症候群*にならないように注意する（p.97 図2-13，p.98 図2-14）．

❷ **リラックス法（弛緩法）**　産婦自身が陣痛間歇期に意識して全身の筋肉の緊張を弛緩させることによって，軟産道や骨盤底筋の緊張を軽減させて胎児の下降を助ける．エネルギー消費を抑え，心理面の落ち着きを図る．

❸ **圧迫法とマッサージ法**　圧迫（p.98 図2-15），マッサージ（p.99 図2-16），タッチリラックス（看護者やパートナーによるタッチング，p.99 図2-17）により不安の軽減，痛みの緩和を図る．産痛部位の変化に合わせ，産婦に確認しながら圧迫やマッサージを行う．

c 温める（入浴，シャワー，足浴）（p.100 図2-18）

血液循環を促すことで筋緊張を緩和し，産痛緩和に効果的である．

d 冷やす

感受性を低下させ，産痛を感じにくくする効果がある．産婦に産痛部位を確認して，タオルで覆ったソフトタイプの保冷剤などを当てる．

e アロマセラピー

リラックス効果がある．ディフューザーなどで室内に香らせたり，入浴・足

plus α
恐怖−緊張−痛みの関連性

リード（Read, D.）は，恐怖−緊張−痛みの関連性を指摘した．分娩時の不安や恐怖が緊張を引き起こし，それにより痛みが増し，さらに身体的緊張を引き起こし痛みが増強する．この悪循環を断ち切り，分娩が正常に経過するためには，産痛緩和法によって恐怖や不安を取り除き，筋肉の緊張を弛緩させ，精神的にリラックスさせることが大切である．

plus α
ゲートコントロール説

メルザック（Melzack, R.）とウォール（Wall, P.D.）が提唱した説．痛み刺激は，脊髄にあるゲートが開くと脳に伝わり痛みを認知するが，ゲートが閉じれば感じないというもの．産痛緩和法として痛い部分を圧迫，マッサージすることは，ゲートを閉じさせ痛みを緩和する．

用語解説 *
過換気症候群

機序：呼吸法→過呼吸→血中の二酸化炭素低下→pH上昇→呼吸性アルカローシス．
症状：呼吸困難，しびれ感，めまい，動悸など．

抱き枕を利用した安楽な体位

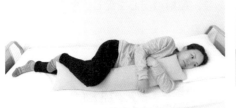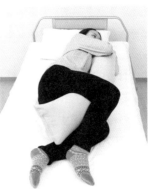

抱き枕やクッションを利用して，リラックス体位である側臥位やシムス位をとる．

膝手位（四つんばい）

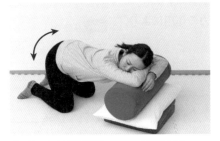

クッションなどを利用．腰を自由に動かす．

立 位

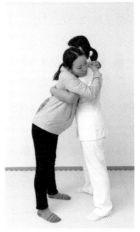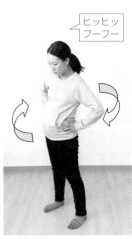

ヒッヒッ
フーフー

看護者やパートナーが支える．　腰を自由に回す．

バランスボールを利用した座位

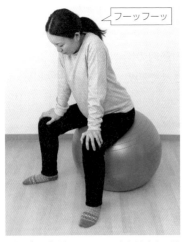

フーッフーッ

骨盤がほぼ垂直になり，子宮収縮方向と胎児の重力が一致し，胎児が下降しやすくなる．腰を前後左右に自由に動かす．
見守るなど十分に注意する．

座 位

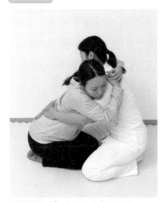

看護者やパートナーが支える．

図2-12　体位の工夫による産痛緩和

浴時に滴下したりして用いる．使用する前に，アレルギー反応を調べるために
パッチテストを行う．方法は，腕の内側など肌の敏感な（弱い）ところに，1
～2％濃度に希釈した1円玉大の精油を塗布し，20～30分後に発赤・かゆみ・
腫れ・熱感・痛みなどのアレルギー症状がないかを観察する．塗った部分は石
けんで洗う[1]．アレルギー症状がみられた場合は中止する．また，柑橘系精油
の一部には光毒性*があるため，使用後12時間程度は紫外線を避ける．

f **指圧（ツボ）**（p.100 図2-19）

産痛緩和，分娩進行を促す効果がある．

4 **評価**

①産婦の産痛を緩和できる．

②産婦の不安を緩和できる．

③産婦が主体的に分娩に取り組み，満足度の高い分娩ができる．

> **用語解説** *
> **精油の光毒性**
>
> 柑橘系の精油に含まれる
> フロクマリン類は紫外線
> に当たると，皮膚に発赤
> や瘙痒感，炎症，色素沈
> 着などを引き起こす．ベ
> ルガモットやレモン，グ
> レープフルーツなどには
> 光毒性があるが，オレン
> ジスイートやマンダリン
> にはない．

―― 吸う
―― 吐く
⌒ 子宮収縮の波

基本呼吸（ワルツ式）

分娩第1期：準備期（子宮口開大0～3cm）
子宮収縮がはっきり感じられ，リラックスしにくく
なったら開始．

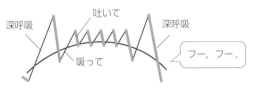

吐いて
深呼吸　　　深呼吸
吸って

フー，フー．

・ワルツのリズムで行う（3秒で吸い，3秒で吐く）．
・鼻から吸って口から「フー」とゆっくり静かに吐く．

ヒッフー呼吸

分娩第1期：進行期（子宮口開大3～8cm）
今までの深い呼吸が子宮収縮の強さに乗りにくく
なったら開始．

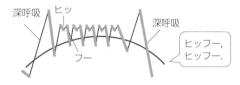

深呼吸　ヒッ
　　　　　　　　深呼吸
フー

ヒッフー，
ヒッフー．

・「ヒッ」と1秒で短く吐き，すばやく吸って，「フー」
　は少し長めに2秒で吐く．
・「フー」と吐く息に意識を集中して行う．

フーウン呼吸

分娩第1期：極期（子宮口開大10cmまで）
かなり強い努責感を感じるようになったころ．

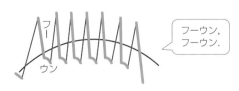

フー
　　　　　　フーウン，
ウン　　　　フーウン．

・深呼吸は省いても可．
・初めのころの「ウン」はのどで，次第に横隔膜の
　あたりから腹圧に変えるようにしていくと，乗り
　越えやすい．

図2-13　**呼吸法（分娩第1期）**

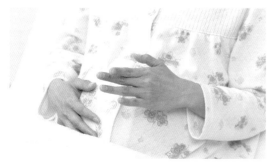

過換気症候群による手のしびれが起こることもある.
過換気症候群は，過呼吸によって血中の二酸化炭素濃度が低下して生じる症状である．そのため，二酸化炭素濃度を上昇させる必要がある．対応としては，「ゆっくり」と「浅い」呼吸を促す．ペーパーバッグ法（ビニール袋や紙袋などを使って呼吸する）は，二酸化炭素濃度を上げ過ぎることがあるため，近年は推奨されていない．

図2-14　過換気症候群時の対応

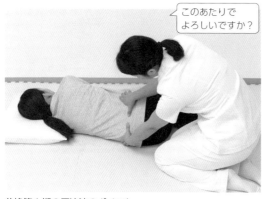

このあたりでよろしいですか？

分娩第1期の圧迫法のポイント
分娩第1期の痛みは胸髄（T_{10}）〜腰髄（L_1）に支配され，胎児の下降に伴い腰痛が強くなるため，腰部の圧迫法が効果的である．痛みの強い部分を産婦に確認し，親指を当て圧迫する．陣痛発作時に強く圧迫すると効果的である．側臥位，シムス位，座位など産婦の好む体位をとる.

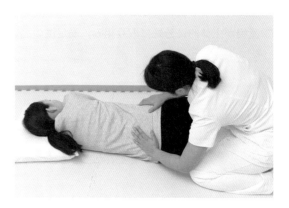

看護者は手首を曲げ，手のひらに体重をかけるようにして圧迫する（決して指先でしない）．呼吸のリズムに合わせ，痛みの部位を確認しながら水平方向，垂直方向や円を描くように行う．安産を祈りながら，気持ちを込めて行うことが大切である.

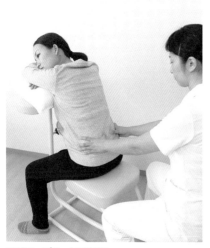

アクティブチェアを利用

分娩第2期の圧迫法のポイント
分娩第2期の痛みは仙髄（S_2〜S_4）に支配されるため，仙骨・尾骨部の圧迫法が効果的である．手首を曲げ，手のひらに体重をかけて圧迫する.

図2-15　圧迫法

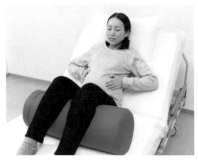

陣痛発作時に,「鼻で吸って口で吐いて」などと伝え,呼吸法に合わせて両手同時に手のひらで左右に円を描くように下腹部をマッサージする.

図2-16　産婦自身による腹部の輪状マッサージ

眉間のタッチリラックス法

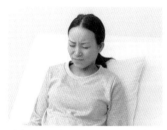

陣痛による痛みで眉間にしわを寄せ,緊張状態にある産婦

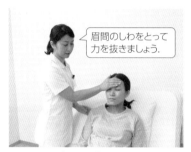

眉間のしわをとって力を抜きましょう.

息を吐きながら,手が触れた部分の緊張をとってもらい,リラックスさせる.

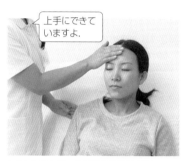

上手にできていますよ.

セルフコントロールできていることを褒める.

肩のタッチリラックス法

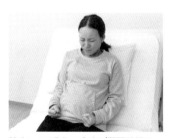

陣痛による痛みで全身が緊張状態にある産婦

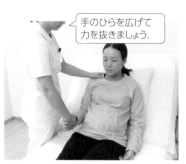

手のひらを広げて力を抜きましょう.

パートナーにも説明し,参加を促す.

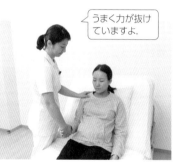

うまく力が抜けていますよ.

セルフコントロールできていることを褒める.

図2-17　タッチリラックス法

2

産婦の看護にかかわる技術

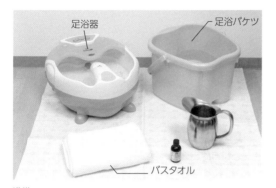

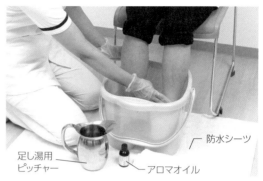

準備：
① 足浴器または足浴バケツ，バスタオル，防水シーツ.
② 産婦の好みにより40～42℃のお湯を用意する（40～42℃の間で皮膚血流量に差はない）. ピッチャーなどに足し湯を用意する.
③ アロマオイルや入浴剤を使用するとリラックス効果が高まる.

方法：
① 15分程度，外踝まで足をつける（加温約10分後に足背部，大腿部，上腕部，胸部などの皮膚温も上昇する[2]）.
② 湯温が低下したら足し湯して湯温を保つ.
③ 終了後，バスタオルで水分を拭き取る.

図2-18　温める（足浴）

三陰交（さんいんこう）のツボ押し

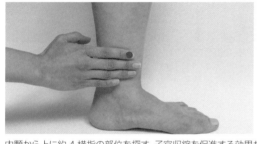

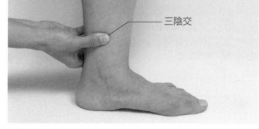

内踝から上に約4横指の部位を探す. 子宮収縮を促進する効果が期待される.

合谷（ごうこく）のツボ押し

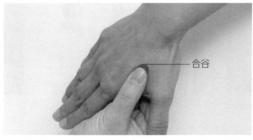

腎兪（じんゆ）のツボ押し

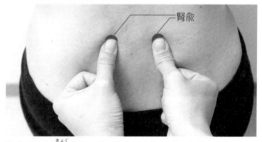

手背側の第1中手骨と第2中手骨の基底部の間. 子宮収縮を促進する効果が期待される.

第2, 3腰椎 棘 突起の間から外側に指2本の部位. 産痛緩和効果が期待される.

図2-19　産痛緩和，分娩進行に効果的なツボ

■ 引用・参考文献
1) 高山かおるほか. 接触皮膚炎診療ガイドライン2020. 日本皮膚科学会雑誌. 2020, 130 (4), p.523-567.
2) 小松浩子ほか編. 看護実践の根拠を問う. 南江堂, 1998, p.1-11.
3) 永井宏ほか. 分娩体位と分娩管理. 金原出版, 1995, p.13-23.
4) 本間佐衣子. 写真で見る最新アロマオイルマッサージ. ペリネイタルケア. 2016, 35 (2), p.163-171.

7 破水の観察

1 目的・適応

破水により胎児と外界を隔てている卵膜のバリア機能が失われると，子宮内感染を起こす危険性が高くなり，破水から分娩までの時間が長くなるほど感染率は高くなる．また，胎児先進部と子宮下部との間隙が広い場合，破水後に臍帯が子宮口から脱出（臍帯脱出）することがあるため，注意が必要である．臍帯脱出は，全分娩の0.5～1%に起こるとされている．

破水により子宮内環境は変化する．破水の有無を診断することは，胎児の健康状態を把握する上で重要である．羊水流出が多いときは，目視で診断が明らかである．羊水か尿か腔分泌物かが疑わしい場合には，問診，視診，内診，腔内pH測定等の方法で診断する．

破水後に心配なことは？

・子宮内感染
・臍帯脱出
子宮内環境が変化するため，胎児の状態を把握する上でも，破水の有無を確認することは重要．

破水の分類

▶ 破水時期による

適時破水	子宮口全開大のころに破水するもの．
早期破水	分娩開始後，子宮口全開大前に起こる破水．
前期破水	分娩開始前に卵膜の破綻を来したもの． 臨床的には妊娠37週未満における早産期前期破水が特に問題となる．
遅滞破水	子宮口が全開大し先進部が深く骨盤腔内に進入した時点で，なお卵膜の破綻をみないもの．

▶ 卵膜の破綻部位による

高位破水	子宮口あるいは胎児先進部よりも高い部位で卵膜が破綻した場合．前期破水でみられることが多い．
低位破水	胎児先進部の胎胞の部位で卵膜が破綻した場合．完全破水ともいう．

a 腔内pH測定法 （図2-20）

腔内がアルカリ性を示せば，破水している可能性が高い．出血やトリコモナス腔炎，精液，石けんなどにより偽陽性になることがあるため注意する．

2 準備

ディスポーザブル手袋，滅菌手袋，腔鏡，検査物品〔pH試験紙（リトマス紙，BTB試験紙），エムニケーター™〕など．

3 実施方法

①破水している感じがあるかどうかを聞く．自覚がある場合には，尿漏れや帯下の増量との鑑別が必要となる．

②産婦が使用していたナプキンを観察し，羊水の吸着が疑われる場合には，色，量，性状，においを確認する．

③リトマス紙，BTB試験紙，エムニケーター™などを，ナプキンの羊水が染み込んだ部位に当てる．

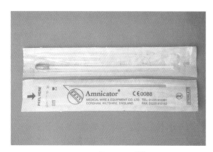

エムニケーター™
(羊水のpH検査用検査薬)

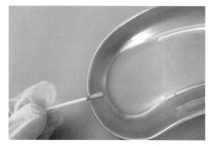

羊水に浸透する前：エムニケーター™の場合，
黄色．pH試験紙の場合，緑色．

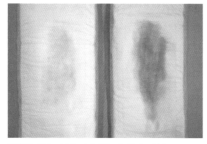

正常な羊水（左）と混濁した羊水（右）
胎児が低酸素状態になると，反射的に胎児の腸
管運動は亢進，肛門括約筋も弛緩し，胎便が羊
水中に排泄される．羊水混濁*の色は，胎便が
羊水に混ざる程度によって黄色，薄緑色，緑
色，濃緑色などがみられる．

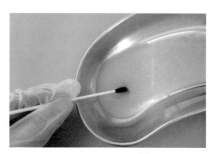

羊水に浸透中：エムニケーター™の場合，青緑
から濃い青色に変化すれば陽性，色調変化がな
ければ陰性．pH試験紙の場合，青色に変化し
たら陽性．

用語解説 *
羊水混濁
胎児が子宮内で胎便を排
泄して起こる羊水混濁
は，全分娩の約14％で認
められる[1]．羊水混濁を
認めた場合，胎児は低酸
素状態にあるため，分娩
監視装置を一定時間（20
分以上）装着し，胎児
well-beingを確認する．

図2-20　破水の確認と羊水の観察

④ナプキンの吸着物の量が少なく，羊水と腟分泌物・尿との鑑別が困難な場合は，医師や助産師に診察（腟鏡診，内診）を依頼する．

⑤腟鏡診で腟内の羊水貯留や外子宮口からの羊水流出が認められれば，破水の診断が確定する．内診指が卵膜や胎胞に触れないことや，胎児の頭髪に直接触れることなどでも破水が確認できる．ただし高位破水の場合は，胎児先進部よりも高い部位で卵膜が破綻しているため，卵膜や胎胞に触れる．

⑥破水の確定時は，産婦に排尿時のナプキンの交換，排尿前後の手洗い，ナプキンの清潔操作について説明し，上行感染を予防する．児頭が高い場合は，四肢・臍帯の脱出予防のため体動の制限（立位や歩行を避ける）についても説明する．

⑦破水が確認され，分娩まで時間を要する場合は，医師の指示により抗菌薬の内服や注射を行う．

⑧破水時刻，観察結果，処置，保健指導について記録する．

4　評価

①看護者は，破水の診断に必要な物品を準備できる．

②看護者は，破水の診断と対処ができる．

③産婦は感染予防行動，適切な体位の保持ができる．

④産婦は子宮内感染を起こさない．

■ 参考文献

1) Cleary, GM, et al. Meconium-stained amniotic fluid and the meconium aspiration syndrome. An update. Pediatr Clin North Am. 1998, 45, p.511-529.
2) 荒木勤. 最新産科学：正常編. 改訂第22版, 文光堂, 2008.
3) 日本産科婦人科学会編. 産科婦人科用語集・用語解説集.

改訂第4版, 日本産科婦人科学会事務局, 2018.
4) 日本産科婦人科学会／日本産婦人科医会編. 産婦人科診療ガイドライン：産科編2023. 日本産科婦人科学会事務局, 2023.
5) 池ノ上克ほか編. NEWエッセンシャル 産科学・婦人科学. 第3版, 医歯薬出版, 2004.

8 陣痛室・分娩室の準備

1 目的

分娩時の母児の安全（緊急事態への対応），および産婦と家族の安楽を保つために行う．

2 準備

①母児の安全を確保するための環境を整える．

②産婦と家族の安楽・満足な分娩のための環境を整える．

③設備や物品を準備する．

3 実施方法

a 環境

❶温度　陣痛室は25℃前後，分娩室は25～28℃に調節する．

❷湿度　50～60%に調節する．

❸採光　間接照明とする．

❹換気　分娩室は準清潔区域であり，感染予防のため空調システムを備える必要がある．在室者の制限，フィルターの交換（管理者による）などによって，適切な環境を保つ．

❺騒音　医療者の話し声・足音，鉗子・鑷子などの金属音，機器の操作音は最小限にする．

❻感染防止　医療者・家族は手洗いを行い，清潔環境を保つ．

❼プライバシー　羞恥心を伴う処置・ケアを安心して受けられるよう，また，パートナー（夫）や家族と過ごしやすいようカーテンなどで配慮する．

❽リラックスできる環境　産婦の好むBGMやアロマオイルの使用などにも配慮する．

b 設備・物品

図2-21のように設備や物品を準備し，点検する．

❶陣痛室　ベッド，分娩監視装置，酸素吸入器，ナースコール，洗面所，トイレ．

❷分娩室　分娩台，分娩監視装置，酸素吸入器，点滴スタンド，吸引器，インファントラジアントウオーマー，分娩セット，無影灯，ベースン．

4 評価

①看護者は，陣痛室・分娩室の安全な環境整備ができる．

②産婦・家族は，安全・安楽・満足な環境で分娩期を過ごすことができる．

陣痛室

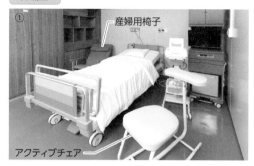

産婦用椅子

アクティブチェア

分娩第1期を過ごす分娩室隣の畳部屋

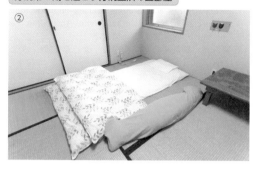

分娩室（分娩前）

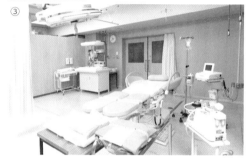

カーテン・壁・分娩台の色は，産婦の緊張をできるだけ増強しないよう配慮されている．

分娩室（分娩準備時）

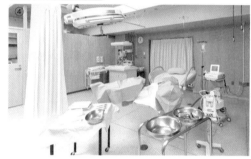

母児の安全を守るために最新の医療機器が準備されている．

LDR* （分娩前）

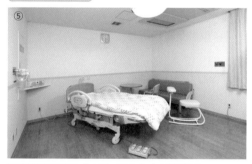

医療機器に囲まれず，リラックスした中で過ごせる．

LDR （分娩準備時）

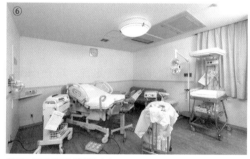

必要な医療機器が準備される．

〈撮影協力：①③④大阪医科薬科大学病院．②⑤⑥大阪府済生会茨木病院〉

図2-21　陣痛室と分娩室の設備・物品の一例

用語解説 *

LDR

LDRとは陣痛（labor），分娩（delivery），回復（recovery）の略語で，陣痛・分娩・回復期を過ごすシステムをいう．LDRでは，陣痛時と分娩時，分娩後の回復期に部屋を移動する必要がないため，産婦の移動に伴う負担が軽減される．

9 分娩時の使用物品の準備

■1 目的

　母児の安全・安楽な分娩および，緊急時にすぐに対応できるように，分娩時の必要物品を整えておく.

■2 準備

ⓐ 産婦用物品

　分娩衣（必要時），お産セット（ナプキン・産褥ショーツまたは産褥パッド・腹帯など），分娩後用前あきの寝衣.

ⓑ パートナー（夫）・家族用物品

　ガウン，マスク（必要時）.

ⓒ 介助者用物品（図2-22）

❶ 分娩介助者　滅菌手袋，ガウン，マスク，キャップ，フェイスシールド，足袋.

❷ 間接介助者　マスク，ディスポーザブル手袋，プラスチックエプロン.

ⓓ 設備・機器（図2-23）

①分娩台：足台の高さと角度を産婦に合わせておく.

②分娩監視装置.

③インファントラジアントウオーマー.

④吸引器.

⑤血圧計，聴診器，体温計.

⑥点滴スタンド（輸液バッグ，輸液セット，留置針，アルコール綿，テープ類）.

⑦記録関係（パルトグラム，助産録，電子カルテの場合は入力用パソコン）.

⑧救急カート.

| 分娩介助者用（助産師） | 間接介助者用（看護師・助産師） |

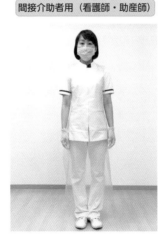

図2-22　介助者のスタンダードプリコーション

plus α

分娩時のスタンダードプリコーション（標準予防策）

分娩時は，血液，羊水，尿，便などに触れる機会が多い. 特に，破水時や児娩出時には羊水，血液が飛散する場合もある. このため，①分娩介助者は，滅菌手袋，ガウン，マスク，キャップ，フェイスシールド，足袋を着用し，厳重に防備する，②間接介助者は，マスク，ディスポーザブル手袋，プラスチックエプロンを着用し，防備する，③汚染されたものに触れた後は，手袋を外して手洗いをする.

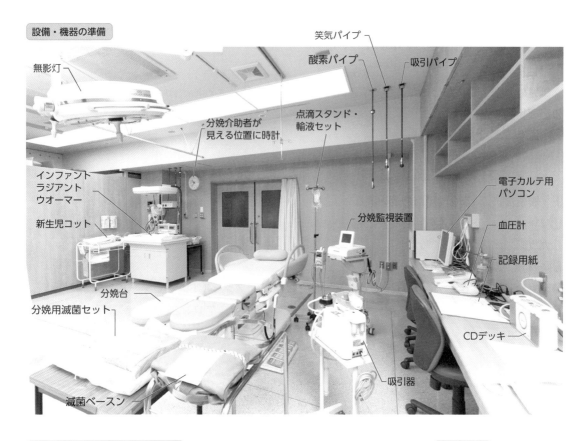

設備・機器の準備

- 無影灯
- 笑気パイプ
- 酸素パイプ
- 吸引パイプ
- 分娩介助者が見える位置に時計
- 点滴スタンド・輸液セット
- インファントラジアントウオーマー
- 新生児コット
- 電子カルテ用パソコン
- 血圧計
- 記録用紙
- 分娩監視装置
- 分娩台
- 分娩用滅菌セット
- CDデッキ
- 吸引器
- 滅菌ベースン

インファントラジアントウオーマー

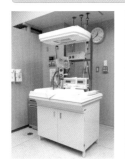
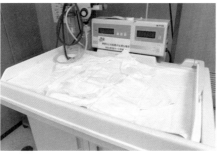

バスタオル，衣類，おむつを，娩出予測時刻の30分ほど前から温めておく．

救急カート

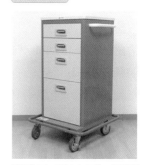

必要物品，薬液の定数・期限切れを毎日確認しておく．

〈撮影協力：大阪医科薬科大学病院〉

図2-23　設備・機器

e 清潔物品（図2-24）

①分娩セット〔臍帯せん刀，コッヘル止血鉗子2本，会陰切開用せん刀（必要時）〕，大膿盆（胎盤受け用），小または中膿盆（羊水受けまたは導尿用），臍帯クリップ，新生児用吸引カテーテル，導尿カテーテル（必要時のみ），ガーゼ10～20枚，綿花，消毒用綿球，消毒液，ベースン，分娩シーツ，児受けシーツ，足袋，滅菌ガウン，滅菌手袋.

②縫合セット（持針器，ピンセット2本，せん刀，縫合糸，消毒用綿球，0.5％リドカイン注射液，麻酔用注射器，ジモン式腟鏡，ガーゼ10枚）.

f 新生児観察・計測用物品（図2-24）

①母子標識用ネームバンド（母子が同じ番号）.

②衣類（バスタオル，おむつ，長着），点眼薬（抗菌薬）.

③計測用具：体重計，児頭計測器，メジャー.

④観察用：聴診器，体温計，ストップウオッチ.

g 新生児蘇生用物品（図2-24）

①パルスオキシメーター（SpO$_2$モニター），プローブ.

②アンビューバッグ，喉頭鏡（ライトを確認），気管チューブ，気管カテーテル，テープ類.

3 実施方法

①毎日，点検する.

②分娩時は再度点検し，機器類は作動を確認する.

4 評価

①看護者は，分娩時の必要物品について説明できる.

②看護者は，分娩時の必要物品を準備できる.

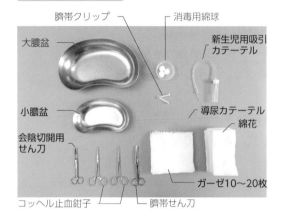

臍帯クリップ　　　消毒用綿球

大膿盆

新生児用吸引
カテーテル

小膿盆

導尿カテーテル
綿花

会陰切開用
せん刀

ガーゼ10〜20枚

コッヘル止血鉗子　　臍帯せん刀

分娩介助用清潔物品

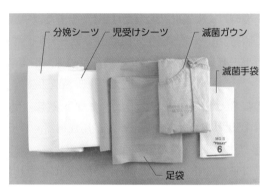

分娩シーツ　児受けシーツ　滅菌ガウン

滅菌手袋

足袋

縫合セット

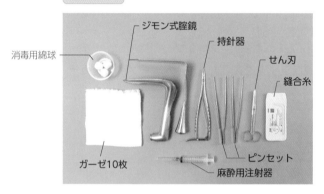

消毒用綿球

ジモン式腟鏡　持針器

せん刃

縫合糸

ガーゼ10枚

ピンセット

麻酔用注射器

新生児観察・計測用物品

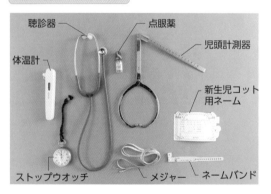

聴診器　　　点眼薬

児頭計測器

体温計

新生児コット
用ネーム

ストップウオッチ　メジャー　ネームバンド

新生児蘇生用物品

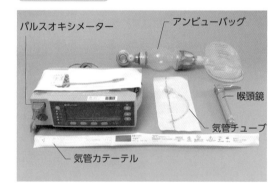

パルスオキシメーター　アンビューバッグ

喉頭鏡

気管チューブ

気管カテーテル

図2-24　分娩時の使用物品の一例

10 分娩体位

1 目的・適応

産婦が安全・安楽に分娩できるよう，分娩体位の援助を行う．

分娩時に産婦が仰臥位をとると，子宮と腰椎が腹部大動脈，下大静脈を圧迫し，子宮の血流量が減少して，胎児が低酸素状態に陥ることがある．これらを予防するためには，理論的には仰臥位をとらないことが勧められている[1]．

垂直位（座位，蹲踞位，立位）は骨盤誘導線の方向，および重力の方向とも一致することで児頭が下降しやすくなる．また，立位をとり大腿を開くことにより，骨盤底筋群が伸展しやすくなる．さらに，自然な軽い努責と児頭娩出速度を調整するための呼吸法により，児頭がゆっくりと下降し，負荷を腟口全体に分散させやすくなり会陰裂傷が少なくなる．

フリースタイル分娩（アクティブバース） とは，産婦の意思に任せた自由な出産方法のことである．近年では，このような方法を取り入れる施設も少しずつ増えている．産婦が自由な姿勢をとれることは，産婦の快適性や満足度を高めることが報告されている[3]．

2 準備

分娩台，クッション，マット（ヨガマットなど）．

看護者は，プラスチックエプロン，ディスポーザブル手袋を着ける．

3 実施方法

具体的な分娩体位として，仰臥位，セミファウラー位，側臥位，座位，膝手位（四つんばい），蹲踞位（スクワット），立位などが挙げられる（図2-25）．産婦が，より安楽と感じた体位を自由に選択できるようにする．それぞれにメリット，デメリットがあるため，それらを把握した上で産婦にアドバイスやケアを行う．

フリースタイル分娩を実施するには，産婦が母親教室などの分娩準備教育で，フリースタイル分娩の写真やイラスト，デモンストレーションを通してイメージづくりをしておくことが重要である．一方，産婦がフリースタイル分娩を希望していても，実施できない場合もある．分娩は母児の安全が最優先となるため，異常分娩の可能性が生じた場合や無痛分娩の場合は実施が困難であることも説明し，理解を得ておく．

4 評価

①産婦が安全・安楽な分娩体位をとることができる．
②産婦の分娩満足度が高い．

主な分娩体位の種類

- 仰臥位
- 側臥位
- 膝手位（四つんばい）
- 蹲踞位（スクワット）
- 立位

『WHOの59カ条』

1997年にWHO（世界保健機関）によって出版された，正常産のケアのスタンダードが書かれた実践ガイド．科学的根拠に基づいており，ケアの指針として用いられた．2018年に改訂され，「推奨項目56」に刷新された[2]．

plus α

ガスケアプローチ

フランスの医師ベルナデット・ド・ガスケによって提唱された，姿勢と呼吸を整え，腹圧をコントロールすることによって骨盤底筋群を保護・強化する方法．骨盤底筋群を保護することで，周産期を含む女性の一生を通じて，尿失禁や子宮脱などの骨盤底機能不全症の予防につながるという考え方．

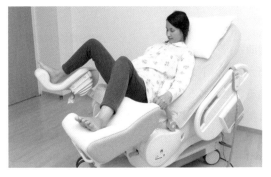

メリット：分娩介助と分娩後の診察が容易．緊急時に対応しやすい．
デメリット：仰臥位低血圧症候群を起こしやすい．重力のかかる方向が胎児の下降方向に一致しないため，努責をかけにくい．

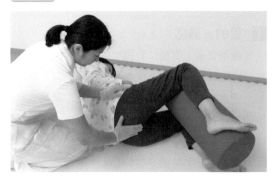

メリット：休息がとりやすい．仰臥位低血圧症候群を予防できる．急速遂娩を予防できる．
デメリット：挙上した片足を支える必要がある．努責をかけにくい．

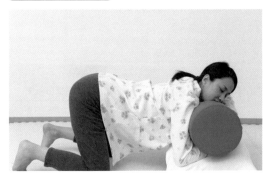

メリット：努責をかけやすい．骨盤誘導線に沿って児が下降しやすい．股関節痛や開排制限のある産婦にも負担がかかりにくい．
デメリット：トランスデューサーが装着しにくい．産婦と介助者が目を合わせて会話しにくい．長時間になると膝が痛くなったり発赤することがある．

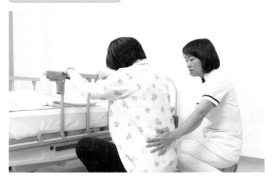

メリット：立位より大腿がさらに開くことで骨盤底筋群が伸展しやすくなる．
デメリット：努責をかけやすいため，腟壁や会陰の裂傷を起こしやすい．

図2-25　分娩体位の種類

■ 引用・参考文献

1）進純郎ほか．正常分娩の助産術：トラブルへの対応と会陰裂傷縫合．医学書院，2010，p.28.
2）WHO．WHO推奨　ポジティブな出産体験のための分娩期ケア．分娩期ケアガイドライン翻訳チーム訳．医学書院，2021.
3）島田三恵子ほか．科学的根拠に基づく快適で安全な妊娠出産のためのガイドライン（改訂版）．平成23〜24年度厚生労働科学研究．http://sahswww.med.osaka-u.ac.jp/~osanguid/index.html，（参照2023-05-09）．
4）喜多里己ほか．妊娠期からの骨盤底筋機能不全予防アプローチ（ド・ガスケアプローチ）の日本女性への活用性の検討．日本赤十字看護大学紀要．2010，24，p.77-86.

11 分娩に向けた産婦の準備とケア

1 目的・適応

娩出期（分娩第2期）には，子宮口が全開大しており，産婦は陣痛発作時に自然に努責が入るようになる．産婦は自然な努責を有効に利用し，子宮収縮のピーク時に腹圧をかけ児を娩出する．この時期，産婦の身体的疲労はピークに達する．

産婦が正常な経過で出産できるためには，心身ともに安全・安心・安楽な状態であり，安全性と快適性が保障され，分娩に主体的に取り組めるような関わりが必要である．主体的に取り組むことで，出産への満足感，達成感を得ることができる．

分娩第2期にあるすべての産婦が対象となる．

2 準備

超音波ドプラ装置，分娩監視装置，基本的ニーズに関するケアに必要な物品（水分，タオル，うちわなど）．

3 実施方法

|1| 基本的ニーズへのケア （図2-26）

a 水分補給

この時期は，陣痛の増強により食事ができる状態ではない．発汗が著明であり，体温の上昇や呼吸によって口渇を感じやすい．産婦に口渇がないか観察し，水分摂取の意向を確認しながら水分補給を行う．

b 排泄

児頭の下降によって尿道や膀胱が圧迫・伸展されることで尿意を感じにくく，排尿が困難になっている．視診および触診により膀胱充満が認められる場合には導尿を行う．

c 休息

次の陣痛発作時に有効な努責がかけられるように，陣痛間歇時には体の力を抜き，リラックスして休息がとれるよう促す．間歇時にも体に力が入ったまま

娩出期（分娩第2期）に注意することは？

- 陣痛室から分娩室への安全な移動
- 破水・出血の有無，性状の観察
- 分娩監視装置による胎児心拍数連続モニタリング
- 努責のタイミングの支援

コンテンツが視聴できます (p.2参照)

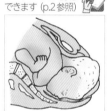

●分娩機転〈アニメーション〉

水分補給

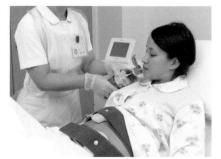

汗を拭く

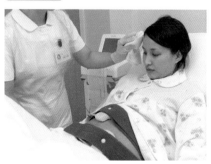

図2-26　基本的ニーズへのケアの一例

になっていることがあるため，力が入っている部分をさすったり，タッチングすることで力を抜けるよう援助することも効果的である．

d 清潔

強い陣痛に呼吸法で対応したり努責したりすることで体力を消耗し，発汗が多い時期である．汗を拭いたり，うちわであおぐことで発汗による不快感を最小限にする．

|2| 産婦の準備

a 陣痛室から分娩室への移動

分娩室へは，入室後1時間程度で児が娩出されると予測される時期に移動する．一般的には，初産婦では子宮口が全開大後，肛門・会陰部の抵抗感や努責感が増強し，陰裂から胎胞や児頭が見え始めた時期（排臨），経産婦では子宮口が7～8cm開大し，肛門・会陰部の抵抗感や努責感の増強が認められた時期が適している．安全に配慮し，歩行または車椅子で移動する．

b 体位の調整

産婦の意向に沿いながら，分娩進行に効果的な体位をとれるようにする．分娩進行を促す場合には，産婦に必要性を説明した上で座位や蹲踞位を勧めることもある．

c 清潔野の準備（図2-27）

助産師は清潔野を準備する．外陰部消毒に消毒薬を使用する必要はない．分娩終了後にガーゼや綿花で会陰の血液を拭き取るのと同じように，分娩前も血液や便などの目立った汚れがある場合のみ，分娩室内の水道水（微温湯）で拭き取るケアで十分と考えられている．

|3| 児の娩出に関わるケア

a 努責の誘導

①児の下降を促すために意図的に努責をかける場合には，分娩介助を行っている助産師の誘導に合わせて声を掛ける．

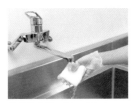
綿花を水道の湯でぬらす．

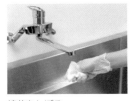
綿花をしぼる．

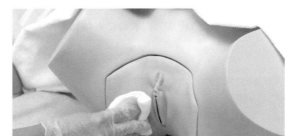
外陰部を拭く．

図2-27　清潔野の準備

plus α

分娩時外陰部消毒の必要性の見直し

分娩時外陰部消毒とは，助産師が産婦の外陰部，会陰部，大腿内側，肛門周囲をポビドンヨード，塩化ベンザルコニウムなどの消毒液や微温湯で洗浄，清拭し清潔にすることをいう．
近年，消毒液の使用は水道水と比較して感染予防に効果がないというエビデンスが報告されていることや[1]，分娩時の清潔野保持の困難さ，消毒薬による母児への悪影響からその必要性が見直されている．

②仰臥位分娩の場合では，分娩台の側方についている
レバーを握り，顎を引いて背中を丸め，臍部分をの
ぞき込むような姿勢で努責するとよい（図2-28）.

③努責の後は，産婦の頑張りを認め，勇気付け，分娩の
進行具合を伝えたりしながら，前向きな気持ちで取
り組めるように励ます.

④1回の努責が長時間になると胎盤の血流量を減少さ
せ，胎児機能不全の原因になるため，途中で息継ぎを
しながら，短時間で数回の努責をかけるようにする.

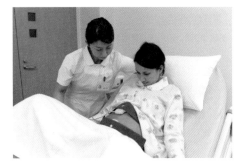

図2-28　セミファウラー位での努責誘導

胎児機能不全

胎児が子宮内において，呼吸ならびに循環機能が障害された状態を胎児機能不全という.

母体合併症など潜在性の胎児機能不全が考えられる場合は，胎児の健康状態の観察を厳重に行う. リスクが低い場合でも，分娩経過中には臍帯圧迫などにより急激に胎児機能不全を生じることがあるため，分娩進行状況と併せて胎児の健康状態を観察する必要がある.

▶ 胎児機能不全の原因

臍帯因子：臍帯脱出，臍帯巻絡，臍帯真結節など

胎盤因子：妊娠高血圧症候群，過期妊娠に伴う胎盤機能不全など

母体因子：母体低血圧，母体低酸素血症，重症貧血など

子宮因子：過強陣痛，子宮破裂など

胎児因子：染色体異常，血液型不適合妊娠など

b 呼吸法の誘導

①陣痛発作後にはゆっくりとした深呼吸を促すなどして，胎児への酸素供給
に配慮して呼吸を誘導する.

②児頭の後頭結節が恥骨結合弓下を滑脱したら，児の急激な娩出を防ぐため
に，分娩介助を行っている助産師の誘導に合わせて努責をやめ，短速呼吸
に切り替える（図2-29）.

③仰臥位分娩の場合は，分娩台のレバーを把持している手を外して胸の上に
置き，「ハッ，ハッ，ハッ」と言葉で誘導するとよい.

c 胎児心拍数モニタリング

①分娩第2期は，胎児が最もストレスを受ける時期である. この時期は分娩
監視装置で胎児心拍数の連続モニタリングが行われていることが多い
（➡p.83参照）.

②分娩が進行し，胎児の第2・第3回旋が進むと，頭位第1胎向の場合，胎児
心音の最良聴取部位は左臍棘線の中央から下方正中線上へ移動していく
（図2-30a）.

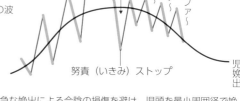

努責時の呼吸

分娩第2期：娩出期（排臨）
子宮口が全開大し，自然な努責が入るようになったころ．

フ〜ウン　フ〜ウン

―― 吸う
―― 吐く
―― 子宮収縮の波

素早く息継ぎ

- 自然な努責感に合わせ，息を整え，「フ〜ウン，フ〜ウン」と5秒程度，骨盤誘導線に沿って努責する．
- 長い努責は産婦が息を止めることにより胎盤絨毛間腔への血流が減少し，胎児の血中酸素分圧低下につながる．

短速呼吸

分娩第2期：発露
陣痛間歇期にも児頭が陰裂に露出したままの状態のころ．

発露
ファ〜　ファ〜　ファ〜　ファ〜

努責（いきみ）ストップ

児娩出

- 急な娩出による会陰の損傷を避け，児頭を最小周囲径で娩出させるため，「いきみストップ」の合図で努責途中でもすぐにやめる．
- 胸に手を置いて，「ファ〜ファ〜ファ〜」と全身の力を抜く．

図2-29　努責時の呼吸と短速呼吸

③陣痛発作時や努責をかけているときには胎児心音の聴取が難しくなることがあるため，胎児心拍数トランスデューサーの角度を調整するなどして聴取に努める（**図2-30b**）．

d　胎児徐脈出現時の対応

①この時期，胎児が頭位の場合は早発一過性徐脈が出現することがあるが，児頭圧迫による生理的な心拍低下であることが多い．

②分娩中はさまざまな要因により，胎児心拍が低下し胎児機能不全が生じることがあるため，注意が必要である．

③胎児心拍数モニタリングで胎児の低酸素状態への進展が懸念される場合，子宮収縮薬を使用中であれば投与中止の検討や，母体の体位変換（仰臥位から側臥位へ），母体への酸素投与などによって，胎児血の酸素化に有利に働く可能性がある（**図2-31**）．

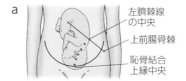

a
左臍棘線の中央
上前腸骨棘
恥骨結合上縁中央

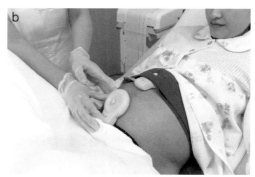

b

胎児心音の最良聴取部位の変化に合わせて，下方正中線上に胎児心拍数トランスデューサーをずらす．

図2-30　胎児心音の最良聴取部位

＊正常妊婦において，母体への酸素投与が胎児血の酸素飽和度を上昇させることが報告されている[2]．医師の指示により10L/分か，それ以上で酸素を送る．

e　家族の発達を促すケア

①家族の立ち会い時には，分娩進行に伴う家族の言動・表情などを観察し，心理状態をアセスメントする．

②家族へも適宜，分娩進行状態を説明し，家族が産婦を支援（汗を拭く，うちわであおぐ，水分摂取を促す，産痛部位のマッサージ等）できるよう促す．

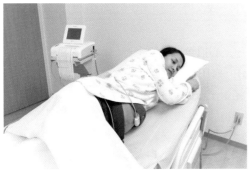
胎児徐脈出現時，仰臥位から側臥位への体位変換を行う.

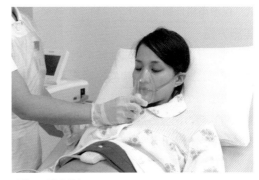
母体への酸素投与.

図2-31　胎児徐脈出現時の対応

4 評価

①看護者は基本的ニーズに必要な物品を準備できる.

②産婦が安全・安楽に分娩第2期を過ごすことができる.

■ 参考文献

1) 日本助産学会. "CQ215　分娩時の外陰部消毒は，何を用いたらよいか？". エビデンスに基づく助産ガイドライン：妊娠期・分娩期・産褥期2020. 日本助産学会事務局, 2020, p.117-118.

2) Simpson, KR. Intrauterine resuscitation during labor : should maternal oxygen administration be a first-line measure? Semin Fetal Neonatal Med, 2008, 13, p.362-367.

3) 池ノ上克ほか編. NEWエッセンシャル産科学・婦人科学. 第3版, 医歯薬出版, 2004.

4) 石村由利子編. 根拠と事故防止からみた母性看護技術. 第3版. 医学書院, 2020.

5) 日本産科婦人科学会編. 産科婦人科用語集・用語解説集. 改訂第4版, 日本産科婦人科学会事務局, 2018.

6) 日本産科婦人科学会／日本産婦人科医会編. 産婦人科診療ガイドライン：産科編2023. 日本産科婦人科学会事務局, 2023.

7) 瀬戸知恵. 分娩時の外陰部消毒のあり方：水道水を用いた方法の効果と提言. 助産雑誌. 2011, 65（12）, p.1061-1066.

8) 瀬戸知恵ほか. 産婦のQOL向上を目指した分娩時の外陰部消毒に関する基礎的研究：わが国の外陰部消毒の実態とその関連因子. 日本母性看護学会誌. 2009, 9（1）, p.9-18.

12 分娩直後の母体の観察

1 目的・適応

　分娩直後は，胎盤剝離による子宮体内面の血管破綻や，軟産道の損傷による出血を伴う危険性が高い. 胎盤娩出後は速やかに子宮筋が収縮し，胎盤剝離面に露出している破綻血管の絞扼により止血されるが，子宮収縮が十分に得られない場合（子宮収縮不全）には，出血量の増加を認める. また，それまでの苦痛や緊迫した状況から解放され，わが子の誕生による安堵感や幸福感とともに，疲労感や寒気などの不快症状を感じることもある.

　分娩直後の母体のケアには，異常出血に対する細心の注意と処置の準備，快適性の確保が必要である.

2 準備

　血圧計，体温計，ストップウオッチ，産褥パッド，産褥ショーツ，大パッド，ガーゼまたは綿花，微温湯，清拭用温タオル，ディスポーザブル手袋，寝

分娩直後はなぜ危険？

分娩時裂傷や子宮収縮不全による異常出血が起こる可能性がある.

plus α

弛緩出血

分娩第3期または胎盤娩出直後に，子宮筋の収縮不全を原因として起こる異常出血のこと. 子宮筋の収縮・退縮不良により，胎盤剝離部での止血機序が阻害されて起こる. 胎盤娩出後に，凝血を含む暗赤色の出血がみられ，子宮底が高い位置に軟らかく触知される.

衣一式，保温用掛け物などリネン類，飲料水，導尿セット一式.

3 実施方法

① バイタルサイン（主に循環動態を把握するために血圧，心拍数）の測定と問診・視診により，一般状態を観察する（図2-32a）. 血圧と心拍数の値は，声に出してチームメンバーに伝える. ショックインデックス（shock index:SI）値の把握のためにも重要である（➡p.122 plus α参照）.

② 胎盤娩出後，出血状況の確認とともに子宮の外縁を探り，子宮底の位置・硬度・傾きを確認する. 子宮底部の位置（高さ）は，臍からの横指の幅で測定する（通常，直接介助の助産師が実施する）.

③ 良好な子宮収縮を確認した後，医師または助産師によって産道の精査が実施される. 軟産道の損傷（子宮頸管，腟部，会陰など）を認める場合には，医師による縫合術などの処置が行われる. 処置に関する説明を行い，保温や室温調節など環境を整え，褥婦の安楽に配慮する.

④ 産道の精査や創傷部縫合などの処置中には，一般状態の変化に注意する. 膀胱充満がある場合には，子宮収縮促進のために導尿を実施する.

⑤ 分娩時の発汗などにより悪寒を生じることもあるため，掛け物などを用いて保温に努める. 発汗や羊水などによって衣類の湿潤が高い場合には，乾いたタオルを衣類の間に挟んだり，湯たんぽなどを用いて上半身を加温するのもよい.

⑥ 産道の精査や縫合の終了後は，褥婦に祝福やねぎらいの言葉を掛け，希望に応じて飲水を勧める.

⑦ 外陰部周辺の清拭とパッドの装着，全身の清拭・更衣について説明する.

⑧ 分娩直後にパッドや産褥ショーツ等（ディスポーザブルショーツを用いることが多い）を褥婦の殿部に差し込めるよう，ひとまとめにしておく.

⑨ 清潔なガーゼで外陰部の血液などを拭き取る（図2-32b）.

⑩ 産褥ショーツとパッドを当て，体位を整える（図2-32c, d）.

⑪ 全身の清拭と更衣を行う（分娩2時間後に行う場合もある）. 安楽な体位に整え，掛け物を用いるなど保温に注意する.

⑫ 今後の予定を説明し，尿意や出血が多いなどの異常を感じたら，看護者を呼ぶよう伝える. 以降の母体のアセスメントとケアについては，➡p.129「**16 分娩後2時間の観察**」参照.

⑬ 分娩後2時間は，異常出血時の処置（輸液，子宮収縮薬の使用）に備え，血管確保はしたままにしておく（図2-32e）.

⑭ 子宮収縮不良時は，子宮底に収縮を促すための冷罨法（冷却枕）を行う場合がある（図2-32f）.

⑮ 外陰部の痛みが増強した場合は，外陰血種の有無（膨隆・拍動性疼痛・肛門痛・肛門圧迫感）を確認し，いずれかが認められた場合は速やかに医師に報告する（➡p.130 plus α参照）.

plus α

胎盤娩出直後の膀胱充満の観察

事前に，最終排尿時間や飲水量等を把握しておき，胎盤娩出直後の膀胱充満の程度を予測しておく. 肥満妊婦や妊娠期の体重増加による下腹部の脂肪蓄積が多い場合は，膀胱充満の確認が難しいことがある. その際には残尿測定用あるいはハンディタイプの超音波診断装置を利用すると，正確な判断が可能となる.

plus α

分娩直後のエネルギー補給

分娩期には筋活動性が高く，エネルギーの消耗と筋肉疲労を生じている. 産褥期に向けて速やかに疲労回復を促進するためには，分娩直後のエネルギー補給が重要となる. 水分補給も兼ねた100％果汁などがよい.

plus α

分娩直後の出血や痛みの訴え

多くの場合，会陰部を血液が流れる感触として訴えるが，パッドが重たく感じたり，冷たく感じることもある. 訴えがあった場合は，子宮収縮状態とパッドを観察することが重要である. 外陰血腫（ヘマトーマ）形成の場合には，拍動痛や持続する痛み，排便感として訴えることもある.

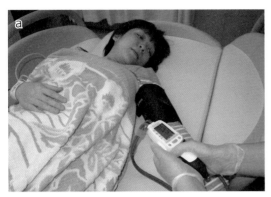

分娩直後の血圧測定
循環動態を把握するために，主に血圧，心拍数を測定し，問診・視診により一般状態を観察する．

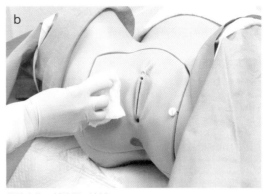

分娩直後の外陰部の清拭
外陰部とその周辺は，微温湯で湿らせたガーゼまたは綿花などを用いて血液や羊水，分泌物などを拭き取る．

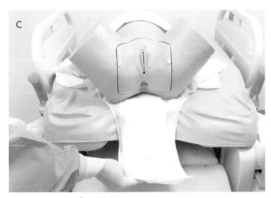

産褥ショーツとパッドを当てる
外陰部の清拭を済ませ，分娩シーツを取り去り，産褥ショーツやパッドをひとまとめにしたものを差し込む．

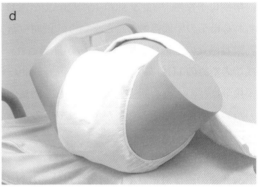

体位を整える
産褥ショーツを整えた後，分娩台の補助台を上げ，足台から足を下ろすよう促す．

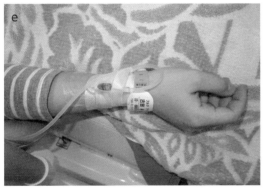

血管確保
分娩後2時間は出血への対応のため，血管確保を続けておく．

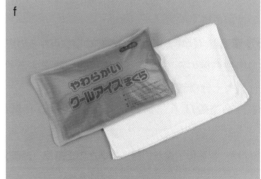

子宮収縮不良時に使用する冷罨法用冷却枕
タオルを巻き，冷え過ぎないよう注意する．

図2-32　分娩直後の母体へのケア

4　評価

①分娩直後の褥婦の観察に必要な物品を準備できる．

②分娩直後の褥婦へのケアが実施できる．

③分娩直後の一般状態（バイタルサインなど）が異常なく経過する．

④分娩直後の退行性変化が異常なく経過する．

■ 参考文献
1) 武谷雄二ほか監. プリンシプル産科婦人科学2：産科編. 第3版, メジカルビュー社, 2014, p.276-277.
2) 前掲書1), p.278.
3) 鈴木志保子. スポーツ栄養マネジメント. 日本医療企画, 2011, p.68-75.
4) 石村由利子編. 根拠と事故防止からみた母性看護技術. 第3版, 医学書院, 2020, p.232-235.
5) 日本産婦人科医会. 臍帯動脈血ガス分析の重要性. https://www.jaog.or.jp/lecture/1-臍帯動脈血ガス分析の重要性/, (参照2023-05-09).
6) 河野寿夫ほか編. ベッドサイドの新生児の診かた. 第3版, 南山堂, 2016.

13 早期母子接触

1 目的・適応

早期母子接触（early skin-to-skin contact）とは，出生直後に分娩室で行われる母子の早期接触のことをいう．正期産新生児においても，母子関係や母乳栄養確立のために早期母子接触が推奨され，WHO/UNICEFの「**母乳育児成功のための10カ条**」の広がりに伴い，1993年以降急速に普及した．早期母子接触はどのような新生児にとっても，保温，母乳哺育，母と子のきずな形成のために効果的であることが示されている[1]．

2 準備

a 必要物品および準備

①分娩室の温度設定（25℃前後またはそれ以上）．

②インファントラジアントウオーマーでバスタオル，衣類，おむつ，帽子を温めておく．

③パルスオキシメーター（SpO₂モニター）・センサー．

④記録用紙．

b 留意点（「早期母子接触」実施の留意点からの抜粋）（表2-2）

①出生直後の新生児は，全身状態が急変する可能性があるため，注意深い観察と十分な管理が必要である．

②分娩施設は，「早期母子接触」実施の有無にかかわらず，新生児蘇生法

安全第一の早期母子接触

実施中は，分娩直後の母子は急変しやすいことを念頭に置き，看護者は母子の近くで見守りながら観察する．

 plus α

カンガルーケア

NICUで早産児に従来から実施されてきた母子の皮膚接触. 1979年, コロンビアの首都ボゴタで始まった.

表2-2　早期母子接触の適応基準と中止基準（経腟分娩を対象）

	適応基準	中止基準
母親	・本人が「早期母子接触」を実施する意思がある. ・バイタルサインが安定している. ・疲労困憊していない. ・医師，助産師が不適切と認めていない.	・傾眠傾向. ・医師，助産師が不適切と判断する.
児	・胎児機能不全がなかった. ・新生児仮死がない（1分・5分時アプガースコアが8点以上）. ・正期産新生児. ・低出生体重児でない. ・医師，助産師，看護師が不適切と認めていない.	・呼吸障害（無呼吸，あえぎ呼吸を含む）がある. ・SpO₂：90％未満となる. ・ぐったりし活気に乏しい. ・睡眠状態となる. ・医師，助産師，看護師が不適切と判断する.

日本周産期・新生児医学会理事会内「早期母子接触」ワーキンググループ.「早期母子接触」実施の留意点. 2012 を参考に作成.

（NCPR）の研修を受けたスタッフを常時配置し，突然の児の急変に備える．また，「新生児の蘇生アルゴリズム」を分娩室に掲示してその啓発に努める．

③各施設の実情に応じた「早期母子接触」の「適応基準」「中止基準」「実施方法」を作成する．

④妊娠中から，「早期母子接触」の十分な説明を妊婦へ行い，パートナー（夫）や家族にも理解を促す．その際に，有益性や効果だけではなく，児の危険性についても十分に説明する．

⑤分娩後に「早期母子接触」希望の有無を再度確認した上で，希望者にのみ実施し，そのことをカルテに記載する．

3 実施方法 （表2-3，図2-33，図2-34）

①バースプラン作成時に，「早期母子接触」について説明する．

②出生後できるだけ早期に開始する．30分以上，もしくは児の吸啜（きゅうてつ）まで継続することが望ましい．

③継続時間は上限を2時間とし，児が睡眠したり，母親が傾眠状態となった時点で終了する．

④分娩施設は早期母子接触を行わなかった場合の母子のデメリットを補うために，産褥期およびその後の育児に対するなんらかのサポートを講じることが求められる．

4 評価

①看護者は早期母子接触に必要な物品を準備できる．

②看護者は安全に早期母子接触の援助ができる．

③母親と新生児が早期母子接触中，安全・安楽に過ごせる．

④早期母子接触中，母親に愛着行動（声掛け，見つめる，触れるなど）がみられる．

表2-3　早期母子接触の実施方法（経腟分娩を対象）

	実施方法
母親	・「早期母子接触」希望の意思を確認する． ・上体を挙上する（30°前後が望ましい）． ・胸腹部の汗を拭く． ・裸の児を抱っこする． ・母子の胸と胸を合わせ，両手でしっかり児を支える．
児	・ドライアップする． ・児の顔を横に向け鼻腔閉塞を起こさず，呼吸が楽にできるようにする． ・温めたバスタオルで児を覆う． ・パルスオキシメーターのプローブを下肢に装着するか，担当者が実施中付き添い，母子だけにはしない． ・以下の事項を観察，チェックし記録する． 　呼吸状態：努力呼吸，陥没呼吸，多呼吸，呻吟，無呼吸に注意する． 　冷感，チアノーゼ，バイタルサイン（心拍数，呼吸数，体温など）． 　実施中の母子行動． ・終了時にはバイタルサイン，児の状態を記録する．

日本周産期・新生児医学会理事会内「早期母子接触」ワーキンググループ．「早期母子接触」実施の留意点．2012 を参考に作成．

早期母子接触と初回哺乳

WHO/UNICEF の「母乳育児成功のための10カ条」（2018年，「母乳育児がうまくいくための10のステップ」に改訂）の第4条では，「出産直後からのさえぎられることのない肌と肌との触れ合い（早期母子接触）ができるように，出産後できるだけ早く母乳育児を開始できるように母親を支援する」としている．

➡新生児の蘇生アルゴリズムについては，p.187 図4-1 参照．

早期母子接触中の事故例

急変例の発症率について，全国の「赤ちゃんにやさしい病院」を対象とした実態調査が2010年に行われた．その結果42施設から回答を得られ（回答率87.5％），23施設（54.8％）で原因不明のチアノーゼや心肺停止のほか，転落しそうになった事例があった（早期母子接触中の児の転落事故も報告されている）[2]．

新生児蘇生や呼吸補助が必要な場合のパルスオキシメーターのプローブ装着部位

出生直後の新生児に対する蘇生の必要性を判断する際は，より正確にSpO2値を測定するために右手に装着する．出生直後は動脈管が開いているため，右手以外の四肢に装着した場合，酸素分圧の低い血液が流れ込み，SpO2値が動脈管の影響を受けやすくなる．しかし，右手は動脈管から遠いため，SpO2値の影響を受けにくい．つまり右手は，新生児の呼吸状態を最も反映している装着部位といえる．

早期母子接触中の注意事項

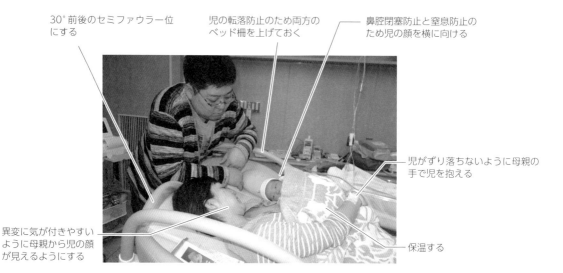

30°前後のセミファウラー位にする

児の転落防止のため両方のベッド柵を上げておく

鼻腔閉塞防止と窒息防止のため児の顔を横に向ける

児がずり落ちないように母親の手で児を抱える

異変に気が付きやすいように母親から児の顔が見えるようにする

保温する

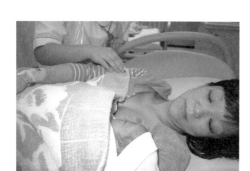

看護者は，早期母子接触中も母子を見守りながら観察する．

SpO₂

心拍数

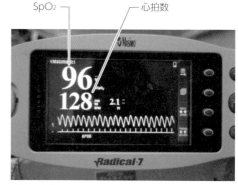

パルスオキシメーターで継続観察する．正常正期産新生児の出生10分時のSpO₂は90%以上である[3]．この新生児は96%で，正常である．

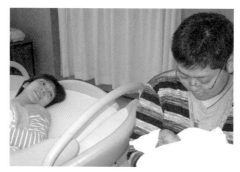

早期父子接触を促す．

図2-33　早期母子接触の実施方法

生後時間	10分	30分	60分	90分	120分
時　刻	20：30				
皮膚色	(ピンク) 紅潮 暗紫色 蒼白	ピンク 紅潮 暗紫色 蒼白	ピンク 紅潮 暗紫色 蒼白	ピンク 紅潮 暗紫色 蒼白	ピンク 紅潮 暗紫色 蒼白
チアノーゼ	口唇 顔面 (四肢) 全身	口唇 顔面 四肢 全身	口唇 顔面 四肢 全身	口唇 顔面 四肢 全身	口唇 顔面 四肢 全身
多呼吸 （呼吸数60以上）	有 (無)	有　無	有　無	有　無	有　無
呼吸障害	有 (無)	有　無	有　無	有　無	有　無
SpO2	96%				
HR	128回/分				
BT（直腸）	37.0℃				
児の覚醒状態	高度に眠りがち 眠りがち (安静覚醒)（母親の 上にいる） 動的覚醒 啼泣	高度に眠りがち 眠りがち 安静覚醒（母親の 上にいる） 動的覚醒 啼泣	高度に眠りがち 眠りがち 安静覚醒（母親の 上にいる） 動的覚醒 啼泣	高度に眠りがち 眠りがち 安静覚醒（母親の 上にいる） 動的覚醒 啼泣	高度に眠りがち 眠りがち 安静覚醒（母親の 上にいる） 動的覚醒 啼泣
顔の位置	(側方) 正面	側方 正面	側方 正面	側方 正面	側方 正面
母親の覚醒状態	(覚醒) 傾眠 睡眠	覚醒 傾眠 睡眠	覚醒 傾眠 睡眠	覚醒 傾眠 睡眠	覚醒 傾眠 睡眠
授乳行動	(なし) お乳を吸わせよう としている	なし お乳を吸わせよう としている	なし お乳を吸わせよう としている	なし お乳を吸わせよう としている	なし お乳を吸わせよう としている
ケア（具体的に）	観察のみ				
担当者サイン	看護師○○				

日本周産期・新生児医学会理事会内「早期母子接触」ワーキンググループ.「早期母子接触」実施の留意点. 2012を参考に作成.

図2-34　分娩直後の早期母子接触観察票（記載例）

■ 引用・参考文献
1) 日本ラクテーション・コンサルタント協会編. 母乳育児支援スタンダード. 第2版, 医学書院, 2015, p.149-151.
2) 日本周産期・新生児医学会理事会内「早期母子接触」ワーキンググループ.「早期母子接触」実施の留意点. 2012.
3) 細野茂春監修. 日本版救急蘇生ガイドライン2020に基づく新生児蘇生法テキスト. 第4版, メジカルビュー社, 2021, p.80.

14 出血量の観察

1 目的

出血量の測定は，異常出血と出血の原因のアセスメント，医師への報告，出血状況を踏まえた産褥期のケアの計画のために行う．日本産科婦人科学会では，分娩中および分娩後2時間までの出血量を分娩時出血量とし，500 mL以上を分娩時異常出血と定義していた．しかし，臨床現場で計測される出血量は，衣類への漏出や羊水混入分を正確に差し引くことが難しいため，実際の出血量より少ない場合もあり，出血量のみでは評価できない．分娩時異常出血は，計測された出血量に加え，バイタルサインの異常（頻脈，低血圧，尿量低下，四肢冷感など）を考慮し，判断しなければならない[1]．

分娩時異常出血の原因としては，軟産道の裂傷，胎盤の部分的剝離，胎盤遺残，子宮収縮不全，血液凝固障害などが挙げられる[1]．

2 準備 （図2-35）

スタンダードプリコーション（標準予防策）に基づき，マスク，ディスポーザブル手袋，プラスチックエプロン，ゴーグル．はかり（アナログまたはデジタル），分娩後の分娩シーツ，ガーゼ，膿盆，記録用紙．

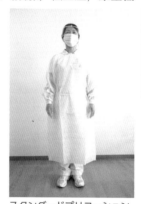

スタンダードプリコーション

図2-35　出血量測定の準備

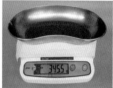

デジタルはかり

3 実施方法

測定の際は血液汚染しないよう，十分に注意する．

①血液汚染されたシーツ，ガーゼ，血液を入れた膿盆を各施設で決められた場所に運ぶ．

②血液汚染されたシーツをはかりで測定し，汚染前の重さ（施設に一覧を掲示してあることが多い）を引き算する．羊水を含む場合は正確ではないが，妊娠末期の羊水量の約500 mLを引き算する．

③ガーゼは枚数をカウントし，3g×枚数分の重さを引き算する．

④出血量を合計する．出血量1 mLは1 gに相当する（図2-36）．

⑤医師に報告する．

⑥分娩後2時間（分娩第4期）のナプキン（パッド）は，血液汚染のナプキンをはかりで測定し，汚染前の重さを引き算する．

⑦汚染されたシーツ，ナプキンと使用した手袋は，医療廃棄物専用容器（図2-37）に入れる．

⑧手洗いをする．

⑨出血量を記録する．

ここに留意する！

・分娩時異常出血は出血量だけでなく，バイタルサインの測定，観察と併せて判断する．

・血液汚染のリスクがあるため，スタンダードプリコーションで実施する．

plus α

分娩時異常出血の評価

分娩時出血量の90パーセンタイル値（産婦の9割が含まれる値）は，単胎・経腟分娩800 mL，単胎・帝王切開分娩1,500 mLである[1]．これは正常の上限という意味であり，分娩時異常出血の診断の参考となる．

plus α

ショックインデックス

shock index（SI値）．出血量，ショックの重症度の評価法，輸血の判断の重要な指標となる．

$$SI = \frac{心拍数}{収縮期血圧}$$

（例）

$$1 = \frac{100（心拍数）}{100（収縮期血圧）}$$

SI値1は約1,500 mL，SI値1.5は約2,500 mLの出血量であると推測される．SI値1.5以上，産科DICスコア8点以上の場合は，産科危機的出血への対応指針に基づき，直ちに輸血開始や高次医療施設への搬送などの対応が行われる[2-4]．

ガーゼの出血量を測定する場合	分娩シーツの出血量を測定する場合	膿盆の出血量を測定する場合

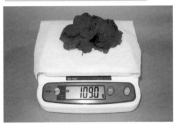 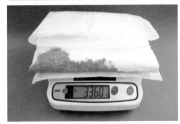 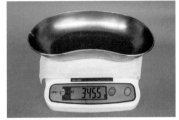

ガーゼは1枚3g，10枚使用の場合，
出血量は109g −（3g×10枚）= 79g

分娩シーツは1枚140g，
出血量は336g − 140g = 196g

膿盆は1枚300g，
出血量は約346g − 300g = 46g

分娩後1時間出血量

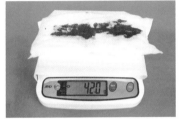

ナプキンは1枚20g，
出血量は42g − 20g = 22g

図2-36　出血量の測定方法

分娩時出血量

第1期		0g
第2期		10g
第3期		321g
		（79g+196g+46g）
第4期	1時間値	22g
	2時間値	15g
合　計		368g

plus α

出血量測定時の単位の換算方法

単位：mL（体積），g（重さ）
血液の比重：女性で
1.049 〜 1.059
計算式：mL（体積）×
比重＝g（重さ）
（計算例）血液1mLの場合：（1mL × 1.049 〜 1mL × 1.059 = 1.049 〜 1.059g）
※誤差範囲のため，血液1mLは1g相当と考える.

a 留意点

① 分娩直後に異常出血がみられた場合は，通常は分娩介助を担当した助産師がその時点で計測し，医師に報告する. それ以外の場合は，縫合が終了した後に計測する.

② 分娩後30分ごと，または1時間ごとに子宮収縮と出血量を観察する. 施設によるが1時間に50g以上の出血がある場合は医師に報告し，30分後に再度観察する.

4 評価

① 看護者は分娩時出血量の測定に必要な物品を準備できる.

② 看護者は分娩時出血量のアセスメントができる.

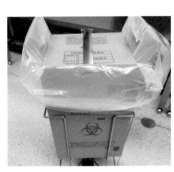

図2-37　医療廃棄物専用容器

引用・参考文献

1）日本産科婦人科学会編. 産科婦人科用語集・用語解説集. 改訂第4版. 日本産科婦人科学会事務局, 2018, p.326.

2）日本産科婦人科学会／日本産科婦人科医会編. "CQ418-1 分娩後異常出血の予防ならびに対応は？" "CQ418-2「産科危機的出血」への対応は？". 産婦人科診療ガイドライン：産科編2023. 日本産科婦人科学会事務局, 2023, p.267-274.

3）久保隆彦. 分娩時異常出血量の新しい考え方. 日本産科婦人科学会雑誌. 2010, 62（9）, p.121-125.

4）日本産科婦人科学会ほか. 産科危機的出血への対応指針2022. https://www.jsog.or.jp/activity/pdf/shusanki_taioushishin2022.pdf,（参照2023-03-03）

15 胎児付属物の観察

1 目的・適応

　胎児付属物とは，**胎盤**，**卵膜**，**臍帯**，**羊水**の四つをいう（図2-38）．また，卵膜は母体由来の**脱落膜**，胎児由来の**絨毛膜**と**羊膜**の3層から形成される．これらを観察することは，胎児の子宮内環境を把握し，新生児が子宮外での生活に適応できるかどうかのリスク因子を判断する材料となる．胎児付属物の観察で最も重要なことは，胎盤や卵膜が子宮内に遺残していないかどうかを確認することである．胎盤や卵膜が遺残していると，子宮収縮不良や子宮内感染の原因となり得るため，完全に娩出されたことを確認し，母体の子宮復古不全や感染リスクの有無を判断する．すべての分娩の胎児付属物が適応となる．

2 準備

a 必要物品

　胎盤計測用定規，はかり，膿盆，胎盤用ビニール袋，ディスポーザブル手袋，プラスチックエプロンなど血液汚染を防ぐもの，記録用紙．

b 準備

①血液汚染を防ぐため，スタンダードプリコーションに基づき，ディスポーザブル手袋，プラスチックエプロンなどを装着する．

②胎盤を明るく平らな場所に広げ，観察および計測を行う．

3 実施方法

①胎盤母体面→胎児面→卵膜→羊水→胎盤の重さの順で観察，計測する．計測者自身の血液曝露，周囲への飛散に十分に注意して行う（図2-39～図2-42）．

②計測後の胎盤を所定の場所に保管する（一時的に保管する場合は分娩室の近くに設置された冷蔵庫または冷凍庫，保管しない場合は感染性廃棄物容器に入れる）．

③観察，計測結果を記録する（p.128 図2-43）．

4 評価

①看護者は系統立てて，安全な方法で胎児付属物の観察と計測ができる．

②看護者は胎児付属物の観察と計測を通して，母児のリスク因子の有無や程度について判断できる．

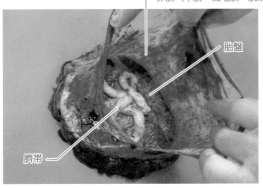

卵膜（羊膜・絨毛膜・脱落膜の3枚からなる）

胎盤

臍帯

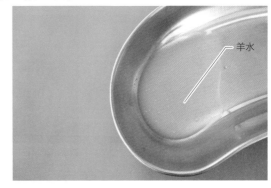

羊水

図2-38　胎児付属物（胎盤，卵膜，臍帯，羊水）

| 形　状 |

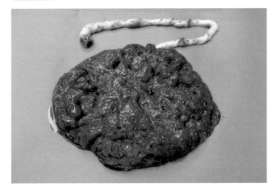

観察ポイント
①形状（正常であれば円形または楕円形），②分葉（正常であれば10～20個）
③白色梗塞の有無，④石灰沈着の有無，⑤欠損の有無
⑥副胎盤の有無，⑦色（正常であれば暗赤色），⑧凝血の有無

| 厚　さ |

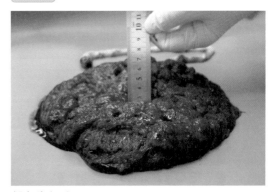

観察ポイント
・正常であれば厚さは約2cm

| 大きさ |

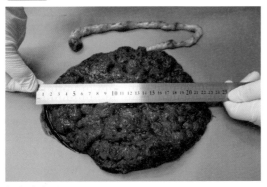

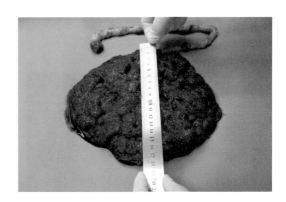

観察ポイント
・最長径と最短径を測定する．児の体重によるが，正常であれば大きさは20×20cm前後

図2-39　胎盤の観察ポイント（母体面）

125

胎盤の胎児面

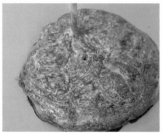

観察ポイント
- 血管の走行（正常であれば放射状または樹枝状）
- 卵膜（羊水混濁による着色の有無）

卵膜の裂口部位

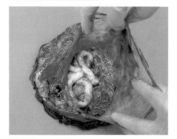

観察ポイント
- 色（羊水混濁による着色の有無）
- 欠損の有無

卵膜の強さ

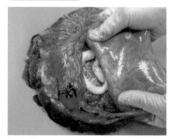

観察ポイント
- 容易に破れないかどうか

図2-40　胎盤の観察ポイント（胎児面）

臍帯の長さ

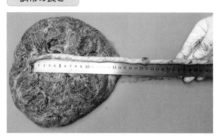

観察ポイント
- 正常であれば長さは約50〜60cm，新生児側に4cmほど残して切断するため，臍帯の測定値に4cmほど加え，長さを記載する．

臍帯の太さ（左：横径，右：縦径）

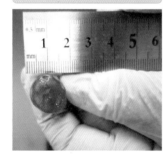
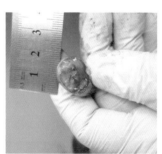

観察ポイント
- 正常であれば太さは1.5×1.5cm前後

真結節

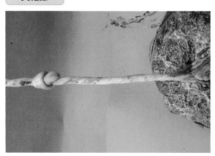

付着部位

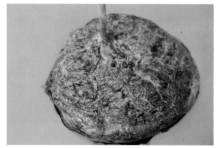

観察ポイント
- 側方・中央・辺縁・卵膜のどこに付着しているか

図2-41　臍帯の観察ポイント①

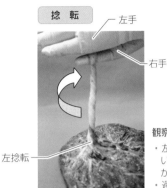

捻　転

左手

右手

左捻転

観察ポイント

・左捻転（臍帯の付け根で確認すると，捻転がわかりやすい．左捻転では両手で臍帯を挟んだとき，看護者の左手が奥，右手が手前に回る．左捻転が多い）
・過捻転・狭窄の有無（血行障害の可能性）

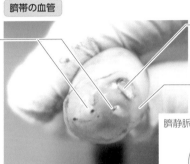

臍帯の血管

臍動脈（2本）
静脈血が走行，突出しているように見える．
胎児側から胎盤側へ静脈血を運ぶ．

臍静脈（1本）
動脈血が走行，口径が広い．
胎盤側から胎児側へ，胎盤の絨毛間腔で酸素を含んだ動脈血を運ぶ．

ワルトン膠様質
血管を包みこみ，臍帯圧迫から血管を保護する．

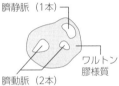

臍静脈（1本）

ワルトン膠様質

臍動脈（2本）

図2-41　臍帯の観察ポイント②

分娩シーツの羊水

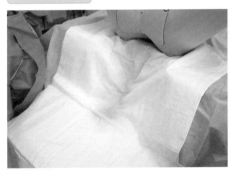

観察ポイント
・色（羊水混濁による着色・血性羊水の有無）
・におい（異臭は子宮内感染の可能性）

胎盤の重さ

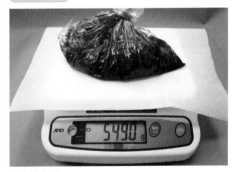

観察ポイント
・正常であれば，重さは胎児の体重の約1/6

図2-42　羊水の観察ポイントと胎盤の重さの計測

胎児付属物	観察項目	計測記録
胎 盤	娩出状態	⊂シュルツェ⊃ ・ ダンカン ・ 混合
	形 状	円形 ・ ⊂楕円形⊃
	大きさ	20 × 15 cm
	厚 さ	2.5 cm
	分 葉	⊂著明⊃・ 不著明
	白色梗塞	⊂無⊃ ・ 有, 多・少
	石灰沈着	⊂無⊃ ・ 有, 多・少
	欠 損	⊂無⊃ ・ 有 (× cm)
	副胎盤	⊂無⊃ ・ 有 (× cm)
	色	暗赤色
	重 さ	549 g (胎児体重の1/6)
卵 膜	性 状	⊂強⊃ ・ 中 ・ 脆弱
	裂 口	辺縁 ・ 中央 ・⊂側方⊃・ 不明
	欠 損	⊂無⊃ ・ 有
	黄 染	⊂無⊃ ・ 有
臍 帯	臍 長	50 cm
	太 さ	1.5 × 1.5 cm
	巻 絡	⊂－⊃ ・ ＋ (部 回)
	結 節	⊂－⊃ ・ ＋ (真結節 ・ 偽結節)
	付 着	⊂側方⊃・ 中央 ・ 辺縁 ・ 卵膜
	捻 転	⊂左⊃ ・ 右
	着 色	⊂無⊃ ・ 有 (黄染 ・ 緑染)
	血管分布	⊂放射状⊃ ・ 樹枝状
	血 管	臍帯動脈 2 本 臍帯静脈 1 本
羊 水	量	多 ・ ⊂中⊃ ・ 少
	混 濁	⊂無⊃ ・ 有 (黄・緑・血性)
	色	無色 ・⊂白濁⊃・ 透明
	異 臭	⊂無⊃ ・ 有

図2-43　胎児付属物の観察項目と記載例

plus α

胎盤娩出様式

シュルツェ様式：胎児面から娩出.

ダンカン様式：母体面から剝離し, 胎児面から娩出.

混合様式：一部は母体面から娩出され, 残りは胎児面から娩出.

plus α

白色梗塞と石灰沈着

白色梗塞（白い塊のような感触）：絨毛組織が壊死したもの.

石灰沈着（粒状のざららした感触）：絨毛組織の凝固壊死. 妊娠高血圧症候群 (HDP), 慢性腎炎, 過期産にみられる. 高度になると胎児の発育を妨げる.

■ 参考文献

1) 中山雅弘. 目でみる胎盤病理. 医学書院, 2002.
2) 石村由利子編. 根拠と事故防止からみた母性看護技術.
　 第3版, 医学書院, 2020.

16 分娩後2時間の観察

1 目的・適応

　分娩後2時間は，産道の裂傷や子宮の弛緩により異常出血がみられる場合があり，注意が必要な時期である．産褥復古が順調であることを確認し，子宮復古不全などの異常の早期発見と予防に努めるとともに，身体の回復を促す援助を行う．

　褥婦は家族と出産の喜びを分かち合い，児への愛情を深める時期でもあるため，これらに対しても同時に援助を行う．すべての褥婦が対象である．

2 準備

　体温計，血圧計，聴診器，ストップウオッチ，マスク，ディスポーザブル手袋，ナプキン，はかり，掛け物．

3 実施方法

a 留意点

①妊娠・分娩経過，新生児の状態について情報収集する．

②褥婦に観察の目的と方法を説明し，承諾を得る．

③家族との面会中である場合も多いため，プライバシーに配慮し，不必要な露出は避ける．

④悪露（おろ）に触れる可能性があるため，スタンダードプリコーションに基づき，ディスポーザブル手袋を装着する．

⑤観察は，30分から1時間ごとに行う．ただし，妊娠・分娩経過，合併症，出血量に応じて，適宜観察を行う．

⑥観察時は出血量のみならず，バイタルサインの異常（頻脈，低血圧，乏尿），ショックインデックスに注意して対応する．

⑦大出血を伴う場合は，産婦（褥婦）は気分が不快になり，血圧が低下し，ショック状態に陥る危険性がある．原因や出血部位の鑑別と迅速な対応が必要である．

b 全身状態の観察

　バイタルサインの測定，産婦の顔色，表情，疲労の程度．

c 産褥復古の観察

①子宮収縮状態（図2-44，表2-4）：子宮底の高さ・硬さ（子宮収縮状態は，悪露や出血の貯留，膀胱充満の状態に影響を受ける）．

②腹部の観察：腹直筋の離開，膀胱充満の有無．

③悪露の観察：量，性状，混入物の有無（遺残卵膜・遺残胎盤が排出されていないか）．

④子宮底の触診の際に悪露が排出されるかどうか，またその程度を併せて観察する．

⑤悪露は，ナプキンの重量をはかりで計測し，正確な出血量を算出する．分

分娩後2時間はなぜ注意が必要？

産道の裂傷部からの出血や，子宮収縮不良による出血（弛緩出血）など，異常出血が起こりやすいため．

➡ 子宮収縮不良の場合の輪状マッサージについては，p.147 図3-4参照．

plus α

会陰裂傷と会陰切開

会陰裂傷：分娩時に，会陰の伸展が不良な場合や，急速な伸展，巨大児などによって生じる会陰部の裂傷．会陰裂傷はその損傷の程度により第1度から第4度に分類される（➡ p.151参照）．

会陰切開：腟入口部から会陰の皮膚および腟壁を切開することによって，児の娩出を容易にするとともに，重度の裂傷を防ぐために行われる．

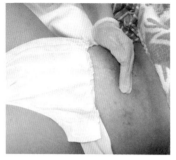

子宮底の硬さの観察

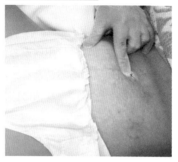

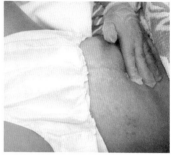

子宮底の高さの観察

子宮の外縁を探り，硬さの感触を確認する．

左は分娩後1時間：臍下1横指，右は分娩後2時間：臍高．

図2-44　子宮底の観察

表2-4　子宮底の硬度のめやす

子宮収縮状態	子宮底の硬度（ボールの硬さに例える）
良　好	腹壁と子宮の境界が明瞭で，硬く触れる（硬式テニスボール）
やや不良	境界は明瞭であるが，子宮は軟らかく触れる（硬めのゴムボール）
不　良	境界が不明瞭で，子宮が軟らかく触れる（軟式テニスボール）

娩後2時間以内の悪露（出血）量の正常範囲は，1時間に50g/以下を目安とする．

⑥会陰部（縫合部）の観察：発赤・浮腫・皮下出血・外陰血腫の有無（膨隆，拍動性疼痛，肛門痛，肛門圧迫感），疼痛の有無と程度，創傷がある場合は部位・程度と創痛の程度．

⑦肛門部の状態：脱肛，痔核の有無．

⑧膀胱充満の有無．

⑨後陣痛の有無・程度．

⑩血管が確保され，子宮収縮薬が投与されている場合は，正確な投与と管理を行う．

d 進行性変化の観察と援助

母子ともに状態が安定している場合は，早期母子接触や授乳の援助を行う（➡p.118参照）．

e 身体回復への援助

①食事：特に異常がない場合は，温かい食事や水分摂取を促してもよい．

②排泄：安静中はトイレ歩行ができないため，尿意の訴えや膀胱充満が認められた場合は，尿器を使用して排尿を促すか，排尿がみられないときには導尿を行う．

③休息・睡眠：母子の状態に応じて，休息や睡眠がとれるように環境を調節する．

④清潔：全身の清拭，寝衣を交換する．

plus α

外陰血腫

ヘマトーマ
（hematoma）．
会陰・腟壁粘膜下の血管が破綻・断裂し，血液が貯留した状態．
症状：腟壁・会陰の膨隆，拍動性疼痛，肛門痛，肛門圧迫感
原因：急速な分娩進行，過度の伸展，伸展力が不十分
対応：保存的処置（経過観察，腟内タンポナーデ），外科的処置（切開縫合，ドレーン留置など），感染予防（抗菌薬療法）

plus α

早期授乳による子宮収縮促進

授乳によって乳頭を刺激することで，下垂体後葉からオキシトシンが分泌される．オキシトシンは平滑筋を収縮させるため，子宮の収縮も促す．

⑤分娩後の初回歩行：分娩経過および分娩後の状態が安定している場合は，分娩後2時間以上経過してから，状態を確認した後に歩行を促す．

f 外陰部の疼痛へのケア

疼痛に対する観察および問診をした上で援助を行う．

冷罨法（れいあんぽう）　急性期の痛みでは，アイシングによって組織の代謝と酸素消費量を抑えることでフリーラジカルの発生を予防でき，組織の損傷を防ぐことができるとされる．また，保冷剤などでの冷罨法によって分娩後早期の創部の痛みや腫脹を軽減させるといわれている．

g 観察結果に異常が認められた場合

胎盤娩出直後の子宮底高は臍下2〜3横指（子宮底長：恥骨結合上11〜12cm），分娩時出血量は500mL未満が正常である．異常が認められた場合は，直ちに医師に報告し，対応する．

4 評価

①褥婦の一般状態が安定している．

②褥婦の退行性変化が順調に経過する．

③褥婦は安全・安楽に分娩後2時間を過ごすことができる．

■ 参考文献
1) 池川明ほか．特集：回復は育児を快適にする 産褥復古への支援：会陰縫合部痛．ペリネイタルケア．2006, 25 (3)，p.216-217.
2) 山田美也子．特集：「Do」と「Do Not」を見極め，秘訣を学ぶ！ 会陰保護技術 徹底マスター：産後の外陰部の痛みへの対応．ペリネイタルケア．2011, 30 (6)，p.516-520.
3) 平澤美惠子ほか監修．新訂版 写真でわかる母性看護技術アドバンス．インターメディカ，2020.
4) 櫛引美代子．カラー写真で学ぶ妊産褥婦のケア．第2版，医歯薬出版，2014.

17 帝王切開術時のケア

1 目的・適応

帝王切開術（cesarean section：CS）とは，子宮壁を切開して児を娩出する方法である．なんらかの理由で経腟分娩が困難な場合に，母児へのリスクを回避するために行われる．近年，その頻度は増加しており，2020年の厚生労働省の統計では，全分娩の約22％が帝王切開分娩（一般病院27.4％，診療所14.7％）であった[1]．帝王切開術は緊急度に応じて三つに分類される（表2-5）．

帝王切開術の適応には，①母体適応，②胎児適応，③社会的適応がある．

❶母体適応　心疾患や腎疾患などの母体合併症や，既往帝王切開術，前置胎盤などの産科合併症により，妊娠継続が困難な場合や，経腟分娩に耐えられないと判断される場合．

❷胎児適応　骨盤位・横位などの胎位異常や多胎妊娠，胎児機能不全などの場合．

❸社会的適応　母体や胎児に医学的適応はないが，妊婦の強い希望がある場合．

plus α
母親のケアと新生児のケア
児娩出後は，母親のケアとともに，出生直後の新生児のケアも並行して行われる．それぞれの援助者は互いに連携をとりながら行動する．

帝王切開術では
・術前・術中・術後の管理
・緊急の場面での対応
など，経腟分娩とは異なるケアが求められる．帝王切開術の特徴や流れを理解し，母児のケアを行う．

表2-5 帝王切開術の緊急度分類

分 類	目 的	適 応	決定後の流れ	日ごろの準備
超緊急帝王切開術（グレードA）	帝王切開術の決定から30分以内に児を娩出する.	常位胎盤早期剝離, 子宮破裂, 前置胎盤による大量出血, 死戦期帝王切開術*, 臍帯脱出など.	基本的には決定した産科医がリーダーとなる. マンパワーを確保し, 役割分担して, 本人や家族へ状況を説明し, 麻酔科医・手術室・小児科へ連絡して手術の準備を行う.	グレードA決定後, 1分でも早く手術が行えるように, 手術室や物品を準備するとともに, シミュレーションを行っておくことが重要である.
準緊急（予定外）帝王切開術	グレードAほどの緊急性はないが, できるだけ速やかに児を娩出する.	分娩停止, 胎児機能不全, 子宮内感染や選択的帝王切開術を予定している妊婦に陣痛発来や破水が起こった場合など.	本人や家族へ状況を説明し, 麻酔科医・手術室・小児科へ連絡して手術の準備を行う.	
選択的（予定）帝王切開術	なんらかの理由で経腟分娩が困難な場合に, あらかじめ日程を決定し, 計画的に帝王切開術を施行する.	既往帝王切開術, 前置胎盤, 児頭骨盤不均衡, 胎位異常, 多胎など.	術前検査, 出産前教室, バースプランの確認などを行う.	

2 準備

a 病棟

①術前の検査

血液検査（血算：白血球数, 赤血球数, ヘモグロビン値, ヘマトクリット値, 血小板など. 凝固系：フィブリノゲン, プロトロンビン時間, APTTなど. 生化学：Na, K, Cl, Ca, Cre, AST, ALTなど. 感染症：HBs抗原, HCV抗体, 梅毒など）, 心電図検査, 胸部X線検査, 下肢静脈エコー検査.

②術前の点滴：点滴スタンド, 輸液パック, 輸液セット, 留置針, アルコール綿, テープ類.

③絶飲食の確認

④手術同意書などの必要書類の確認

⑤弾性ストッキングの装着

⑥帰室後のベッドの準備（図2-45a）

体温計, 血圧計, パルスオキシメーター, 酸素流量計, 酸素マスク, 点滴スタンド, 電気毛布, 防水シーツ, 横シーツ, ガーグルベースン, 間欠的空気圧迫装置, ディスポーザブル手袋.

⑦新生児の受け入れ準備

搬送用クベース（図2-45b）, インファントラジアントウォーマー, ストップウォッチ, 聴診器, 体温計, メジャー, 体重計, 点眼薬, 母子標識用ネームバンド（母子が同じ番号）, 衣類（バスタオル, おむつ, 長着）.

b 手術室

①手術室の受け入れ準備（p.134 図2-46a）

点滴器具, 麻酔器具, 尿道カテーテル, 開腹時消毒キット, 手術器械, 産褥

用語解説 *

死戦期帝王切開術

妊産婦が心肺停止となった場合に, 妊産婦の救命を目的に施行される帝王切開術のこと. 妊娠20週以降の子宮は大動静脈を圧迫し, 有効な蘇生が望めないため, 大動静脈の圧迫を解除し, 母体循環血液量を増加させるために行われる.

a

酸素流量計 ─ 点滴スタンド

ベッドサイドモニター ─
(心電図, 血圧, 呼吸
数, SpO$_2$)

─ 防水シーツ

─ 電気毛布

ガーグルベースン ─

酸素マスク ─

ディスポーザブル手袋 ─ 体温計 間欠的空気圧迫装置

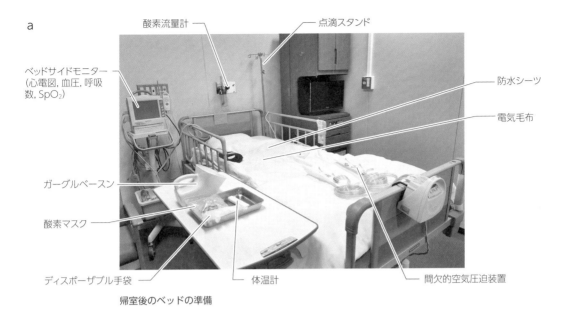

帰室後のベッドの準備

b

点滴スタンド ─

タオル ─

─ 点滴, 注射物品等

─ ディスポーザブル
手袋

酸素ボンベ ─

酸素マスク
アンビューバッグ

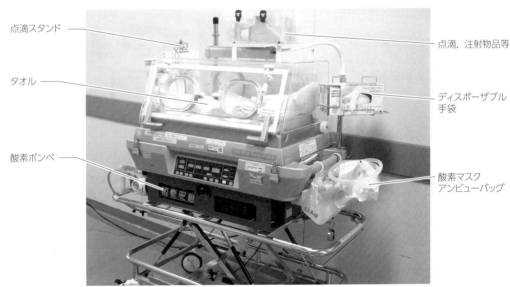

新生児搬送用クベースの準備
常に使用できるように, 毎日, 作動するか確認する. 手術開始前に電源を入れて温
めておく.

〈撮影協力：大阪医科薬科大学病院〉

図2-45　病棟の準備

a

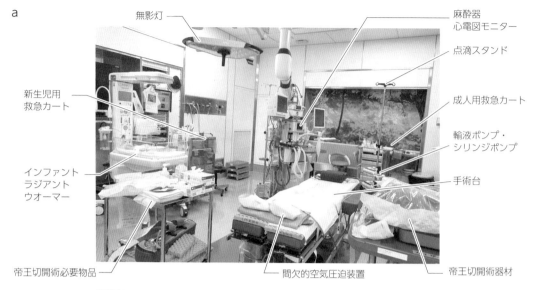

無影灯

麻酔器
心電図モニター

点滴スタンド

新生児用
救急カート

成人用救急カート

輸液ポンプ・
シリンジポンプ

インファント
ラジアント
ウオーマー

手術台

帝王切開術必要物品

間欠的空気圧迫装置

帝王切開術器材

手術室

b

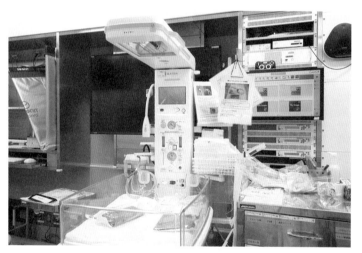

インファントラジアントウオーマーの準備
常に使用できるように，毎日，作動するか確認する．手術開始前に電源を入れて温
めておく．

〈撮影協力：大阪医科薬科大学病院〉

図2-46　手術室の準備

パッド，寝衣.

②新生児用物品の準備

インファントラジアントウオーマー（図2-46b），保温タオル，聴診器，パルスオキシメーター，心電図モニター，吸引器具，臍帯クリップ，臍帯せん刀.

蘇生用：アンビューバッグ，喉頭鏡（ライトを確認），気管チューブ，気管カテーテル，テープ類，緊急薬剤.

3 実施方法

a 病棟から手術室まで

病棟を出る前に，胎児の健康状態を超音波ドプラ装置または分娩監視装置によるCTG（胎児心拍数陣痛図）で確認する（図2-47a）.手術室への移送方法は施設によって異なるが，ベッド，車椅子，徒歩で行う.手術室に到着したら，手術室の看護師へ，①氏名，②妊娠週数，③帝王切開術の適応理由，④胎児情報，⑤緊急度，⑥既往歴，⑦アレルギー，⑧投薬，⑨最終飲食などについて申し送る.

b 手術室

手術室の看護師は，産婦の全身状態を観察し，**静脈血栓塞栓症**＊（venous thromboembolism：**VTE**）を予防するために，間欠的空気圧迫法を実施する（図2-47b）.麻酔導入後も，超音波ドプラで胎児の健康状態を観察する.

助産師は，キャップ，マスク，滅菌手袋を装着し，児が娩出されたら，ベビーキャッチをする（図2-47c）.インファントラジアントウオーマー上で，新生児の外表異常やアプガースコアを評価するとともに，保温や，必要時には口腔や鼻腔の吸引を行う（図2-47d）.

母子の状態が安定していることを確認してから，母子対面や早期母子接触を行う（図2-47e）.可能であれば，父親や家族も対面し，新生児と触れ合ってもらう.早期母子接触中は，常に新生児の顔色やSpO_2を確認する.看護師や助産師はその場を離れず，安全を確保する.

c 新生児の帰室

手術室から病棟に帰室し，家族と対面する（図2-47f）.出生直後は新生児の健康状態が変化しやすい時期であるため，新生児のバイタルサインや全身状態を観察したら，身長，体重，頭囲，胸囲を手早く計測して，クベースに収容する（図2-47g）.

d 母親の帰室

手術終了後，ベッドまたはストレッチャーで帰室する（図2-47h）.帰室後，①バイタルサイン，②悪露の量・性状，③子宮復古の状態（子宮底の位置，硬度），④創部の状態（発赤，腫脹，滲出液，出血），⑤麻酔の覚醒状態，⑥IN-OUT（輸液量，排尿量，出血量），⑦疼痛などの全身状態を観察する.歩行を開始するまでは間欠的空気圧迫法を実施し，子宮収縮薬の投与や輸液など，薬剤・点滴の管理を行う.

用語解説＊

静脈血栓塞栓症

深部静脈血栓症（deep vein thrombosis：DVT）と肺血栓塞栓症（pulmonary thrombo-embolism：PTE）を併せたもの.

帝王切開術はVTEのリスクファクターとされており，緊急帝王切開術ではさらにリスクが高まるといわれている.そのため帝王切開術では，弾性ストッキングを着用した上で，間欠的空気圧迫法を行う.なるべく手術が始まる前に開始し，手術後，歩行できるようになれば中止する.

手術前の問診・触診で下肢深部静脈血栓症が疑われる場合は，間欠的空気圧迫法を行わない.

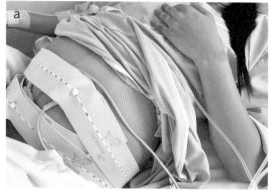

術前の胎児心拍数モニタリング

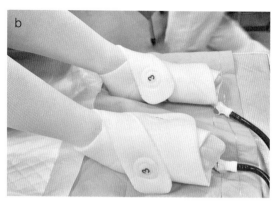

間欠的空気圧迫法

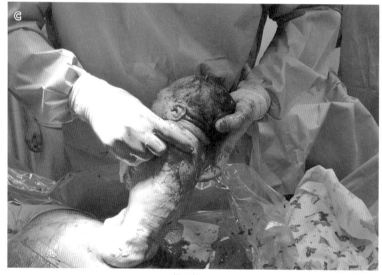

児の娩出

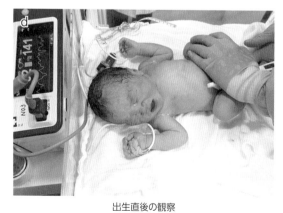

出生直後の観察

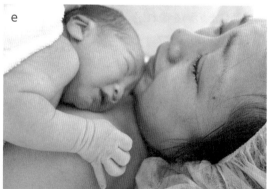

早期母子接触

図2-47　術前・術中・術後のケア①

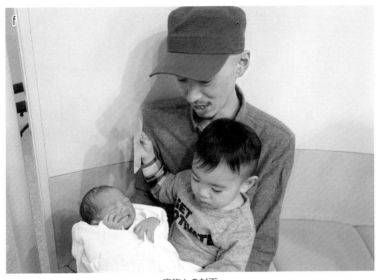

家族との対面

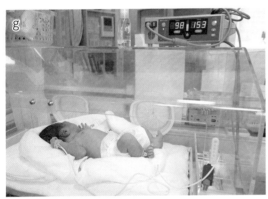

クベースでの新生児

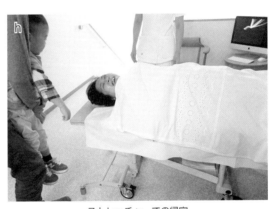

ストレッチャーでの帰室

〈撮影協力：神田マタニティクリニック〉

図2-47　術前・術中・術後のケア②

4　評価

①看護者は，帝王切開術に必要な物品を準備できる．

②看護者は，帝王切開術前・術中・術後の母児のケアができる．

③産婦が安全・安楽に帝王切開術を受けることができる．

■ 参考文献

1）厚生労働省．医療施設（静態・動態）調査（確定数）・病院報告の概況．2022．https://www.mhlw.go.jp/toukei/saikin/hw/iryosd/20/dl/09gaikyo02.pdf．（参照 2023-06-08）

2）日本産科婦人科学会／日本産婦人科医会編．"CQ004-2 分娩後の静脈血栓塞栓症（VTE）の予防は？"．産婦人科診療ガイドライン：産科編2023．日本産科婦人科学会事務局，2023，p.13-17.

3）村越毅編．帝王切開バイブル：術前・術中・術後のアセスメント＆ケアを時系列で網羅！　ペリネイタルケア．2018年新春増刊．2018.

3 褥婦の看護にかかわる技術

学習目標

- 褥婦の全身状態，子宮復古過程，悪露，会陰部・肛門部の創傷，排尿・排便のアセスメントとケアができる．
- 帝王切開術後の褥婦の全身状態を把握し，異常を早期発見でき，適切な処置・ケアにつなげられる．
- 産褥体操・骨盤底筋訓練により，褥婦の全身の復古を支援できる．
- 母乳育児確立のための基本的な授乳への援助を行い，セルフケアに向けて支援できる．
- 直接授乳が難しい状況にある褥婦に必要なケアを選び，適切に援助できる．

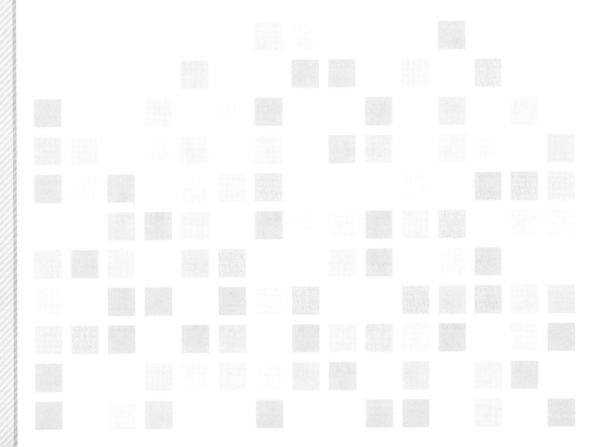

1 病室の環境調整

1 目的

褥婦の活動状況に配慮して，褥婦が過ごす部屋の環境を整える．分娩後24時間は分娩による疲労を軽減するための環境へ，その後は授乳や育児に適した環境へと，その合間に休息がとれるような環境に整える．

2 実施方法と留意点

a 温度・湿度を調節する

健康な人が快適に感じる程度の室温と湿度に調節する．分娩直後，一時的に悪寒や体熱感をもつことがあるため，室内環境と寝具で調整する．

b 換気を十分に行う

室内を換気することによって，汚染物質や悪臭，花粉や黄砂などの有害な空気を排出する．また快適な温度に調節できる．

c 十分かつ調整可能な採光と人工照明を準備する

採光は孤独感を和らげ，正常な日課を継続するために大切である．ただし，出生後7日未満の早期新生児期の授乳は昼夜を問わず，1日8回以上にわたる場合もあり，日中でも仮眠や休息が必要となる．そのため，褥婦が自由に採光を調節できるよう，清潔なブラインドやカーテン，夜間用の人工照明を用意する．母子同室の場合は，風や光が直接，児に当たらないようにする．

d 清潔な環境を保つ

産褥期は悪露が排出される．また授乳が始まると，母乳や人工乳が室内や備品などに付着し，細菌が繁殖しやすくなる．病室や授乳室だけでなく，トイレや洗面所を清潔に保つために，1日1回定期的に備品を清掃する．病室の床などにほこりがたまらないように，ウエットタイプのモップでの清掃も1日1回行うようにする．

医療者や面会者によって持ち込まれ得る感染症の病原体は，スタンダードプリコーションで対応する．面会者にも手洗いを促し，マスクを着用してもらう．感染症状がある人や感染症にかかりやすい子どもには，面会を控えてもらう．

➡ スタンダードプリコーションについては，p.122参照．

e 安全に，快適に，整理整頓する

可動式のベッドやオーバーベッドテーブル，サイドテーブルを使用するときは，必ずロックする．また褥婦にとって備品が適切に機能するよう，使いやすいように配慮して設置する．母子同室の場合，褥婦および児のベッドは，褥婦自身が日常生活を送るのに支障がなく，児の様子がよく見え，すぐに対応できる位置に配置する．ナースコール，育児用品，褥婦が普段よく使用するものは，褥婦の手の届きやすい場所に整える．

鎮静中の褥婦の安全や，分娩直後または帝王切開術後で創傷痛が強い褥婦の安楽を保持するために，ベッド柵や電動ベッドを使用する．

児の誘拐や所持品の盗難にも注意する．不審者に注意し，人が不在になる場

所には施錠する.

f プライバシーを保つ

　プライバシーを侵害されると，不安が強くなり，快適な休息をとることができなくなる．個々の褥婦のペースに合わせた休息，自由な母子のコミュニケーション，母子と家族との対話を促進するために，プライバシーの保持は大切である．個室でない場合は，カーテンなどで褥婦自身が管理できるスペースを確保する．騒音がある場合はドアを閉める．

g 災害対策

　災害大国の日本において，地震・台風・火事などのあらゆる災害で，母子を安全に救出するための備えが必要である．避難経路や避難方法は，目につきやすい場所に掲示しておく．

　母親が子どもを連れて避難する際に，落下物から身を守り，安全に移動するための災害対策用品（レスキューママN®など）が，近年，産科施設に普及している（図3-1）.

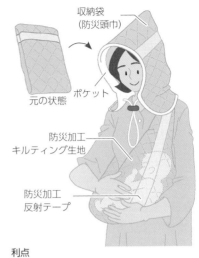

利点
①収納袋は，母親の頭部を保護する頭巾として使用できる．
②児を包み，本体内部の固定ベルトで児を安全に固定して避難する．
③避難所などではマットとして使用でき，児を包んだままおむつ交換ができる．

図3-1　災害対策用品（レスキューママN®）

3 評価

①病室環境によって褥婦の休養や睡眠が阻害されない．
②褥婦の転倒事故や児の転落事故が起こらない．
③褥婦と児は，病室環境を原因とする感染症を発症しない．
④災害時，褥婦と児が安全に避難できる．

➡ 災害時の支援については，ナーシング・グラフィカ『母性看護の実践』11章2節参照.

---

2 褥婦のヘルスアセスメント

1 目的

　医学的な問題のない褥婦には早期離床を促し，セルフケアができるよう支援する．そのためには，褥婦のヘルスアセスメントを適切に行うことが大切である．

　褥婦のヘルスアセスメントとは，単なる健康上の異常の有無を判断することではない．産後の身体的変化や精神的変化に適応する能力をどの程度備え，どのようなペースで成長していくことができるかを判断することである．

　新しい家族が増えたことによって，家族関係が変化・移行する時期でもある．その時期にうまく適応するためには，褥婦や家族が必要としていること（ニーズ）を把握することが重要である．

特に重要な観察ポイント
・感染症と出血の徴候の有無
・メンタルヘルスの状態

2 実施前の情報収集

　褥婦のヘルスアセスメントを行う際は，健康上のリスクがないかどうかを情報収集する．観察頻度は，産後1時間以内は15分ごと，2時間以内は30分ごと，その後24時間までは4時間ごと，24時間以降は8時間ごとに行う.

a 産褥期の感染症と出血のリスクアセスメント

　主に感染症と出血の早期発見と予防に努める．産褥期の感染症と出血の危険

plus α

産後24時間以内のアセスメント

産後24時間以内は，後述の子宮復古，悪露，会陰部・肛門部のアセスメントを同時に行う.

表3-1 産褥期の感染症の危険因子	表3-2 産褥期の出血の危険因子
・分娩中の機械的操作 ・糖尿病の既往 ・遷延分娩 ・留置カテーテルの使用 ・貧血 ・分娩中の複数回の内診 ・分娩の24時間以上前の前期破水 ・胎盤用手剥離 ・HIVなどの免疫系の異常	・急速遂娩 ・子宮弛緩 ・前置胎盤や常位胎盤早期剝離 ・分娩誘発や陣痛促進の実施 ・器械分娩（吸引分娩，鉗子分娩），帝王切開術 ・胎盤遺残 ・分娩第3期の遷延（30分以上） ・多産婦（3回以上） ・子宮過伸展（巨大児，多胎児，羊水過多症）

因子を表3-1，表3-2に示す．これらの危険因子があるかどうかを把握する．

b 母子関係のアセスメント

褥婦のメンタルヘルスの状態は，生まれた子どもへの関心や育児行動に反映される．褥婦と家族の関係，褥婦の自立度や活力，子どもを見るときの視線や抱くときの姿勢，睡眠や休息の程度を観察する．

褥婦（母親）の子どもへのアタッチメント行動に影響する因子には，①褥婦の成育歴，文化，家族関係，以前の妊娠体験，産後うつ病の既往，②子どもの因子（子どもの気質や健康状態），③医療者の影響（医療者の言動，分娩中のケア，母子分離，分娩施設の規則）が挙げられる．

3 実施方法

実施手順として，バイタルサインの観察→乳房→子宮→膀胱→腸→悪露→会陰と会陰縫合部→四肢→精神状態の順に，頭部から足先までの全身を系統的に診察する．

表3-3に示す産褥期の異常徴候に注目しながら，アセスメントする．

a バイタルサインの測定

❶**体温** 正常値かどうか．産褥熱，感染時は上昇し，出血時は下降する．

❷**心拍** 心拍数や強弱はどうか．出血後の早期は頻脈（100bpm以上）となり，その後は徐脈に変化する．感染時の徴候として頻脈が現れる．

❸**呼吸** 速さや深さはどうか．出血時には促迫し，浅く速くなる．

❹**血圧** 正常値かどうか．出血時は下降し，妊娠高血圧症候群では上昇する．

❺**浮腫** 有無と部位や範囲．下肢の場合は踝部や足背，下腿とくに脛骨部，大腿に圧痕が残るなど．全身の場合は手指のこわばり，顔面の浮腫，腹部に圧痕が残る．

b 問診しながら観察し，アセスメントする内容

❶**排尿** 回数，尿意の減少，尿閉，排尿困難，排尿痛，残尿感，尿漏れの有無．

❷**排便** 回数，性状，量，便秘や下痢の症状の有無．

❸**栄養** 食欲や食事摂取量．

❹**休息** 睡眠や休息の状態，疲労・倦怠感の状態．

❺**行動** 早期離床しているか，授乳や育児行動の様子はどうか．

plus α

褥婦のアタッチメント行動に影響する因子

褥婦の子どもへのアタッチメント行動に影響する因子については，妊婦健診での対話の中で少しずつカウンセリングを行う．

plus α

産褥期の診察ポイント

乳房（breast），子宮（uterus），膀胱（bladder），腸（bowels），悪露（lochia），会陰縫合部（episiotomy）／会陰（perineum），四肢（extremities），精神状態（emotional status）の頭文字をとって"BUBBLE-EE"と記憶する．

表3-3 産褥期の異常徴候	表3-4 授乳時の褥婦の行動観察
・体温 38℃以上 ・悪露の性状（色やにおい）の異常 ・霧視や斑点が見えるといった視覚の変化や頭痛 ・足の背屈に伴う腓腹筋の痛み ・会陰縫合部の腫脹や発赤，滲出液 ・排尿障害や灼熱感，残尿 ・息切れや呼吸困難 ・うつ症状や激しい気分の揺れ	・褥婦は子どもに触れているか． ・褥婦は子どもを育てていこうとしているか． ・褥婦の言動は一致しているか． ・褥婦の子どもの世話は一貫しているか．子育ての情報を求めているか，適切な情報から解決しようとしているか． ・褥婦は子どもの振る舞いや反応を見極めているか．褥婦は喜んで子どもの反応に応えようとしているか． ・褥婦は子どもの表情を喜んでいるか，子どもの性別を否定していないか，子どもに頻繁に話し掛けているか．

c 表情や対話の様子から心理状態をアセスメントする

　表情，会話の内容，声の調子，授乳や育児行動を通して，精神健康状態をアセスメントする（表3-4）．

4 評価

①褥婦は，感染症を発症しない．

②褥婦は，異常出血を起こさない．

③産褥期の感染症の危険因子がある褥婦が，感染症を悪化させない．

④産褥期の出血の危険因子がある褥婦が，異常出血に至らない．

⑤褥婦は異常徴候が早期発見され，適切な早期治療を受けることができる．

⑥褥婦が産褥期の精神的変化に適応し，親役割を遂行し始める．

⑦家族が，子どもが生まれたことによる変化に適応し始める．

3 子宮復古のアセスメントと子宮底の輪状マッサージ

1 目的・適応

　分娩後の子宮は，胎盤剝離面からの出血の止血機序として，子宮平滑筋が急速に強く収縮する．この**子宮復古**＊を促進し，分娩後の出血量を最小限にとどめることは，褥婦の心身を回復させる上で重要である．

　子宮復古過程のアセスメントは全褥婦に行う．子宮復古と悪露の排出が順調に進行していくと判断できるまでは，1日最低1回はアセスメントを行う．

　子宮復古は，早期離床によって悪露を速やかに排出すること，乳頭への刺激によって下垂体後葉からのオキシトシンの分泌を促すことで促進される．また子宮収縮薬によって促進する場合もある．子宮復古が不良のときは子宮底の**輪状マッサージ**を行い，子宮復古を促進する．

2 実施前の留意点

a 事前の情報収集とアセスメント

❶**分娩に関する情報**　分娩日時，出血量，分娩所要時間，破水から分娩までの時間，分娩後2時間時の子宮収縮の状態，分娩時裂傷の有無と程度，胎盤や卵膜の遺残の可能性，子宮復古不全のリスク因子の有無．

用語解説＊

子宮復古

妊娠・分娩によって変化した子宮が妊娠前の状態に戻ること．胎盤剝離面からの出血を止め，元の状態に戻すために子宮が強く収縮する（後陣痛）．

❷**子宮復古促進・阻害因子の有無**　全身状態，
早期離床か離床遅延か，適当な生活労作
か，排泄状態はどうか，授乳の状況，睡
眠の状況，子宮収縮薬の内服の有無．

❸**前回アセスメントの日時と子宮復古状態**
子宮底高（図3-2）または子宮底長，子宮
硬度，後陣痛の有無，悪露の性状と量．

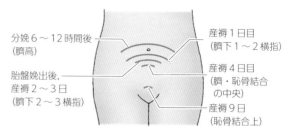

分娩6～12時間後
（臍高）

胎盤娩出後，
産褥2～3日
（臍下2～3横指）

産褥1日目
（臍下1～2横指）

産褥4日目
（臍・恥骨結合
の中央）

産褥9日
（恥骨結合上）

図3-2　産褥期の子宮底高の変化

b　診察前の褥婦への説明と配慮

①子宮復古の状態を確認する必要性と方法を伝え，了解を得る．

②正しくアセスメントするために，診察前に排尿を済ませておくよう協力を
得る．

③病室（または処置室）へ第三者が入室しないように配慮し，プライバシーを
厳守する．

④経日的変化を見るため，アセスメントの時間帯は一定にすることが望まし
いが，褥婦の休息を妨げないように配慮する．

3　実施方法

a　下腹部を露出する

①褥婦の左側に立つ（実施者の利き手が右手の場合）．

②褥婦が身に着けている衣類，腹帯（または産後用ウエストニッパー）を外
し，産褥ショーツを下げ，下腹部を露出する．ただし，不必要な露出は避
ける（図3-3a）．

b　子宮の位置を確認する

①褥婦の膝を屈曲させ（膝下に枕を置くか，褥婦自身に屈曲してもらう），腹
筋の緊張をとる．

②前回の子宮底高から子宮の位置を予測しながら触診し，子宮の位置と大き
さを確認する．丸い子宮の形に合わせるように両手の指先を丸め，左右両
側から触れる（図3-3b）．

c　子宮底の高さと硬さを確認し，子宮復古状態をアセスメントする

➡ 子宮底長・子宮底高の測
定については，p.31参照．

①子宮の位置を確認したら，子宮底の高さを確認する．軟らかい腹壁の上か
ら，子宮底の位置に手を差し入れるようにして確認する（図3-3c，d）．
臍部か恥骨結合上縁から，子宮底の位置までを1本の指の横幅で測定して表
記する．表記方法は，臍下○横指，臍上○横指，臍恥中央，恥骨結合上○横
指など．

②そのまま，手のひらと指全体で子宮を触診し，子宮の硬さを確認する．子
宮底が臍恥中央（臍と恥骨結合の中央）の高さの時期までは子宮は大きい
ため，手のひらから指全体で触診する．

③分娩後24時間以内は，子宮の硬さを確認する際に，悪露の排出状態も確認
する．

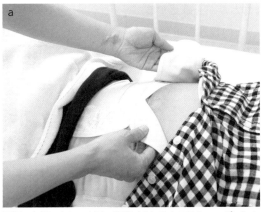

褥婦の左側に立ち，衣類，腹帯（またはウエストニッパー）を外し，産褥ショーツを下げ，下腹部を露出する．

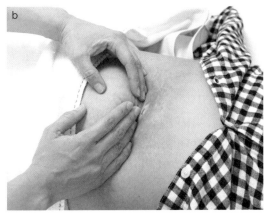

前回の子宮底高から子宮の位置を予測しながら，左右両側から触診し，位置と大きさを確認する．両手は，丸い子宮の形に合わせるように指先を丸める．

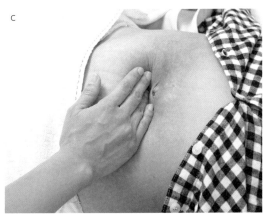

腹壁の上から子宮底の位置に手を差し入れるようにして，子宮底の高さと硬さを確認する．

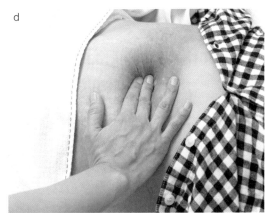

臍下2横指の場合．

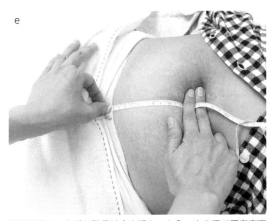

子宮底長は，左手で恥骨結合上縁を，もう一方の手で子宮底高を確認して測定する．

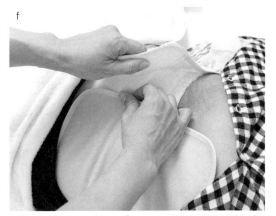

腹帯（またはウエストニッパー）で，妊娠・分娩時に緩んだ骨盤を固定する．腸骨を基点にしっかり伸ばして巻き，衣服を整える．

図3-3　子宮の位置・大きさの確認

④必ず前回の計測結果と比較し，復古が進行しているかどうかを確認する．

⑤子宮底を押したときに悪露が排出するかどうかと，その程度を併せて観察する．子宮復古不良によって出血が増加している可能性があるため，アセスメントに基づいて，褥婦の離床のステップを計画する．

d 子宮復古に関わる情報収集や保健指導を行う

①褥婦に，現在の子宮の位置を伝える．直接触れてもらうとよい．

②悪露の性質や排出傾向の変化はどうか（➡p.147参照）．

③後陣痛はどうか（特に産褥早期）．

④排尿時の状態はどうか（特に産褥早期）（➡p.153参照）．

⑤授乳時の新生児の吸啜の状況，乳汁分泌の状況はどうか．

⑥アセスメントの結果を伝え，セルフケア上で必要な事項の保健指導を行う．

e 子宮底長を測定する

①子宮底長は褥婦の膝を伸展させた状態で測定する．屈曲させていた膝を伸展してもらう．

②子宮底長は，妊娠期と同様，恥骨結合上縁を基点として子宮底高までを測定する．片方の手で恥骨結合上縁にメジャーを固定し，もう一方の手で子宮底高を確認して測定する（図3-3e）．

f 衣服を整える

①腹帯（またはウエストニッパー）を締める（図3-3f）．腹帯の高さは骨盤腸骨の位置とし，妊娠・分娩時に緩んだ骨盤を支持するため，子宮底を押さえるように締める．腹帯が緩まないように，腸骨を基点に腹帯をしっかり伸ばして固定する．腹帯の端は巻いた腹帯の下に差し込む．

②下げていた産褥ショーツを元に戻す．

③衣類を整える．

＊産褥ガードルの場合も，腹帯と同様に骨盤を支持できるように締める．

g 実施中の褥婦への配慮

①看護者の行為について，褥婦に説明しながら実施する．

②子宮復古は褥婦の身体の自然治癒過程であり，薬物による復古促進だけでなく，排尿や体動，授乳など子宮復古を促進するセルフケア能力を高める必要がある．子宮復古が良好な場合は良好であることを伝え，これまでのセルフケア行動を評価する．不良である場合は，良好になるためのセルフケアの方法と医療ケアについて説明し，セルフケア行動を再評価する．

plus α

子宮復古不良の原因

遷延分娩，胎盤・卵膜の遺残，膀胱・直腸の充満，過度の安静，多産婦，感染，妊娠中の子宮過伸展，難産，麻酔の影響，子宮の位置異常など．

4 子宮収縮不良の場合：輪状マッサージを行う

①子宮が軟らかく，子宮底長が前回と変わらないか上昇している場合は，子宮復古が不良であることを示している．子宮復古不良の原因をアセスメントする．

②腹壁上の子宮底に手を置き，子宮底上で円を描くようにマッサージする（図3-4）．軽度の子宮復古不良であれば，輪状マッサージによって直ちに

子宮の硬度が増し，子宮底が下降する．輪状マッサージをしながら，悪露の排出状態を同時に観察する．

③褥婦に子宮復古の状態を説明する．

④褥婦に子宮復古の促進・阻害因子の有無を確認し，保健指導に生かす．

⑤早期離床や授乳による乳頭刺激などの褥婦自身が行える子宮復古を促進するための方法や，輪状マッサージを伝える．

⑥子宮復古が良好にならない場合は，医師と治療を検討する．分娩当日から1日目で出血が増量する可能性がある場合は，血管確保と褥婦の行動制限についても検討する．

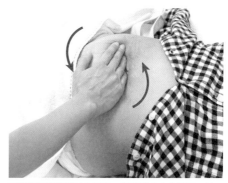

子宮底に手を置いたまま，円を描くようにマッサージする．子宮収縮を促す際に，後陣痛が強まることがあるため，褥婦に確認しながら行う．

図3-4　輪状マッサージ

5 評価

①褥婦の子宮が，産褥日数相当に復古する．

②褥婦自身が子宮を触知し，良好な硬さになっているかを確認できる．

③子宮収縮不良になる危険因子のある褥婦が，子宮復古不全を起こさない．

4 悪露のアセスメントとケア

1 目的・適応

悪露（おろ）とは，産褥期に性器から排出される分泌物をいう．悪露の量と性状は，子宮内膜や軟産道の創傷治癒の過程に伴って変化することから，子宮復古過程をアセスメントする上で重要である．子宮復古と同様に，経日的に変化するため，自然に良好に子宮復古が進行すると判断できるまでは，毎日，観察が必要である．実際には，子宮復古のアセスメントと同時に行うことが望ましい．

2 実施前の情報収集と留意点

a 悪露の変化

悪露の変化を 表3-5 に示す．

b 悪露の観察

分娩後24時間以内の褥婦や，帝王切開術後で安全に歩行ができるようになるまでは，悪露の観察は，子宮復古過程のアセスメントと併せ，ベッド上で行う．実際には，産褥用（生理用）ナプキンに付着した悪露から，量や性状を観察することになる．

産褥早期や帝王切開術直後の褥婦には，ナプキン交換や外陰部の診察時の負担を軽減するために，前側が開く産褥ショーツ，またはT字帯を使用することが多い．外陰部の露出を伴うため，看護者は褥婦の気持ちに十分配慮する．実施中は，看護者の行為について褥婦に説明しながら，手際よく丁寧に行う．

悪露の変化

分娩後の悪露には血液成分が多く含まれるが，子宮内の出血が徐々に止血され，子宮内膜が再生されると血液成分は減少し，白血球が主体となる．

➡ 悪露については，『母性看護の実践』6章3節参照．

表3-5　悪露の性状

産褥日数	名　称	色　調	性　状
1～3日	赤色悪露	赤色～暗赤色	血液が主成分である．鮮血性，流動性であり，凝血塊はみられない
3～4日から8～14日	褐色悪露	赤褐色～褐色	血性成分は減少し，白血球が増加する．血色素が変色し褐色化する
3～4週間	黄色悪露	黄色～淡黄色	血漿成分の減少と白血球が増加するため，色調が薄くなる．悪露の量が著しく減少する
5～6週間	白色悪露	淡白色～透明	子宮腺分泌成分が主体となる．血液成分はほとんどなくなる
6週間～	悪露の分泌は停止		子宮の創傷面の治癒が終了する

日本産科婦人科学会編．産科婦人科用語集・用語解説集．改訂第4版．日本産科婦人科学会事務局，2018より作成．
小林康江．"褥婦の看護"．母性看護の実践．第3版．小林康江ほか編．メディカ出版，2024，p.222.

c 事前の情報収集とアセスメント

子宮復古過程のアセスメントと同様である．

❶ **分娩に関する情報**　分娩日時，出血量，分娩所要時間，破水から分娩までの時間，分娩後2時間時の子宮収縮の状態，分娩時裂傷の有無と程度，胎盤や卵膜の遺残の可能性，子宮復古不全のリスク因子の有無．

❷ **子宮復古促進・阻害因子の有無**　全身状態，早期離床か離床遅延か，適当な生活労作か，排泄状態はどうか，授乳の状況，子宮収縮薬の内服の有無．

❸ **前回アセスメントの日時と子宮復古状態**　子宮底高または子宮底長，子宮硬度，後陣痛の有無，悪露の性状と量．

3 実施方法

a 子宮復古の観察に続いて産褥ショーツを外し，ナプキンを開く

①掛け物を膝下まで下ろす．

②寝衣がズボンの場合は脱がせて，前開きの場合はボタンなどを外す．

③露出を最小限にするために，両側の脚にタオルをかける．

④悪露の流出状況を観察するため，両脚を開いて，膝を曲げてもらう．

⑤外陰部とナプキンが見えるように前開きの産褥ショーツ，T字帯を外す（図3-5a，b）．

＊普通のショーツを着用している場合は，ショーツを脱いだ後，両脚にタオルをかけて，脚を開いて膝を曲げてもらう．

b 悪露の流出状態を確認する

①子宮の硬さを確認しながら，悪露の流出を確認する（図3-5c）．

②悪露量の正常範囲は，分娩後2時間以内は1時間に50g以下，それ以降はさらに減少する．悪露量が50g/時間を超える場合は，子宮収縮薬や血管確保について医師と検討する．

③子宮収縮が不良の場合は，輪状マッサージをしながら悪露の流出が止まるかを確認する．

c 外陰部を清拭する

①実施者は必ず手袋を使用する.

②褥婦がまだ歩行を開始していない場合は,外陰部を清拭する.

③清拭は温湯につけたハイゼ®ガーゼ（または綿花など）,滅菌蒸留水の清浄綿など軟らかく刺激が少ないもので行う.外陰部から殿部,仙骨部にかけて悪露が流れる範囲を丁寧に清拭する（図3-5d,e）.

d 新しいナプキンと交換し,寝衣を整える

①使用済みのナプキンを引き抜きながら,新しいナプキンを挿入する（図3-5f,g）.

②産褥ショーツを整える（図3-5h）.

③衣類を整える.

e 褥婦のセルフケア能力向上への教育

①身体的回復に伴って,歩行やトイレでの排泄が可能となれば,自分でナプキン交換を行うよう説明する.

②褥婦自身がチェックできるように,悪露の量や色の変化について説明する.

③卵膜や胎盤の遺残が考えられる褥婦には,事前に,悪露と一緒に遺残物の塊が排出される可能性があることを伝えておく.排出した際には,看護師が確認するため知らせてもらう.

④子宮復古過程と同様に,身体の自然な治癒過程であるため,看護者は褥婦と一緒に悪露を確認し,褥婦自身が自らの身体の回復を自覚できるよう支える.

4 評価

①悪露は,産褥日数相当に減少し,色調が変化する.

②褥婦自身が悪露を見て,良好に減少し,色調が変化していることを確認できる.

③胎児付属物の遺残が疑われる褥婦は,卵膜などの排出に気付くことができる.

④褥婦が,子宮復古不全に伴う異常な悪露の排出について理解している.

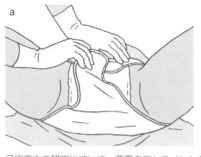
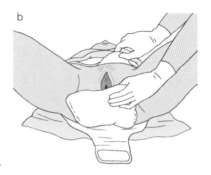

子宮復古の観察に続いて，悪露のアセスメントを行う．
産褥ショーツを外し，ナプキンを開く．
留意点：実際には脚にタオルをかけ，身体の露出を最小限にして行う．

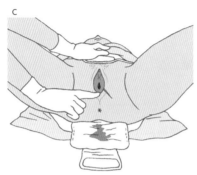

創部の周辺を指で触れ，離開，浮腫，血腫の有
無を確認する．
（➡p.151 参照）

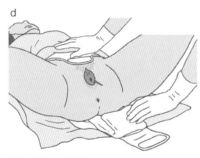
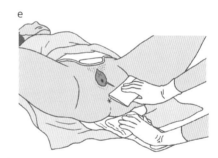

悪露で汚れた外陰部から殿部を，温湯につけたガーゼや綿花で清拭する．
婦人科処置台で実施する場合は，微温湯で洗浄後，乾燥したタオルかガーゼで清拭する．

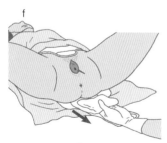
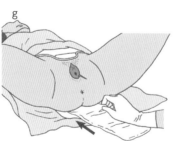
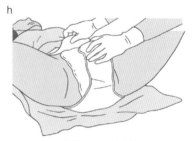

使用済みのナプキンを引き抜きながら，新しいナプキンを挿入する．　　　　　　　　　　産褥ショーツを整える．

図3-5　悪露のアセスメントとケア

5 会陰部・肛門部の創傷のアセスメントとケア

1 目的・適応

　分娩による会陰裂傷や会陰切開などの創傷，努責時に形成された脱肛などの分娩時創傷の治癒過程をアセスメントし，ケアを行う.

　分娩時創傷がある褥婦に対しては，定期的に全身状態と局所の視診を行い，創痛の程度と経日的変化について問診し，褥婦のニーズに対応する.

2 実施前の情報収集と留意点

　子宮復古，悪露のアセスメントと併せて行うことが望ましい.

a 事前の情報収集とアセスメント

❶**分娩直後の創傷の状態**　創傷の位置・程度，縫合方法，会陰の状態，創痛の程度，分娩時の総出血量.

❷**前回アセスメント時の創傷の状態**　創傷部の赤色変化，浮腫，離開，悪臭を伴う分泌物の有無.

❸**創傷治癒の促進・阻害因子の有無**　全身状態（感染徴候や貧血の有無），早期離床か離床遅延か．排泄状況（トイレやナプキン交換の回数，排便の有無）.

❹**創痛の影響**　離床は順調か，排泄状態はどうか，授乳の状況はどうか.

b 診察前の褥婦への説明と配慮

①分娩時の創傷部を確認する必要性と方法を伝え，了解を得る.

②診察は，ベッド上または婦人科用処置台の上で行うことが多い．病室（または処置室）へ第三者が入室しないように配慮し，プライバシーを厳守する.

③経日的変化を見るため，アセスメントの時間帯は一定にすることが望ましいが，褥婦の休息を妨げないように配慮する.

3 実施方法

a 会陰部と肛門部の視診と触診（表3-6）

①疼痛の有無と程度，激しい痛みが持続するかどうかを問診する.

②正しくアセスメントするために，局所を十分に露出する.

③創傷部の異常：創傷部の赤色変化，浮腫，離開，悪臭を伴う分泌物の有無を確認する.

表3-6　**会陰裂傷の分類**

第1度会陰裂傷	会陰の皮膚，腟粘膜の小部分および筋膜などの表層組織のみが損傷されたもの.
第2度会陰裂傷	筋層まで損傷を受けているが，肛門括約筋は健全なもの.
第3度会陰裂傷	会陰皮膚，腟壁，深部筋層，肛門括約筋，直腸中隔を損傷しているが，肛門または直腸粘膜は健全なもの.
第4度会陰裂傷	会陰の損傷，断裂に加えて，肛門粘膜，直腸粘膜が損傷しているもの.

④浮腫：分娩時は会陰に浮腫を生じ，分娩後24時間は浮腫が残る場合がある．創傷部周辺をやさしく触診して，軟らかければ問題ないが，硬い部分があれば血腫や感染の可能性がある．

⑤血腫：分娩中，胎児が軟産道を通過する際に腟や外陰部を圧迫し，周辺の動脈が断裂して，分娩直後から数時間の間に外陰部と腟傍組織，坐骨直腸部に血腫が発生することがある．出血は主に内出血のため，早期発見のためには局所の症状，褥婦自身の激しい疼痛感，バイタルサインに注意する．

⑥肛門部：痔核の有無と数，大きさ，経日的に軽減しているかどうかを確認する．痔核がある場合は，分娩後に浮腫が残ることがある．

⑦その他：縫合部の発赤，浮腫，皮下出血，癒合状態，硬結(こうけつ)，分泌物の有無を確認する．

b 会陰や肛門の創傷の治癒を促進させる

①褥婦に痛みの程度と，離床後の動静や授乳への影響を確認する．

②創痛による苦痛が全身の回復を遅延させる可能性があるため，歩行や座位，体位変換時の疼痛による体動制限があるか，排尿や排便を我慢する傾向があるかなどを観察する．

③生活動作で疼痛を増強させない工夫と，疼痛緩和のための対応をする．円座や産褥椅子を使用する．痔核や分娩後に浮腫が残る場合は，早期離床して局所の血流を促進し，痔静脈のうっ滞を除去する．弛緩した支持組織や括約筋を引き締め，強化することによって，徐々に軽減する．

④早期離床，産褥体操によって，骨盤底筋や外陰部の血液循環を促進する．

⑤創傷の治癒には栄養バランスが大切であることを伝え，創傷部の癒合および全身の回復を促進する．

⑥排泄状況を観察し，便秘や排尿困難がある場合には，緩下剤の使用や導尿について医師と検討する．

⑦定期的な観察によって異常を早期発見する．

⑧会陰部と全身の清潔を保つ方法を伝える．

⑨会陰切開や裂傷の縫合と治癒過程について説明する．

⑩創傷の異常所見は認めないが，創痛が強い場合には，鎮痛薬の使用について医師と検討する．

4 評価

①会陰部と肛門部の創傷は，産褥日数相当に癒合し，治癒する．

②会陰部や肛門部の創傷の疼痛が，褥婦の自制内である．

- 褥婦の排尿や排便が円滑に行える．
- 褥婦が睡眠や休養をとれる．
- 褥婦が育児行動をとれる．

6 排尿・排便のアセスメントとケア

1 目的・適応

　産褥期は利尿が亢進するが，分娩の影響によって排泄上の一過性の問題を生じる可能性があるため，全褥婦にアセスメントが必要である．回復の阻害因子を早期にアセスメントして排除し，回復を促進するケアを行う．

2 実施前の情報収集と留意点

a 分娩の影響についての情報収集とアセスメント

❶**分娩後の排泄能力の回復に影響を与える因子**　分娩第2期の所要時間，児の出生時体重や会陰の伸展性などによる骨盤内臓器への過度な負担の有無．

❷**会陰裂傷や会陰切開の創傷部位と創傷・創痛の程度**　尿道口に近い位置の会陰裂傷の有無，会陰裂傷の程度と位置．強い創痛は尿閉*や排尿困難の原因になる．

❸**肛門の状態**　痔核の有無と数，大きさ，疼痛の程度．

❹**便秘の原因となる因子の有無**　食事・水分の摂取量の減少，生活上の行動の減少，妊娠中の便秘．

b 診察前の褥婦への説明と配慮

①排尿・排便の回数とそれに伴う症状について確認する必要性と方法を伝え，了解を得る．

②経日的変化を見るため，アセスメントの時間帯は一定にすることが望ましいが，褥婦の休息を妨げないように配慮する．

③問診中に第三者に内容が漏れることがないように配慮し，プライバシーを厳守する．

3 実施方法

a 産褥早期の排尿に関するアセスメントとケア

①分娩後24時間は排尿困難，排尿痛，残尿感が生じやすい．

②分娩後4〜6時間以内に，自然排尿を促す．

③子宮復古を促進し，尿路感染を予防するために，3〜4時間ごとに排尿するように勧める．

④尿閉の場合は，排尿を促すケアを行う．

⑤会陰裂傷や会陰切開の疼痛が強い場合は，鎮痛薬の使用について医師と検討する．

⑥分娩後12時間以上経過しても自然排尿がない場合は，無菌操作で導尿を行う．その後も一定の間隔で排尿を試み，自然排尿がなければ導尿を繰り返す．

⑦頻尿または乏尿*があるかを確認する．

⑧産褥期は利尿が亢進する上に発汗が増え，乳汁分泌も始まる．褥婦の水分摂取の状況と，浮腫や妊娠高血圧症候群の主症状と関連付けて水分出納をアセスメントする．

用語解説*

尿閉

尿路の異常によって正常な尿の排出ができなくなった状態．原因は，尿道の閉塞と膀胱の機能不全に分かれる．

用語解説*

乏尿

成人で1日当たりの尿量が400mL以下の場合をいう．

b **産褥期の一過性排尿困難がある場合の排尿を促すケア**

①産後の一過性のものであり，自然に回復することを説明する．

②分娩後の適度な休息と早期離床を試み，定期的に排尿を促す．

　・排尿を促す試み：温かい飲み物や利尿作用の高い飲料を飲む．陰部に温水を流す．

③骨盤底筋訓練によって骨盤底筋の復古を促す．

④会陰裂傷や会陰切開がある場合は，疼痛を緩和する．

⑤尿路感染を防ぐため，排尿時に下腹部（膀胱）を圧迫しない．また，外陰部の清潔を保つ．

c **産褥期の一過性腹圧性尿失禁のアセスメントと予防ケア**

①分娩後は骨盤底筋が緩むことによって，一過性の腹圧性尿失禁が起こる可能性がある．

②予防として骨盤底筋訓練を行い，骨盤底筋の復古を促す．肛門，腟，尿道を引き上げる感じで骨盤底を締める．

➡骨盤底筋訓練については，p.163 参照.

d **産褥尿路感染症のアセスメントと予防ケア**

①尿路感染を予防するには，早期離床し，定期的にナプキンを交換して外陰部や腟に悪露が滞留するのを防ぐ．

②尿路感染症の症状がないか，観察する．

　・膀胱炎の症状：頻尿，排尿時痛，尿混濁，残尿感など．
　・腎盂腎炎<ruby>腎盂<rt>じんう</rt></ruby>の症状：急激な発熱，悪寒戦慄<ruby>悪寒戦慄<rt>おかんせんりつ</rt></ruby>，腰背部痛など．

③排尿がスムーズかどうかを観察し，子宮復古や悪露の状態と併せてアセスメントする．

e **産褥早期の排便のアセスメントとケア**

　分娩後は便秘傾向になることが多い．分娩後の動静，食事摂取の状況，腹部膨満感，痔疾患の悪化や排便時の会陰への負担，子宮復古の状態と併せてアセスメントする．

f **便秘予防のセルフケア**

　産後の早期離床，適度な運動，規則正しい食生活，食物繊維の摂取，水分摂取，規則正しい排便習慣，便意を感じたときに我慢しないこと，会陰・肛門部の疼痛緩和（便秘のときは腹部マッサージ）を行うように指導する．

g **痔核をもつ褥婦へのケア**

　痔核をもつ褥婦に対しては局所の清潔を保ち，疼痛やうっ滞を防ぐために円座を使用する．肛門部の腫脹や疼痛が緩和してから，痔核の還納を試みる．

h **分娩後 3 日以上排便がない場合のケア**

　分娩後 3 日以上排便がない場合は，緩下剤の使用を医師と検討する．排便コントロールのための薬物使用後，または浣腸を実施した後は，排便の有無と量，性状を確認する．

■ 排泄のセルフケア能力向上の教育

一過性であっても排泄困難がある場合，看護者は現状の説明を丁寧に行い，褥婦が自身の身体症状を理解し，自ら症状を改善するための行動がとれるよう支援する．

4 評価

①褥婦の排尿や排便に問題が生じない．

②排泄能力の回復過程にある褥婦は，排泄上の問題が改善される．

7 帝王切開術後のケア

1 目的・適応

帝王切開術には，選択的（予定）帝王切開術と緊急帝王切開術がある．いずれの帝王切開術においても，術後の観察の目的は，術後の状態の把握と異常の早期発見である．

全身状態が安定する術後24時間までは，経過時間によって観察のポイントが異なる．帰室時（帰室直後）は，手術から術後への移行が安定した状態となっているか，帰室後2時間までは，この間に発生する可能性のある合併症が生じていないか，帰室後6時間までは，循環動態が安定しているかと疼痛管理の状態を観察する．帰室後24時間までに早期離床の可否を判断して早期離床を勧め，血流低下によって生じる合併症予防に努める．24時間以降は，経腟分娩のヘルスアセスメント（➡p.141～143参照）に創部の観察を加えた全身の観察を行う（**表3-7**）．

手術室では，新生児との面会や接触が短時間であったり，授乳が実施できないことがある．全身麻酔下では，褥婦は児を出産した実感をもちにくい．そのため，術後の状態の観察の中で，麻酔の覚醒が十分であること，全身状態が安定していることを確認し，早期の母子接触に向けた看護を実践する．

➡ 帝王切開術後の褥婦の心理と看護については，『母性看護の実践』6章6節参照．

表3-7 帝王切開術後の観察ポイント

バイタルサイン	体温，呼吸数，呼吸音，血圧，脈拍数／心拍数
麻酔からの覚醒	意識状態：意識レベル清明，傾眠，呼名で覚醒，覚醒しない，悪心・嘔吐の有無
水分出納量	IN：輸液量，経口摂取量
	OUT（出血）：術中出血量，悪露の量
	OUT（尿・便）：尿量（自尿），尿量（膀胱留置カテーテル），尿比重，排尿回数，排便回数
観察項目	創部：創部の状態，創部痛の程度，創部からの出血の有無
	腹部：子宮収縮状態（子宮底の位置，子宮の硬度，後陣痛の程度），腸蠕動音の有無，排ガスの有無
	PCA（自己調節鎮痛）カテーテル刺入部：発赤・疼痛・滲出液・硬結の有無と程度，接続部の緩みの有無
	下肢：運動神経麻痺の有無
	排泄状況：尿意，自尿の有無，下部尿路症状の有無，便意，便の性状

2 準備

帝王切開分娩は手術による分娩であるため，産褥期の子宮底や悪露の観察に関する知識や技術は必須となる（➡p.143〜150参照）．既往歴，妊娠経過，手術に関する情報（手術適応，麻酔方法，術中IN-OUTバランス）を収集し，術後の影響についてのリスクアセスメントを行う．

a 術後24時間以内に生じる可能性のある異常のリスクアセスメント

手術に関する情報（手術適応，麻酔方法，術中の鎮静方法，術中出血量，帰室までの水分出納量），新生児の状態，早期母子接触の状態を確認し，術後24時間以内に生じる可能性のある異常を予測する．帝王切開術後に生じやすい異常には，**出血性ショック***，静脈血栓塞栓症，感染症がある．

b 帰室時の状態と観察間隔

帰室時の褥婦には，点滴，輸液ポンプ，膀胱留置カテーテルと蓄尿バッグ，硬膜外カテーテル，PCAポンプ，フットポンプ（間欠的空気圧迫装置）または弾性ストッキングが装着されている．また，褥婦の全身状態によって，心電図やパルスオキシメーターを装着する場合がある（図3-6）．帰室直後にこれらを確認し，その後は施設の基準に準じて観察する．一例として帰室直後，帰室後30分，1時間，2時間，3時間，5時間，以降は3〜4時間ごとに全身の状態と子宮復古状態の観察を行う．

c 必要物品

バイタルサインの観察には，血圧計，体温計，聴診器，パルスオキシメーターを準備する．子宮底と悪露の観察には，ビニールエプロン，ディスポーザブル手袋，新しいナプキン，清浄綿，ビニール袋を準備する．

3 実施方法

麻酔からの覚醒，意識状態を確認し，疼痛コントロールの程度を質問したり表情から観察する．次に，バイタルサインの観察，腹部（創部，子宮，腸蠕動

> **用語解説***
> **出血性ショック**
>
> 循環血液量は体重の7〜8％であり，15％以下の出血ではさほど大きな変化を示さない．15〜30％を超えると，頻脈，血圧低下，中心静脈圧の低下，ショック症状（冷汗，顔面蒼白，脈拍微弱，四肢の冷感など）が現れる．

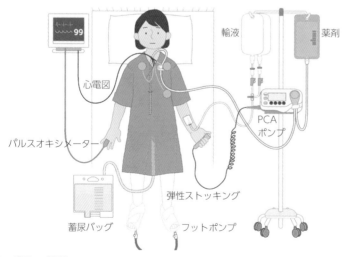

図3-6　術後の状態

音），悪露と膀胱留置カテーテルの固定状態，下肢と系統的に観察する．最後に水分出納（IN-OUT）バランスや輸液のルート，硬膜外カテーテルを観察する．併せて，カテーテル類の挿入部位の異常の有無，固定状況を確認する．各観察項目を確認後、記録用紙に記入する（図3-7）．バイタルサインの基準値と正常からの逸脱時の検討すべき事項を図3-8 に示す．

a 麻酔の覚醒状態

帰室時には，術後の急変が生じていないか，五感を使って意識状態，顔色，呼吸状態を確認する．皮膚蒼白・冷汗，発汗・皮膚湿潤，頻呼吸，意識障害は出血性ショックの徴候である．出血性ショックを起こす大量出血は，術後 1～2 時間に起こることが多い．

❶意識状態　帰室直後は，麻酔の影響で意識が清明でないことがある．呼び掛けに対して開眼やうなずくなどの動作ができるか，意思疎通ができるかといった覚醒状態を確認し，意識が清明になることを確認する．頭痛，悪心・嘔吐の有無も確認する．麻痺は，上下肢の動き，下肢のしびれや左右差を確認する．

❷疼痛コントロール　創部痛，後陣痛の有無，PCA*（自己調節鎮痛）のボーラス投与の状態を確認する．疼痛コントロールを行った上で，新生児との早期接触，早期離床に向けた看護につなげる．

❸脊髄くも膜下麻酔からの覚醒状態　下肢の運動や知覚状態を確認する．

b バイタルサイン

❶心拍数と脈圧の強弱　出血性ショックの初期症状は頻脈であり，続いて脈圧が低下する．

❷血圧　正常値の範囲か．出血時は，頻脈の後に拡張期血圧が上昇する．出血が持続すると収縮期血圧が低下する．妊娠高血圧症候群では上昇する．

❸呼吸　呼吸数，呼吸音，呼吸リズムの正・不正，呼吸苦の有無，チアノーゼの有無を確認する．出血性ショックでは収縮期血圧が低下し，呼吸数が増加する．呼吸音を聴取し，肺水腫や無気肺の有無を判断する．

❹経皮的酸素飽和度　正常値の範囲か．状態が安定していれば低下しない．

❺体温　正常値の範囲か．術後は麻酔の影響で低体温になりやすい．室温や電気毛布などでベッドを暖めて低体温を予防する．体温の上昇時は，術後の一過性のものか，過度な保温によるものかを判断する．

c 腹部

❶子宮収縮状態　子宮底の高さ，硬度，後陣痛の有無をアセスメントする．通常は子宮収縮が良好で，子宮復古不全を生じない．ただし，経腟分娩に比べて子宮収縮は緩徐である（図3-9）．子宮底の基本的な観察方法は➡ p.143子宮復古のアセスメントに準じる．

帰室直後，術後 1 日目くらいまでは腹壁上から子宮の形を目視でき，子宮底の位置を確認しやすい．創部痛に配慮し，子宮底を確認するために腹部を触

用語解説*

PCA

patient control analgesia．PCAポンプは患者が自己管理できる輸液ポンプ．褥婦が痛みを感じたとき，自分でスイッチを押すことで鎮痛薬が投与される．これをボーラス投与という．

➡ 帝王切開術後の子宮復古のアセスメントについては，『母性看護の実践』6章6節参照．

【帝王切開術の適応】 妊娠　　週　　日 手術の適応： □選択的帝王切開　□緊急帝王切開 最終経口摂取 排便時間	【術式】 皮膚の切開方法 □正中切開 □横切開 子宮の切開方法 □下節横切開 □古典的帝王切開 □逆T字切開	【麻酔方法・使用薬剤】 □硬膜外麻酔 □脊椎麻酔 □全身麻酔	【手術経過】 麻酔時間　　　時間　　　　分 手術時間　　　時間　　　　分 児娩出時間： 体重　　　g, Ap　/　　点　男・女 胎盤娩出時間　　： OUT 術中出血量　　　g(羊水込)＋尿量　　mL IN　輸液量　　　　　mL	【術前・術中の特記事項】

		訴え				
観察時間						
帰室からの時間						
主観的評価		訴え				
客観的評価（全身）	意識	意識状態				
		頭痛/眼下閃発/眩暈				
		気分不快/倦怠感				
	呼吸	呼吸数（回/分）/　整・不整				
		酸素飽和度（%）				
		酸素投与指示				
		肺雑音				
		努力呼吸				
		呼吸苦/胸痛				
	循環	血圧（mmHg）				
		脈拍/心拍数（回/分）/　整・不整				
		体温（℃）				
		悪寒/戦慄				
		発汗				
		皮膚色の紅潮/チアノーゼ/蒼白				
		皮膚の熱感/冷感				
	INTAKE	輸液　　種類/流量/輸液量				
		その他の薬剤				
		点滴刺入部の発赤/腫脹/疼痛				
		水分摂取				
		INTAKE合計				
	OUTPUT	尿量（mL）				
		尿の性状/尿比重				
		創部出血量（g）				
		悪露の量（g）				
		浮腫（部位）				
		OUTPUT合計				
	IN-OUTバランス					
客観的評価（各部位）	子宮	子宮底/硬度				
		後陣痛				
		悪露の性状/臭気/凝血塊				
	創部	創部出血/発赤/熱感/硬結				
		腫脹/離開/滲出液				
		創部痛				
	消化器	悪心/嘔吐				
		腹部膨満感				
		腸蠕動音				
		排ガス				
	下肢	可動性				
		下肢腫脹/疼痛/色調変化				
		ホーマンズ徴候				
		弾性ストッキング着用部位の異常				
		フットポンプ着用部位の異常				
	疼痛緩和	PCA				
		PCA刺入部の発赤/腫脹/出血				
	血栓予防・塞栓	体位				
		間欠的下肢空気圧迫法				
	子宮収縮促進	薬剤投与				
		その他				
	相互作用促進	新生児・家族との面会の様子				
		授乳の様子				
アセスメント		全身状態				
		疼痛の状態				
		麻酔の影響				
		子宮復古不全の可能性				
		縫合不全の可能性				
		感染の可能性				
		術後腸閉塞の可能性				
		血栓塞栓症の可能性				
医師への報告の必要性　無/有　（内容）						
プラン						

（作成者：武庫川女子大学　浅野浩子先生）

図3-7　帝王切開術後記録用紙

脈拍／心拍 (回/分)	尿量 (mL/kg/時)	血圧 (mmHg) 収縮期	呼吸 (回/分)	酸素飽和度 (%)	意識 (JCS)	体温 (℃)
170 160 150 140 130 120	≧0.5	200 190 180 170 160 150	>30 20〜25 11〜19	95〜100	Ⅰ 0 Ⅰ 1 Ⅰ 2 Ⅰ 3 Ⅱ 10 Ⅱ 20	40 39
110 100 90 80 70 60 50	<0.5	140 130 120 110 100 90 <80	0〜10	<95	Ⅱ 30 Ⅲ 100 Ⅲ 200 Ⅲ 300	38 37 36

□ 正常　□ 注意　■ 異常

拡張期：130 120 110 100 90 80 70 60 50 40

JCS

Ⅰ：覚醒している状態（1桁の点数で表現）	
0	意識清明である
1	見当識は保たれているが，今ひとつはっきりしない
2	見当識障害がある
3	自分の氏名・生年月日が言えない
Ⅱ：刺激に応じて一時的に覚醒する状態（2桁の点数で表現）	
10	普通の呼び掛けで開眼する
20	大声で呼び掛けたり，強く刺激するなどで開眼する
30	痛み刺激を加えつつ呼び掛けを続けると，かろうじて開眼する
Ⅲ：刺激しても覚醒しない状態（3桁の点数で表現）	
100	痛みに対して払いのけるなどの動作をする
200	痛み刺激で手足を動かしたり，顔をしかめたりする
300	痛み刺激に対して全く反応しない

JCS30よりも意識が悪い場合は緊急性が高い

逸脱時の検討事項

	脈拍／心拍	尿量	血圧	呼吸	酸素飽和度	意識	体温
上昇 または 増加	・感染 ・循環血液量減少 ・不整脈 ・不安	・循環血漿量増加 ・組織浮腫の改善	・妊娠高血圧症候群 ・高血圧合併妊娠 ・疼痛刺激 ・脳血管障害	・肺水腫 ・低酸素 ・感染 ・発熱 ・肺血栓塞栓症	・低酸素血症ではない	・JCS高 　↓ ・子癇発作 ・脳血管障害 ・羊水塞栓症 ・低血糖	・過度な加温 ・術後侵襲による体温上昇 ・脱水 ・感染
低下 または 減少	・薬剤誘発性不整脈 ・迷走神経反射	・輸液不足による循環血液量減少 ・持続する出血 ・血管内脱水 ・心不全	・循環血液量減少 ・羊水塞栓症	・薬剤による呼吸抑制 ・羊水塞栓症	・肺水腫 ・呼吸抑制 ・肺血栓塞栓症 ・羊水塞栓症	・JCS低 　↓ 　意識状態良好	・麻酔の影響

妊産婦死亡症例検討評価委員会／日本産婦人科医会. 母体安全への提言 2010. https://www.jaog.or.jp/sep2012/diagram/notes/botai_2010.pdf，（参照 2023-08-02）を参考に作成

図3-8　バイタルサインの基準値と逸脱時の検討事項

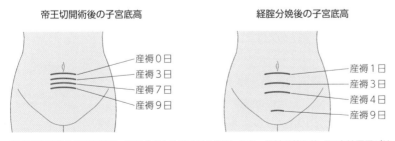

帝王切開術後の子宮底高　　　　経腟分娩後の子宮底高

帝王切開術後の子宮底高：産褥0日／産褥3日／産褥7日／産褥9日

経腟分娩後の子宮底高：産褥1日／産褥3日／産褥4日／産褥9日

帝王切開術後の子宮収縮は，経腟分娩と比較すると遅い．また，経腟分娩に比べて血性悪露が続く．

図3-9　帝王切開術後の子宮底高の変化

診することを褥婦に伝え，子宮底の位置にゆっくりとや
さしく指を当て，子宮底の位置と子宮の硬度を確認する．
産褥経過とともに子宮の形は目視しにくくなり，創部周囲
に硬結が生じて触知しにくくなる．その場合は，恥骨結合
上縁を目安に左右の指をそろえ，子宮の形を指先でゆっく
りたどりながら子宮の形を探る．子宮体部側方から子宮底
に指先を移動させ，子宮底の位置を確認する（図3-10）．

❷**悪露の状態**　悪露の性状，量，臭気を確認する．経腟分
娩に比べて悪露の量は少ない．術後1～2時間に異常な
性器出血が生じる可能性がある．ナプキン交換後には，
出血量を計測する．

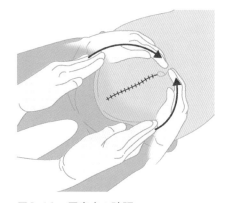

図3-10　**子宮底の確認**

❸**創部の状態**　創傷感染徴候（発赤，腫脹，疼痛，滲出液，出血，熱感，血腫）
の有無をみる．通常は，創部の異常は生じない．帰室直後には創部からの
出血に注意し，出血している場合は，観察ごとに出血の範囲が拡大してい
ないか注意する．

❹**腹部の状態**　腸蠕動音の聴取，腹部膨満の有無，鼓音の有無を確認する．麻
酔の影響により腸管の蠕動運動が抑制される．術後の時間の経過とともに，
腸蠕動音が聴取できるようになる．

d **下肢**

❶**下肢の感覚と可動性**　下肢の感覚，しびれ，左右差の有無，下肢を動かせる
か．麻酔からの覚醒と併せて，時間の推移で感覚の戻りを判断する．

❷**間欠的空気圧迫法もしくは弾性ストッキング**　作動状況，空気挿入接続チュー
ブの屈曲の有無，下肢の圧迫感の有無を確認する．下肢の感覚が戻った後
は，問診により下肢の痛みやしびれの有無を確認する．フットポンプは初
回歩行まで装着し，以降は弾性ストッキングを着用する．

❸**静脈血栓塞栓症の有無**　ホーマンズ徴候の有無，下肢の疼痛や腫張，皮膚色
の変化の有無を観察する．

➡ 静脈血栓塞栓症，ホーマンズ徴候については，『母性看護の実践』8章1節参照．

e **水分出納（IN-OUT）バランスとカテーテル類の確認**

❶**水分出納バランス**　輸液量，尿量，出血量（悪露）の観察時間ごとの量と積
算量をみる．末梢循環の改善と血栓症予防のために確認する．尿量は全身
の循環動態を反映する．

❷**カテーテル類の確認**　輸液の滴下量，点滴刺入部，輸液ルートの閉塞・抜去
の有無，針挿入部の発赤・腫脹の有無，固定の状態，尿の性状，膀胱留置
カテーテルの屈曲の有無をみる．水分出納バランスを確認する際，カテー
テル類の状況を併せて確認する．

4 **評価**

①術後24時間までの評価

• 褥婦は，術後の全身状態が良好である．

- 褥婦は，異常が早期発見され，適切な対処・ケアが受けられる．
- 褥婦は，支援を受けながら新生児と早期接触，早期授乳が実施できる．

②術後24時間以降は，良好な疼痛コントロールの下で早期離床した後，経腟分娩と同じ経過をたどることができる．

8 産褥体操

1 目的・適応

産褥体操の目的は，褥婦の子宮復古と悪露の排出を促すことである．また，血液循環を良くして産褥血栓塞栓症を予防し，排泄機能など全身の回復を促進する．

2 実施方法と留意点

産褥体操（図3-11）を1日2～3回行う．初日は①②，2日目から③④を加え，4日目から⑤⑥，6日目から⑦⑧を加える．妊娠・分娩の影響と，褥婦の疲労回復を考慮しながら進めていく．疼痛が強くて体操ができない場合は，疼痛を緩和しながら状態に合わせて行う．

①腹式呼吸
②骨盤を揺らす
③顎(あご)を胸につける
④手を持ち上げる
⑤膝を転がす
⑥殿部を持ち上げる
⑦腹部を引き締める
⑧膝を腹部に近づける

3 評価

①子宮は，産褥日数相当に復古する．
②悪露は，産褥日数相当に変化する．
③褥婦が産褥血栓塞栓症を発症しない．
④褥婦の排泄機能が回復する．

①腹式呼吸

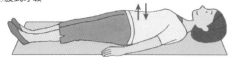

仰臥位で背を伸ばし，腕は体につける．腹筋を使って鼻から深く息を吸い込み，腹部を膨らませる．ゆっくりと口をすぼめながら息を吐き出し，腹筋を締める．

②骨盤を揺らす

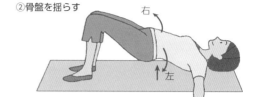

腕は左右に90°の角度に広げる．膝を曲げ，足を床につけ，腹部と殿部を締めて床につける．10数えながら背中をアーチのように上方に反らし，骨盤を左右に揺らす．

③顎を胸につける

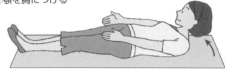

腕は体につけ，頭を持ち上げ，顎を胸につけるように動かす．

④手を持ち上げる

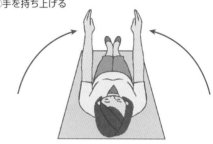

腕は左右に90°の角度に広げる．腕を90°に持ち上げて両手をタッチし，ゆっくり下ろす．

⑤膝を転がす

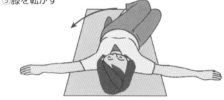

膝を曲げ，足底を床につけ，腕は左右に広げる．肩は床につけたまま，膝をそろえて片側にゆっくり倒す．元の位置に戻し，次にもう片側にゆっくり倒す．

⑥殿部を持ち上げる

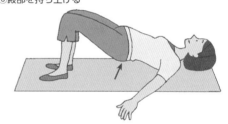

膝を曲げ，足底を床につけ，腕は左右に広げる．殿部をゆっくり持ち上げ，背中をアーチのように反らし，ゆっくり元の位置に戻す．

⑦腹部を引き締める

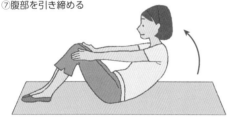

膝を曲げ，足底を床につける．ゆっくり頭を膝につけるように持ち上げる．腕は足のほうに伸ばす．

⑧膝を腹部に近づける

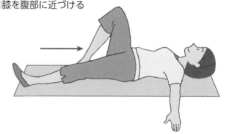

腕を左右に広げ，一方の膝を曲げ，足底を床につけて殿部まで近付ける．その後，ゆっくり膝を伸ばして元に戻す．もう片側も同様に繰り返す．

Olds, S.B. et al. Maternal-Newborn Nursing : A family and community-based approach. 6th ed. Prentice-Hall, 2000. p.942 を参考に作成.

図3-11　産褥体操

9 骨盤底筋訓練

1 目的・適応

　産褥期には尿失禁（多くは腹圧性尿失禁）を生じることがあるが，これは分娩による骨盤底筋群の弛緩と関連している．**骨盤底筋訓練**とは，骨盤底筋群の随意的な収縮と弛緩を繰り返す理学療法で，**ケーゲル体操**ともいわれる．その目的は，①骨盤底筋群を強化することによって尿道閉鎖圧を増強させること，②腹圧がかかった際に随意的に尿道括約筋を締め，尿失禁を回避することである．分娩によって生じた会陰部の創部痛が消失したら開始する．会陰切開や会陰裂傷によって縫合がある場合には，創部痛の改善が予測される産褥3週ごろを目安に開始するとよい．

2 実施方法と留意点

　実施のポイントは，正しい動作を習得し，継続することである．

a 実施への動機付け

　継続的な実施が必須であるため，褥婦自身が訓練の必要性を感じ，「自分のために実践しよう」と思えることが重要である．そのためには，訓練の目的や効果について事前に十分説明する．

b 正しい収縮動作を習得する

　骨盤底筋は，視覚的に動きを確認しにくい筋肉である．そのため，骨盤底筋を収縮させる際，殿部や大腿部の筋肉，腹筋を収縮させてしまうことがある．実施時には，これらの筋肉に力が入らないように伝えた上で，肛門，尿道，腟の周りの筋肉（骨盤底筋）を締めるように促す．その際，「排尿している時にお小水（尿）を止めるように」「おならを我慢するように」といった表現を用いて，収縮部位の理解を助けるようにする．指先を肛門括約筋の周囲に当て，硬くなったことが確認できれば骨盤底筋を動かせている．また，排尿時に尿を止められる，もしくは尿勢を弱められるかどうかを確認することで，正しい動作がとれているかを判断することも可能である（ただし，排尿を中断する行為は残尿につながる可能性があるため，日常的な実施は避ける）．

　分娩直後は会陰に疼痛やしびれ感が残っていて，収縮動作の指導が難しいことがある．妊娠中に，あらかじめ収縮動作について指導しておいてもよい．

c トレーニング方法

　慣れるまでは床に座るか，仰臥位で行う（図3-12）．両足は肩幅に開き，両膝を軽く立てる．骨盤底筋をできる限り強く，6〜8秒間締める．肛門・腟・尿道を持ち上げ，じわっじわっと引き上げるように行う．その後，力を抜いてリラックスする．これを8〜12回繰り返す．これらを1セットとして，1日3セット行うことを目標とする．目標量の実施が難しい場合は，少ない回数から開始するように促すとよい．慣れてきたらさまざまな姿勢で実践し，日常生活にも取り入れる．最低でも8週間は続けることを目指す．

3

褥婦の看護にかかわる技術

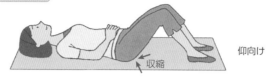

慣れるまでの基本姿勢

仰向け

収縮

①両足を肩幅に開き，両膝を軽く立てる．
②骨盤底筋をできる限り強く，6〜8秒間締める．
　肛門，腟，尿道を持ち上げ，じわっじわっと引き上げるように行う．
③力を抜いてリラックスする．
＊①〜③を8〜12回繰り返す（1セット）．1日3セットを目標に行う．

さまざまな姿勢

収縮

四つんばい

収縮

椅子に座る

収縮

机にもたれる

図3-12　骨盤底筋訓練と姿勢

d 留意点

　分娩によって緩んだ骨盤底筋は産後，徐々に回復していくが，立位をとった際に骨盤底筋が下にたわまなくなるまでに 3〜4 週間はかかる．そのため，分娩後から3週間はなるべく体を横たえ，臥床時間をとるようにする．さらに，重いものを持っても影響がない程度に骨盤底筋が回復するまでには 6〜8 週間を要するため，産褥2カ月ごろまでは重い荷物を運んだり，上の子どもを抱っこして外出することは極力避けるようにする．コルセットやガードルでウエストを締めることも骨盤底筋に大きな負担がかかるため，好ましくない．

3 評価

①褥婦が正しい骨盤底筋の収縮動作を理解し，習得できる．
②褥婦が骨盤底筋訓練の必要性を理解し，実施へのモチベーションをもつことができる．また，訓練を継続できる．
③尿失禁の自覚症状が改善する，あるいは尿失禁を予防できる．女性骨盤底の専門外来では，内診や腟圧計，筋電図などを用いて，骨盤底筋群の収縮状態や筋力を評価することもある．

10 授乳しやすくするためのソフトマッサージ

1 目的・適応

a 目的

　乳頭・乳輪部（乳頭乳輪体*）を軟らかくして，心地よく効果的に授乳できるよう支援する.

①乳頭をやさしく刺激することで，オキシトシンとプロラクチンの分泌を促し，射乳反射を誘発する.

②児の口腔内に入る乳頭・乳輪部を軟らかくし，伸展しやすくする.

③児が乳房をとらえて深く吸着（ラッチオン）でき，乳房から直接効果的に母乳を飲めるようにする.

④乳頭に傷をつくらないようにする. 痛みのない状態，または痛みを最小限にして授乳する.

b 適応

①乳房の緊満が強く，乳頭・乳輪部が硬いために深く吸着できないとき.

②乳頭に傷や痛みがある場合などに，乳頭への吸啜圧の負荷を少なくして授乳したいとき.

③児が人工乳首の吸い方に慣れていたり，口を大きく開けない，舌を歯茎より前方に出さないなどの一時的な機能上の理由により，乳房を深くとらえて吸着できないとき.

④唇顎口蓋裂や口蓋の形など児の哺乳に関わる形態的問題があり，少しでも乳房を唇や口腔の形態にフィットさせたいとき.

2 実施方法と留意点

①母親がリラックスできる環境を整える.

②実施者の手を温めておく. マッサージの前に，乳頭・乳輪部を温かいタオルなどで温めておいてもよい.

③痛みを与えないように注意して，乳房全体をやさしくゆっくり動かしてもよい（射乳反射が強い場合には，乳房は動かさないようにする）.

④片方の手は，乳汁がたまって硬くなっている乳房の部分を辺縁から支持する.

⑤もう一方の手の親指と人さし指を乳頭の縁にそっと置き，乳頭にやさしく触れてわずかに指を動かす（図3-13a）.

⑥乳頭が弛緩していることを確認したら，指を乳輪付近にそっと置く（図3-13b）.

⑦指を，母親の胸壁側に向かって垂直に押し入れる（母親が仰臥位の場合）. 指をゆっくりと乳房に沈めるように行う（図3-13c）.

⑧指が沈みきったところで，親指と人さし指の腹をそっと合わせる. 乳頭直下で指が合うようにする（図3-13d）.

⑨人さし指の側面と親指の腹を合わせ，乳房表面の皮膚をこすらないように

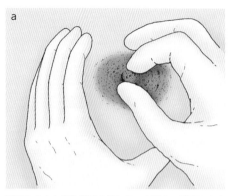

親指と人さし指を乳頭の縁にそっと置き，乳頭にやさしく触れてわずかに指を動かす．

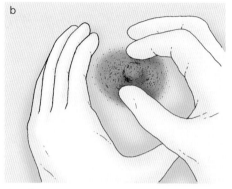

乳頭が弛緩していることを確認したら，指を乳輪付近にそっと置く．

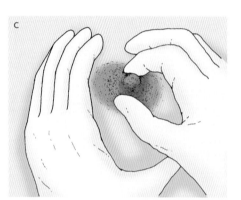

指を，母親の胸壁側に向かって垂直に押し入れる．指をゆっくりと乳房に沈めるように行う．

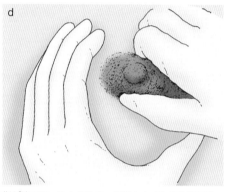

指が沈みきったところで，親指と人さし指の腹をそっと合わせる．乳頭直下で指が合うようにする．

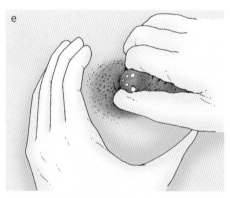

人さし指の側面と親指の腹を合わせ，乳房表面の皮膚をこすらないようにして親指内の力を乳頭先端方向にわずかにうねらせるように移動させる．乳汁を出して乳房の緊満を和らげたい場合には，c〜eを繰り返し行う．

図3-13　乳房のソフトマッサージ

マッサージのときの力の入れ方のこつ

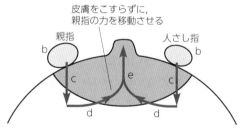

母親が痛みを感じないように行う．

して親指内の力を乳頭先端方向にわずかにうねらせるように移動させる．さらに乳汁を出して乳房の緊満を和らげたい場合には，⑦〜⑨の動きを繰り返し行う（**図3-13e**）．

⑩新生児の非栄養的吸啜（non-nutritive suckingまたはcall up sucking）と，栄養的吸啜（nutritive sucking）に似せた指の動きになるようにイメージする．

➡ 非栄養的吸啜と栄養的吸啜については，『母性看護の実践』7章4節参照．

⑪実施中は母親に痛みの有無をよく聞き，痛みを感じないように行う．痛みは乳房局所に過度な圧力が加わっているサインである．過度な圧力は，乳頭・乳輪部の収縮・浮腫・腫脹を引き起こすため注意する．また，痛みはオキシトシンの分泌と射乳反射を抑制する．さらに，痛いケアは母親との信頼関係に悪影響を及ぼすことに留意する．

⑫母親自身がこのマッサージを行うことができ，セルフケアできるよう支援する．

3 評価

①乳頭・乳輪部が軟らかく，伸展しやすくなる．
②母親の乳房緊満が緩和される．
③母親の乳頭痛が緩和される．
④児が容易かつ適切に吸着して，効果的に母乳が飲めるようになる．
⑤母親が方法を習得し，セルフケアできている．

11 授乳姿勢（ポジショニング）

1 適切で楽な授乳姿勢

1 目的・適応

母親と児が，快適・効果的・安全に授乳するために，個別的で適切な授乳姿勢をとれるよう支援する．

①母親が乳頭の損傷や痛みを予防したり，軽減させるための授乳姿勢をとれるようにする．
②児が効果的に乳房に吸着（ラッチオン）し，吸啜できる姿勢をとれるようにする．
③母子の自然な相互作用的交流を通して，母親は自分で適切な授乳姿勢を工夫し，児は自分から母親の乳房に吸着（セルフアタッチメント）しやすい姿勢をとれるようにする．

2 準備

①母子の心身の状況や好みに応じて，授乳場所に合った環境を整える．入院中はベッドや椅子に座ることが多い．日常生活ではこのほかに，ベッドや床に横になる・床に座る・立ち上がる・歩くなど，さまざまな場所で授乳

を行うことがある.

②ベッドを使用してリクライニング授乳する場合には，ベッドの角度（30～45°程度）を調節する.

③母子の体勢や位置を調節する物品として，枕，クッション，バスタオル，足台などを準備する．母親と児だけで適切な授乳姿勢をとることもできるため，過剰な物品の使用は控える.

④児のstate（ステート），おっぱいを欲しがっているサインを確認する.

⑤児，母親，支援者自身が落ち着いている状態であることを確認する.

3 実施方法

a 授乳に対するレディネスとニーズの評価・支援方法と程度のアセスメント

①出産直後からの早期母子接触・早期授乳・母子同室での授乳体験の有無.

②母親の疲労・緊張の程度，児の抱き方，母親の授乳姿勢の調節力.

③児のstate，授乳サイン，児の自己調節力.

④乳頭の痛みや傷などの乳頭トラブル，過度な乳房緊満などの乳房トラブルの有無.

⑤これまでの授乳姿勢では解決できない課題や問題の有無.

b 授乳支援の展開

①支援者が落ち着いて関わり，母子が穏やかになれるよう配慮する.

②授乳することのみを促すのではなく，母親が児に話し掛けたり，なでたり，児との触れ合いを楽しめるよう支援する.

③母親が児を抱き，母親が思うように授乳姿勢をとる様子を見守る.

④児のペース「赤ちゃん時間（Baby Time）」を尊重し，探索行動や吸着を試みる様子を見守る.

⑤支援者からの指示や助言は最小限にする.

⑥母親が感じたように児を手助けすればよいことを伝える.

⑦母親が戸惑っていたり，支援を求めたり，または支援者が必要と判断した場合に支援を行う.

⑧母親の了解を得て，乳房等に触れる.

⑨必要性を判断しながら，手を添えないハンズオフ（hands-off），母親の手の上に手を添えるような間接的に手を添えるハンズオンハンズ（hands-on-hands），直接手を添えるハンズオン（hands-on）のうち，適した支援を行う.

⑩母親の授乳方法に関する総合的な学習が促され，自信がもてるように支援する.

c 授乳姿勢の種類（図3-14）

❶横抱き（ゆりかご抱き）　児を胸の高さで抱き，児と母親の腹部は向かい合って密着している．児の頭は母親の腕（肘の内側あたり）で支え，殿部は手で支える．児の足を母親のウエストに巻きつけるようにすると，児が乳房

plus α

授乳と新生児の睡眠・覚醒（state）レベル

新生児のstate（➡p.201表4-3参照）はさまざまに変化する．医療者や母親はstate（状態）をよく見極めた上で児に対応することが重要である．顔の表情（特に口と目の動き），体幹・手足・指の動き，呼吸，啼泣，発声状態を観察して総合的に評価する．授乳に適しているのは，state 3～5である.

に近づきやすくなる.

❷ **交差横抱き（交差ゆりかご抱き）** 飲ませる乳房と反対側の手のひらと腕で児の肩甲骨周辺を支え，指は児の耳の後ろに添えて軽く支える．授乳する乳房側の手で乳房を支える．適切に吸啜していれば，乳房を支える手を外して横抱きにしてもよい．この姿勢は，児の頭と乳房との角度を調節しやすく，早産児，筋緊張の弱い児，探索反射や吸着の弱い児に適している．

❸ **脇抱き（クラッチ抱き・フットボール抱き）** 児の体を母親の脇で支え，児の足は母親の背中側にくる．母親の手のひらと腕で児の肩と背中を支え，指は児の耳の後ろに添えて頭を支える．クッションなどを用いて乳房と児の体の高さを調節する．飲ませる乳房と反対側の腕で乳房を支える．児の口元を確認しやすく，頭の動きと乳房との角度を調節しやすい．帝王切開術後の母親は，児の体で創部を圧迫されずに授乳できる．乳房の大きな母親，早産児，吸啜の弱い児等の授乳に試してみるとよい．

❹ **添え乳（寝た姿勢での授乳）** 母親が横に寝た姿勢で児は胸の高さに寝かせて，児と母親の腹部は向かい合い密着している．母親の頭，背中，足の間などにクッションなどを入れて，安定した快適な姿勢をとる．帝王切開術後の授乳や母親の体調が悪いなど安静が必要な場合，夜間の授乳時など休みながら十分に授乳したい場合などに行うとよい．

❺ **立て抱き（またがり座り抱き）** 児は母親の大腿にまたがって座らせ，児の鼻が乳頭の高さにくるように児の頭と肩を支える．母親の体や児の頭が前かがみになりすぎないよう気を付ける．深い吸着が難しい場合や，小さめの児に有用なこともある．

❻ **リクライニング授乳** 母親は背中全体が十分支えられた状態で，リクライニング姿勢（ファウラー位：角度は30〜45°程度）をとる．母親は，児を胸腹部に載せて殿部を両手で支えて抱く．母子の胸と腹部は密着し，児の頬や顎が母親の乳房近くの肌に接しているようにする．母親が児の表情や顔色を見やすい姿勢であることを確認する．児の手足や頭は自由に動かせるようにしておく．児が自発的に動くことによって，母親の体に対して縦・横・斜めなど，さまざまな位置になることもある．

リクライニング授乳は，授乳姿勢の一つとして自然に行われてきた方法で，誰でもいつでも行うことができる．特に児の哺乳欲求を引き出したいとき，座位による授乳がうまくいかないとき，乳房を嫌がったり，深く吸着できないときなどに試みるとよい．

**リクライニング授乳
の留意点**

・母親が児の顔色や表情を確認できる角度にする（30〜45°程度）．
・児が落下したり，隙間に挟まれないように，ベッド柵を用いて安全を確保する．
・うつ伏せに近い姿勢でいることによる窒息や急変リスクを考慮に入れて十分に見守る．
・母親には，うつ伏せに近い姿勢の児を抱いたまま眠り込んでしまわないよう留意することを伝えておく．

新生児の基本的ポジション

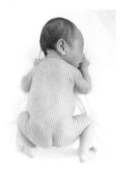

手はW，足はMの字

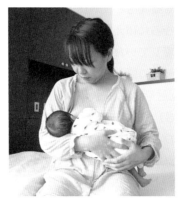

①横抱き（ゆりかご抱き）

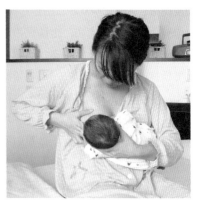

②交差横抱き（交差ゆりかご抱き）

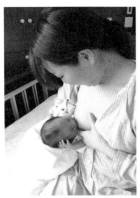

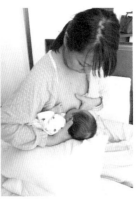

③脇抱き（クラッチ抱き・フットボール抱き）

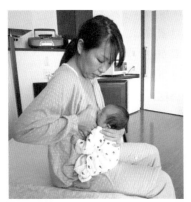

④添え乳（寝た姿勢での授乳）

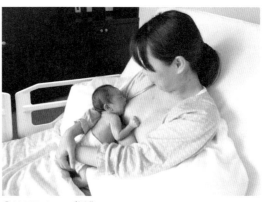

⑤立て抱き（またがり座り抱き）

⑥リクライニング授乳

〈撮影協力：日本赤十字社医療センター〉

図3-14　授乳姿勢の種類

170

新生児がリードする授乳

リクライニング授乳では,「重力」によって母親の体に児の体が自然に密着するため,母親が児を腕の力だけで支える必要がなく,児も重力を利用して吸着しやすくなる.児を落ち着いた状態にして,手足や顔が自由に動かせるようにすると,児の原始反射と哺乳行動などの能力を生かした生物学的本能に基づいた授乳(biological nurturing),児がリードする授乳(baby-led breastfeeding)が行いやすい.

出生直後の早期母子接触と早期授乳時の姿勢も,言い方を変えればリクライニング授乳である.

d 適切な授乳姿勢に共通するポイント

①児と母親がリラックスして快適である.

②児と母親の体が向かい合って,肌と肌が密着している.

③児の頭と体がねじれずに一直線(耳－肩－腰)になり,乳房のほうを向いている.

④児の下顎が乳房に接している.児の鼻と母親の乳頭が向かい合っている.

⑤児の頭や肩だけでなく,体全体や殿部が支えられている.

e 乳房の支え方

授乳開始時や授乳中に必ずしも乳房を支える必要はないが,児の吸着を促したり吸啜しやすくしたり,安定した授乳をするには,乳房を支えることが助けになる.児が乳房を深く吸着できるよう,乳房を支える母親の指は乳輪から十分に離れているとよい.

❶Cホールド* 親指は乳房の上部,その他の4本の指は下部を支える.

❷Uホールド* 親指とその他の4本の指の間を大きく開いて,乳房を下方から支える.

4 評価

母子の授乳場面を細やかに観察し,適切な授乳姿勢に共通するポイント,授乳観察用紙の項目(図3-15),リクライニング授乳の留意点に沿って評価する.

①母親と児が快適・効果的・安全に授乳できている.

②母親が方法を習得し,セルフケアできている.

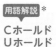

用語解説*
Cホールド
Uホールド

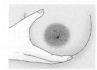

Cホールド

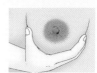

Uホールド

| 母の名前＿＿＿＿＿＿＿＿＿＿＿ | 日 付＿＿＿＿＿＿＿＿＿＿＿ |
| 赤ちゃんの名前＿＿＿＿＿＿＿＿ | 赤ちゃんの年齢（日齢）＿＿＿＿＿＿ |

授乳がうまくいっているサイン	困難がありそうなサイン
全 体	
母 親	
□健康そうに見える □リラックスしており，居心地がよさそう □母親と赤ちゃんとのきずなのサイン	□病気または落ち込んでいるように見える □緊張しており，不快そうに見える □母子が目を合わせない
赤ちゃん	
□健康そうに見える □穏やかでリラックスしている □空腹時，乳房に向かったり探したりする	□眠そう，具合が悪そうに見える □落ちつきがない，泣いている □乳房に向かわない，探さない
乳 房	
□健康そうに見える □痛みや不快感がない □乳輪から離れた位置でしっかり指で支えられている □乳頭の突出	□発赤，腫脹，あるいは疼痛 □乳房や乳頭が痛い □乳輪に指がかかったまま乳房を支えている □乳頭が扁平で，突出していない
赤ちゃんの体勢	
□頭と体が真っすぐになっている □母親の体に引き寄せられて抱かれている □体の全体が支えられている □赤ちゃんが乳房に近づくとき，鼻が乳頭の位置にある	□授乳をするのに，首と頭がねじれている □母親の体に引き寄せられて抱かれていない □頭と首だけで支えられている □乳房に近づくとき，下唇，下顎が乳頭の位置にある
赤ちゃんの吸着	
□乳輪は赤ちゃんの上唇の上部のほうがよく見える □赤ちゃんの口が大きく開いている □下唇が外向きに開いている □赤ちゃんの下顎が乳房に触れている	□下唇の下部のほうが乳輪がよく見える □口が大きく開いていない □唇をすぼめている，もしくは巻き込んでいる □下顎が乳房に触れていない
哺 乳	
□ゆっくり深く，休みのある吸啜 □哺乳しているときは頬がふくらんでいる □哺乳を終えるときは，赤ちゃんが乳房を離す □母親がオキシトシン反射のサインに気が付く	□速くて浅い吸啜 □哺乳しているときに頬が内側にくぼむ □母親が赤ちゃんを乳房から離してしまう □オキシトシン反射のサインがない
備考：	

UNICEF/WHO. 母乳育児支援ガイド：ベーシック・コース. BFHI 2009 翻訳編集委員会訳. 医学書院. 2009. p.166.

図3-15　直接授乳観察用紙

2 双子を出産した母親への授乳援助

1 目的・適応

　双子への授乳は，新生児の示すおっぱいを欲しがっているサインに応じて，一人ひとり別々に行うことも，二人同時に行うこともできる．母親が二人の児への授乳に対応できるよう支援する．

①同時に起こった二人の児の哺乳欲求に応えて，授乳できるようにする．

②母子ともに，心地よく授乳できるようにする．

③二人の児が確実に母乳を飲み取ることができるようにする．

④母親の授乳への負担を軽減できるようにする．

2 準備

　枕，クッション，バスタオルを複数用意しておく．そのほか，➡p.167「1 適切で楽な授乳姿勢」参照．

3 実施方法と留意点

①双子の授乳には，以下のような方法がある（図3-16）．

　・二人とも脇抱き（フットボール抱き）で授乳する．

　・二人とも横抱き（ゆりかご抱き）で授乳する．

　・一人は脇抱き（フットボール抱き），もう一人は横抱き（ゆりかご抱き）で授乳する．

②母親の体，肩，腕などに不必要な力が入らず，心地よく授乳できる姿勢を母親が見つけられるよう援助する．

③母親は二人の児への授乳や育児をどのように行っていったらよいか，当惑したり対処しきれないと感じているかもしれないことに留意する．

④まず，一人ずつの授乳場面で基本的な授乳への援助を行い，心地よく効果的に授乳できているかを確認する．

⑤母親が一人ずつの授乳に慣れ，それぞれの児の特徴や個性がわかったころに同時授乳を勧めるとよい．

⑥母親一人で，首が座らない新生児期の双子の同時授乳を行うのは難しいことも多い．支援者は，以下の手順で，母親が同時授乳を行えるよう援助する．

　1）母親が，心地よい授乳姿勢を整えたことを自分で確認する．

　2）U字クッション等で母親の周囲に柵を作るようにする．

　3）まず，最初に（より授乳しづらい）一人目の児を母親に渡して，児の姿勢を整えて乳房に吸着（ラッチオン）できたことを確認する．

　4）次に，二人目の児を母親の乳房近くに沿わせて姿勢を整え，母親が児を支えて児が乳房に吸着できたことを確認する．

　5）母親の体や腕，双子の姿勢がさらに楽になるように，小さなクッションやタオル等を差し挟む．

　6）母親がより楽になったか，双子の吸着・吸啜が安定して続いているかを

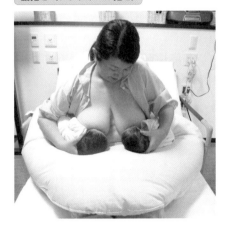
脇抱き（フットボール抱き）

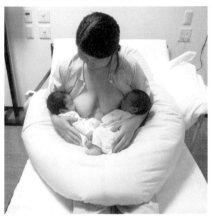
横抱き（ゆりかご抱き）

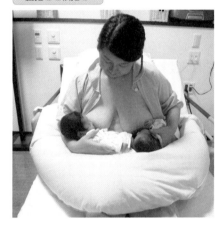
脇抱きと横抱き

〈撮影協力：日本赤十字社医療センター〉

図3-16　双子の授乳姿勢

　　確認する.

　7) 順調に授乳し始めても，途中で児の吸着が浅くなったり乳房から外れた
　　り，泣き始めたりすることもあるため，授乳中はそばにいて見守る．ベッ
　　ド柵を上げるなどして安全に留意する.

4　評価

①母親，児たちの体に不必要な力が入らず（またはリラックスして），穏やか
　な表情で苦痛なく授乳している.

②適切な授乳姿勢で効果的に吸着している.

③児たちが実際に母乳を飲み取っている.

④母親が授乳方法を習得し，必要な援助を得ながら可能な範囲でセルフケア
　できている.

3 帝王切開術後の母親への授乳援助

1 目的・適応

母親の帝王切開術後の創部の痛みを最小限にして，母子ともに心地よく授乳するための援助を行う．

2 準備

➡p.167「1 適切で楽な授乳姿勢」参照．

3 実施方法と留意点

①創部の痛みが強い時期は，母親の腹部に児の体が直接当たらないように，添え乳（寝た姿勢での授乳）やセミファウラー位にて脇抱き（フットボール抱き）で授乳するとよい（図3-17）．

②クッション，枕，バスタオルなどを活用する．創部が痛くないように，クッション等の位置を工夫する．

③母親の体・肩・腕などに不必要な力が入らず心地よく授乳できる姿勢を，母親自身が見つけられるよう援助する．

④手術直後から歩行開始までのベッド上安静期間など，母親が一人では十分に動けない場合は，授乳中に付き添ったりベッド柵を上げるなどして安全に留意する．

⑤創部痛や後陣痛のために授乳がうまく行えない場合は，疼痛緩和の援助を行う．

4 評価

①母親，児の体に不必要な力が入らず（またはリラックスして），穏やかな表情で苦痛なく授乳している．

②適切な授乳姿勢で効果的に吸着している．

③児が実際に母乳を飲み取っている．

④母親が授乳方法を習得し，必要な援助を得ながら可能な範囲でセルフケアできている．

添え乳（寝た姿勢での授乳）

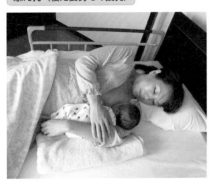

セミファウラー位での脇抱き

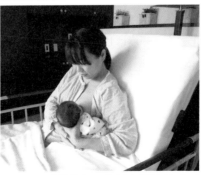

〈撮影協力：日本赤十字社医療センター〉

図3-17　帝王切開術後の授乳姿勢

12 吸着（ラッチオン）

1 目的・適応

　児は，自ら乳房（乳頭乳輪体➡p.165参照）に吸着し吸啜する能力をもっている．さまざまな理由により効果的に吸着できない場合には，工夫や手助けが必要となる．児が効果的に吸啜して母乳を効率的に取り込むには，乳頭だけを吸うのではなく，乳頭・乳輪部で形成された乳頭乳輪体（吸い口：teat）を深くくわえることが重要であるため，効果的な吸着ができるよう支援する．

2 準備

①母子ともにリラックスして，適切な授乳姿勢をとっている．

②児は授乳に適したstate（➡p.201参照）であり，おっぱいを欲しがっているサインが認められる．

③児，母親，支援者自身が落ち着いている．

3 実施方法と留意点

①児の頭はわずかに後方に傾き，乳頭下方の乳房に児の下顎が密着し，鼻は乳頭に向かっている．

②児が自然に口を開けて，自分で乳頭から乳輪にかけて深く吸着するのを見守る．

③児が自発的に口を開けない場合には，乳頭が児の鼻から唇に触れるようにして，児が口を開けるのを待つ．

④より深い吸着を促す場合には，「赤ちゃんの吸着を助ける方法」（図3-18）を用いるのも助けになる．

⑤より深い吸着を促す場合，母親はサンドイッチホールド（図3-19）を行うとよい．

⑥母親が，児が深く吸着するイメージを描けるように，「自分の口より大きなハンバーガーをくわえて食べようとするときの様子を思い描いてみましょう」と説明してもよい．

⑦泣いている児の舌は硬口蓋につくほど挙上し，乳頭・乳輪部を口腔内深くに入れることが難しいため，なだめてから再び吸着を試みる．

⑧母親が痛みを感じる場合には，児の口の端からやさしく指を入れて陰圧を解除して乳房から離し，もう一度はじめからやり直す．

4 評価（図3-20）

①児の口が大きく開いている．口角の角度は110～150°程度．

②児の口唇が外側に向いている．

③児の下顎が乳房に接している．

④児が上下非対称性に吸着している（児の口の上側の乳輪のほうが，下側の乳輪より多く見えている）．

⑤児が確実に母乳を飲み取っている．

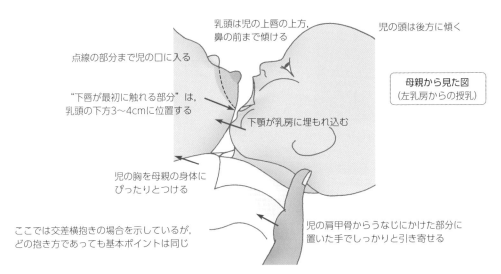

乳頭は児の上唇の上方，鼻の前まで傾ける

児の頭は後方に傾く

点線の部分まで児の口に入る

"下唇が最初に触れる部分"は，乳頭の下方3〜4cmに位置する

下顎が乳房に埋もれ込む

児の胸を母親の身体にぴったりとつける

ここでは交差横抱きの場合を示しているが，どの抱き方であっても基本ポイントは同じ

児の肩甲骨からうなじにかけた部分に置いた手でしっかりと引き寄せる

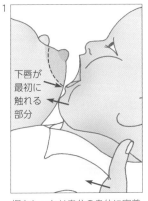

1

下唇が最初に触れる部分

児をしっかり自分の身体に密着させて抱き，顎と口が前に出るように頭を後屈させて，顎と下唇を乳房に触れさせ，児が乳房と乳頭を「探す」のを待つ

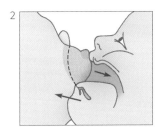

2

乳頭を児の上唇の上側につけて，児の両頬・顎・上下の唇が乳頭より下側の乳房に接しているようにする

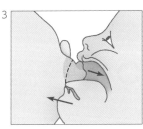

3

児の口が乳頭より下側の乳房の中央にきていて，下顎が大きく開き舌が下がっていることを確認する

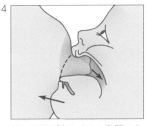

4

児の下唇が少なくとも乳頭の3〜4cm下にあり，素早く抱き寄せて児が乳房を含めるようにする．児の下唇が乳頭から離れているほど，児は口の中に乳房を多く含むことができる．児の背中と肩から抱くこと．決して児の頭を押し付けてはいけない

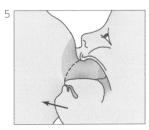

5

児の顎が乳房に埋もれ込み，上唇の下に乳頭が触れながら折り畳まれるように口の中に収まっていく．こうして，児の舌が乳房の下方にうまく収まり，乳頭が軟口蓋付近まで奥に入り，児は適切に吸着して吸啜を始める

© Rebecca Glover

日本ラクテーション・コンサルタント協会編．母乳育児支援スタンダード．第2版，医学書院，2015，p.169.

図3-18　赤ちゃんの吸着を助ける方法

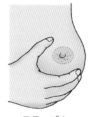 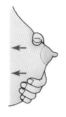 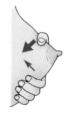

| ステップ1 | ステップ2 | ステップ3 | ステップ4 |

ステップ1：Cホールドで乳房を支える．親指は乳房の上部，ほかの4本の指は下部を支える．指は乳輪から十分に離れたところに置く．

ステップ2：親指と人さし指を合わせるようにして，やさしく乳房を圧する．それによって，乳輪は円形ではなく楕円形になり，児が吸着しやすい形になる．

ステップ3：胸壁または肋骨に向かって押すことで乳頭がさらに突出し，児が乳首をとらえやすくなる．

ステップ4：最後に親指のほうを4本の指より強めに押さえる．これで乳頭がわずかに上向きになり，児の口蓋の方向に向く．

Mohrbacher, N. et al. The breastfeeding Answer Book. 3rd ed. La Leche League International, 2003, p.73.

図3-19　サンドイッチホールド

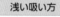 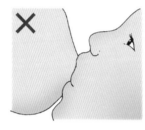 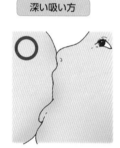

深い吸い方のポイント
①口が大きく開いている（口角の角度は110〜150°程度）
②口唇が外側に向いている
③下顎が乳房に触れている
④乳房の上方に比べ下方を深く含んでいる（上下非対称性の吸着）

図3-20　深い吸い方と浅い吸い方

⑥母親が吸着させる方法を習得し，セルフケアできている．

⑦不適切な吸着のサインがない．

不適切な吸着のサイン

- 口を開けなかったり，おちょぼ口をする．
- 下唇を巻き込んでいる．
- 児の舌が見えない．
- 頬がぴんと張っている，またはくぼみがある．
- 早い吸啜しかしない．
- 舌打ちをするような，舌を鳴らすような音が聞こえる．
- 授乳終了直後の乳首が，平らになったり筋ができていたりする．
- 授乳中や授乳後に痛みを感じる．
- 乳房から母乳が飲み取られず，乳房が張り過ぎることがある．

13 乳頭・乳輪部の浮腫を軽減させる方法（RPS法）

1 目的・適応

　出産前・中・後の過剰な輸液や水分摂取，授乳開始の遅延，不十分な授乳回数や不適切な授乳方法，不適切な手技で行った乳房へのマッサージ，不適切な搾乳器の使用などによって，乳房の強い緊満や乳頭・乳輪部の浮腫がみられ，直接授乳や搾乳が困難になることがある．このような場合，乳頭・乳輪部の浮腫を軽減するために**RPS法**（reverse pressure softening）を用いて支援する（図3-21）．

①母親に痛みや不快感を与えずにケアを行う．

②乳頭や乳輪の皮膚組織の損傷を予防する．

③乳頭・乳輪部を伸展させやすくする．

④母親の授乳時の乳頭痛や不快感を軽減する．

⑤児の適切な吸着と吸啜運動を促す．

⑥射乳反射を起こりやすくする．

⑦その後の乳頭・乳輪部へのケアや，手や搾乳器による搾乳を行いやすくする．

2 実施方法と留意点

①RPS法は，1回ごとの吸着の直前に指で行う．

②乳頭の付け根周辺の乳輪部に指を置き，胸壁に向けて60秒またはそれ以上じっとやさしく圧力をかける．指先は乳頭に触れている．

③母親自身が行う場合は，乳頭の付け根の乳輪部に両手の親指を一本ずつ置くか，その他の複数の指を置く．

④支援者が行う場合は，両手の親指の腹を乳頭の付け根に置く．指を置き換えて乳輪全体の浮腫を軽減させる．

⑤浮腫を一時的に軽減させて乳頭周囲の乳輪にくぼみを作り，吸着させやすくする．乳輪の軟らかさを確認する．

⑥浮腫が強い場合には，母親が仰臥位になり，複数の指で1分から3分以上持続的に圧してもよい．浮腫が強ければ，さらに長い時間行うこともある．

3 評価

①母親が痛みや不快を感じない．

②乳頭・乳輪部の浮腫が軽減し，上記の目的 ① ～ ⑦ を達することができる．

③RPS法の実施後に浮腫が増悪しない．

④母親がRPS法を習得し，セルフケアできている．

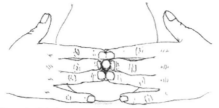

両手ワンステップ方式
爪を短く切り，指先を曲げる．指先は乳頭のへり
に触れている．

Drawn by Kyle Cotterman

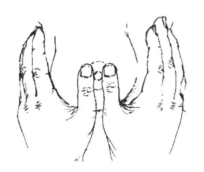

支援者が手を当てている場合

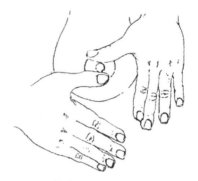

母親が手を当てている場合

両親指ツーステップ方式
①親指を真っすぐにし，爪の付け根が乳頭のへりにくるように置く．
②1/4回転，指を移動させ，乳頭の上下でも行う．

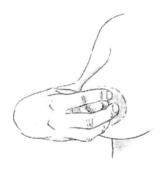

片手フラワーホールド（Rachel Myr. CNM考案）
爪を短く切り，指先を曲げ，児の舌が当たるところに
指を置く．

Cotterman, K.J. Reverse Pressure Softening. Simpler RPS instruction sheet.
Drawn by Kyle Cotterman.

図3-21　RPS法

14 搾 乳

1 目的・適応

　以下の目的のため，衛生的かつ母親に苦痛を感じさせることなく，母親の乳
房から搾乳する．また，母親が搾乳方法を習得し，セルフケアできるよう支援
する．

①直接授乳が難しい児に母乳を飲ませる．

・児がNICUに入院しており，母親と児が離れているとき（母子分離時）．

- 児が乳房に適切に吸着（ラッチオン）できない，効果的に吸啜できない，母乳が飲み取られていないとき．
- 母親の入院，仕事，外出などで，母親と児が離れているとき．
- 母親が服薬しており，母乳を飲ませられないとき．

② 乳汁分泌の開始が遅れている，または低下した乳汁分泌を増加させる．

③ 乳房の緊満や特定部位のうつ乳による，母親の不快感や痛みを緩和する．

➡ 授乳中の母親への与薬については，『母性看護の実践』7章7節参照．

❷ 準備

- 搾乳容器，ディスポーザブル手袋．
- 消毒されている搾乳容器を用いる．容器は広い口のほうが搾乳しやすい．
- 乳汁が少量であれば，注射用シリンジを用いて乳汁を集める．

　支援者が搾乳する場合は，標準予防策（スタンダードプリコーション）の基準に準じてディスポーザブル手袋を着用する．滅菌されていない手袋を使用する場合は，着用後にも手洗いを行う．

➡ スタンダードプリコーションについては，p.122, 206参照．

❸ 実施方法と留意点

　支援者が搾乳する場合と，母親が自分で搾乳する場合がある（図3-22）．母親が搾乳方法を習得できるよう促すには，はじめに支援者が射乳のメカニズムを活用した搾乳の具体的な手技を，乳房の模型などを用いて説明するとよい．

① 母親がリラックスしていることを確認する．

② 児のそばで搾乳したり，児の写真を置く，児のことを考える，児のにおいのついた衣類を置く，音楽を聴くなど，射乳が起こりやすい環境を整える．

③ 石けんで手を洗う．滅菌手袋を用いない場合は，手袋装着後も手洗いをする．

④ 清潔な搾乳容器を準備する．乳頭と乳輪は，滅菌水で拭いたり消毒したりしない．乳頭と乳輪を痛める原因になり，常在菌や母親のにおいを取り去ることにつながる．

⑤ 乳汁が出やすくなるように，搾乳前に乳房をやさしくマッサージしてもよい．マッサージには乳房全体を手のひらで支えて動かす，支えた手の親指と人さし指を転がすようにうねらせる，指で小さな円を描いてスペンスの尾部*や乳房の下方から乳房全体をマッサージするなど，さまざまな方法がある．母親が自分にとって一番よい方法を見つけられるよう援助する．

⑥ 乳頭が冷たく収縮していれば，乳頭・乳輪部を温タオルや温かい手で温める．

⑦ 乳汁が出るまでは，ソフトマッサージの手順（➡p.166）を参照して乳頭・乳輪部を軟らかくする．乳頭が弛緩する，または射乳反射が起こり始める頃合いを確認する．

⑧ 搾乳する手指の力を抜き，乳頭の中心から2〜3cm程度離れたところ，または乳輪の外側あたりに親指と人さし指を対角線上にそっと置く．乳汁が出始めたら，児の吸啜・嚥下・呼吸のサイクルをイメージし，リズミカルに搾乳する．

⑨ 乳房に搾乳による過度な圧力をかけないようにする．痛みを感じない範囲

用語解説*

スペンスの尾部

上外側四半部区域から腋窩に向かう部分に解剖学的突出部があり，この部分をスペンスの尾部という．多くの乳腺腫瘍は上外側四半部区域とスペンスの尾部に発生する．

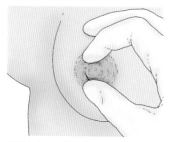

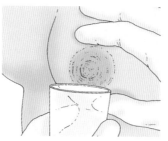

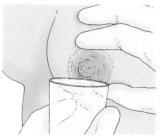

親指と人さし指を乳頭のへりにそっと置き，乳頭にやさしく触れてわずかに指を動かす．

乳頭が弛緩，または射乳反射が起こり始めたら搾乳を開始．乳輪の外側に指を置く．

指はそのままの位置で，指を直下（胸壁方向）にそっと押し入れる．

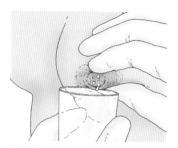

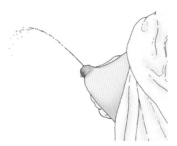

容器は乳頭の下の乳輪につけておく．容器に乳汁が入るように，人さし指のほうを親指より前（容器方向）に出すようにする．

乳汁量が増えた産後 2 週間以降ごろからの乳汁が飛ぶ様子．

母親が自分で搾乳する場合

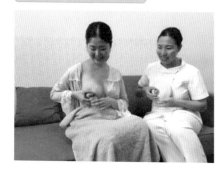

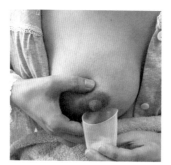

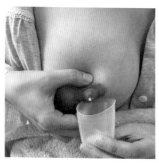

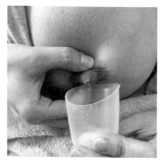

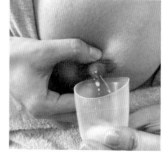

図3-22　搾乳

〈撮影協力：柏木麻衣子氏，塚本恵弥氏〉

で行う.

⑩射乳が終わった後は，射乳を誘発したり，乳房を軽く持ち上げた後に再び
搾乳したり，左右を何往復か搾乳してもよい．前乳だけでなく後乳も搾乳で
きるようにする.

⑪搾乳時間の大まかな目安は，20～30分程度とする.

⑫容器に乳汁を入れようとすると，搾乳する指は乳輪より離れた場所に置く
ことになる．この位置のみに指を置いて搾乳していると，乳輪から乳頭，
乳管口に至る部分が硬くなり，乳汁が出づらくなることがある．本来，児
が吸啜時に行っている舌の蠕動運動様刺激が，これらの部位に加わらない
結果，起こると考えられている．これを防ぐために，乳汁を容器に取ると
きの指の位置より乳頭に近い乳輪や乳頭に対して，ソフトマッサージも併
せて行っておくとよい.

⑬乳房全体を触診して，乳汁が滞って硬くなっている部位からの搾乳を促す.

⑭母親が搾乳する場合には，搾乳のこつをつかんで乳房に過度な力をかけず
に適切な方法で行えているか，乳房に搾乳による擦過傷や圧迫痕がないか，
母親に手や腕の痛みや肩の凝りがないかを確認する.

⑮児がNICU入院中で母子分離となっている場合は，一回に長時間かけて多
量の乳汁を搾乳しようとするよりも，搾乳回数を多くして必要量（目標量）
を確保する．母親に医学的に問題がなければ，遅くとも産後6時間後には搾
乳を開始する．産後2週間の搾乳回数は1日8～12回程度，乳汁分泌が確
立したら1日7回以上とし，搾乳量は1日500mL以上，最大限（750～
1,000mL）まで搾乳すると，長期的に乳汁分泌を維持することができる.

➡ 乳汁分泌メカニズムについ
ては，『母性看護の実
践』7章3節参照.

⑯すぐ授乳しない搾母乳は，搾乳容器から保存用バッグに移して冷凍保存する.

⑰長期的に搾乳する必要のある場合には，電動搾乳器による搾乳も紹介する[1].

4 評価

①乳房の痛みや，手・腕の痛みを伴わずに，目標とした搾乳量を得ることが
できる.

②一定の乳汁分泌量が継続して得られる.

③乳房に局所的なうっ滞，痛み，炎症などが起こらない.

④母親が搾乳の方法を習得し，セルフケアできている.

■ 引用・参考文献

1) 大山牧子. NICUスタッフのための母乳育児支援ハンドブック. 第2版, メディカ出版, 2010, p.67-83.

2) 岡村州博編. 産科疾患. 第2版, 中山書店, 2005, (看護のための最新医学講座, 15).

3) 藤田八千代ほか. 臨床助産婦必携. 医学書院, 1999.

4) M.H.クラウスほか. 親と子のきずなはどうつくられるか. 竹内徹訳. 医学書院, 2001.

5) 飯沼博朗ほか. 帝王切開分娩褥婦の受け止めと満足感. 周産期医学. 2002, 32 (1), 73-76.

6) 日本産科婦人科学会編. 産科婦人科用語集・用語解説集. 改訂第4版, 日本産科婦人科学会事務局, 2018, p.104.

7) 今中基晴. 総論：産褥の生理と病理. ペリネイタルケア. 2004, 23 (1), p.10-15.

8) 吉田敬子編. 育児支援のチームアプローチ：周産期精神医学の理論と実践. 金剛出版, 2006.

9) Brazelton, T.B. ほか. ブラゼルトン新生児行動評価. 亀山富太郎監訳. 原著第3版, 医歯薬出版, 1998, p.16-19.

10) 竹内正人編著. 帝王切開のすべて：助産師だからこそ知っておきたい術前・術後の管理とケアの実践. ペリネイタルケア. 2013年新春増刊, 2013.

11) 新垣達也ほか. 術後の母体のアセスメント：帰室直後から退院まで, 時期別に押さえる術後の観察ポイント. ペリネイタルケア. 2022, 41 (5), p.443-449.

12) Olds, S.B. et al. Maternal-Newborn Nursing：A family and community-based approach. 6th ed, Prentice-Hall, 2000.

13) 中田真木監修. 健やか親子21：気になる産後の尿失禁（パンフレット）. 日本家族計画協会.

14) Smith, S.F.ほか. 看護技術目でみる事典：カラー版. 川原礼子ほか監訳. 西村書店, 2006, p.60-66.

15) Bo, K. et al. Evidence-Based Physical Therapy for the Pelvic Floor：Bridging Science and Clinical Practice. 2nd ed, Elsevier, 2015, p.111-130, 208-226.

16) 中田真木. 産褥期骨盤底ケアにおける助産師の役割. 助産雑誌. 2012, 66 (9), p.780-784.

17) Morkved, S. et al. Effect of pelvic floor muscle training during pregnancy and after childbirth on prevention and treatment of urinary incontinence：a systematic review. Br J Sports Med. 2014, 48 (4), p.299-310.

18) Wambach, K. et al. Breastfeeding and Human Lactation. 6th ed, Jones and Bartlett learning, 2021, p.186-190, 199-202, 266-269.

19) Smillie, C.M. "How Infants Learn to Feed：A Neurobehavioral Model". Supporting Sucking Skills in Breastfeeding Infants. Genna, CW. ed. Jones and Bartlett Publishers, 2007, p.79-96.

20) Smillie, C.M. "How Infants Learn to Feed：A Neurobehavioral Model". Supporting Sucking Skills in Breastfeeding Infants. Genna, CW. ed. 2nd ed, Jones and Bartlett Publishers, 2013, p.83-104.

21) Colson, S.D. et al. Optimal Positions triggering primitive neonatal reflexes stimulating breastfeeding. Early Human Development. 2008, 84 (7), p.441-449.

22) Colson, S. An introduction to biological nurturing. Amarillo, TX. Hale publishing, 2010.

23) Mannual, R. et al. Core curriculum for lactation consultant practice. International lactation consultant association.ed. 3rd ed, Jones and Bartlett leaning, 2013, p.506-514.

24) 井村真澄. Baby-led latching 赤ちゃんがリードするラッチ・オン. 助産雑誌. 2008, 62 (6), p.501-508.

25) 井村真澄. ポジショニングとラッチ・オンのニュートレンド. 第5回医師のための母乳育児支援セミナー in 札幌. 日本ラクテーション・コンサルタント協会. 2009, p.82-98.

26) 日本ラクテーション・コンサルタント協会編. 母乳育児支援スタンダード. 第2版, 医学書院, 2015, p.148-174.

27) 日本周産期・新生児医学会理事会内「早期母子接触」ワーキング・グループ. 「早期母子接触」実施の留意点. 2012.

28) 井村真澄編. 5STEPで学ぶ1カ月健診までの母乳育児支援. ペリネイタルケア. 2015, 34 (1), p.22-39.

29) Mohrbacker, N. et al. The breastfeeding answer book. 3rd ed, La Leche League International, 2003, p.73.

30) Glover, R. The key to successful breastfeeding. 2012. Contact information to Rebecca Glover. http://www.rebeccaglover.com.au/, (参照2023-07-25).

31) BFHI 2009 翻訳編集委員会編. 母乳育児支援ガイド：ベーシック・コース. 医学書院, 2009, p.248-249.

32) Cotterman, K.J. Reverse pressure softening：a simple tool to prepare areola for easier latching during engorgement. J Hum Lact. 2004, 20 (2), p.227-237.

33) Cotterman, K.J. Reverse pressure softening. http://breastfeedingmadesimple.com/wp-content/uploads/2016/02/SimplerRPSsheet2.pdf, (参照2023-07-25).

34) 粟野雅代. 特集：原因と対策から学ぶ授乳トラブル解決法. トラブルへの対応②過度の乳房緊満ならびに哺乳拒否へのケア. ペリネイタルケア. 2006, 25 (1), p.40-45.

35) Lang, S. Breastfeeding special care babies. Elsevier, 2002, p.71-78, 90-99.

36) Mannel, R. et al. Core curriculum for lactation consultant practice. 3rd ed, Jones and Bartlett Learning, 2013, p.621-622, 627-629.

37) Ricci, S.S. Essentials of Maternity, Newborn, and Women's health Nursing. 4th ed, Lippincott Williams & Wilkins, 2016.

38) Perry, S.E., et al. Maternal Child Nursing Care. 4th ed, Mosby, 2010.

39) 荒木勤. 最新産科学：正常編. 改訂第22版, 文光堂, 2008.

40) 武谷雄二ほか監修. プリンシプル産科婦人科学2：産科編. 第3版, メジカルビュー社, 2014.

4 新生児の看護にかかわる技術

学習目標

◑ 出生直後の新生児の状態をアセスメントできる.

◑ 出生直後の新生児の清拭・計測を正しく行うことができる.

◑ 新生児のバイタルサイン・チェックと全身の観察が正しくできる.

◑ 新生児の生活全般にわたるケアを理解し，安全かつ適切に実施できる.

1 アプガースコア

■1 目的

出生時の新生児の全身状態を評価する．

■2 準備

タイマー（CPRタイマー付きのインファントラジアントウオーマーもある）．

➡インファントラジアント
ウオーマーについては，
p.106 参照.

■3 実施方法（表4-1）

①出生と同時にタイマーを入れる（出生時刻の確認）．

②出生後1分時と5分時に採点する．

③心拍数，呼吸，筋緊張，反射，皮膚色の各項目について，その時点の新生児が0点・1点・2点のどの状態に該当するかを採点し，合計点を出す．合計点が7～10点は正常，4～6点は軽症新生児仮死（または第1度仮死），0～3点は重症新生児仮死（または第2度仮死）と評価する[1,2]．

④1分時のアプガースコアは，出生時の状態を反映する．5分時のアプガースコアは，新生児の神経学的予後と相関があるとされるため，必ず評価する．また，5分時のアプガースコアが7点未満の場合には，7点になるまで5分ごとに20分まで記録するのが望ましい[2]．

plus α

蘇生の必要性の判断

蘇生の必要性は，1分時アプガースコアの評価を待たずに判断する．したがって，アプガースコアは蘇生の必要性やどのような蘇生処置が必要か，いつ蘇生を始めるかを判断するために使用することはできない[3]．

表4-1 アプガースコア（Apgar score）

点 数	0	1	2
心拍数	なし	100回/分未満	100回/分以上
呼 吸	なし	呼吸緩徐，弱々しい泣き声	呼吸良好，強く泣く
筋緊張	だらんとしている	いくらか四肢を曲げる	四肢を活発に動かす
反 射	なし	顔をしかめる	泣く
皮膚色	全身蒼白または暗紫色（中心性チアノーゼ）	体幹ピンク，四肢チアノーゼ（末梢性チアノーゼ）	全身ピンク（チアノーゼなし）

plus α

早産児のアプガースコア

早産児の場合は，筋緊張や反射が弱いため，仮死でなくても低スコアとなる．

■4 評価

①アプガースコアを構成する5項目について，正確に評価できる．

②採点結果から，出生時の新生児の状態が良好であるかどうかを判断できる．

2 NCPR（neonatal cardio-pulmonary resuscitation，新生児蘇生法）

■1 目的・適応

出生直後の新生児の心肺蘇生法を効果的に行うために，NCPRアルゴリズム（図4-1）に従って必要とされる蘇生処置を実施する．

➡蘇生の必要性の判断については，ナーシング・グラフィカ『母性看護の実践』9章4節参照.

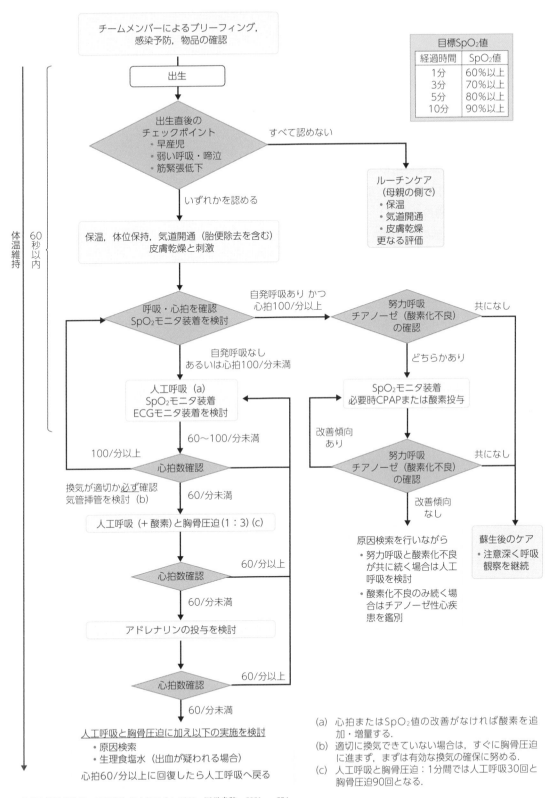

日本蘇生協議会監修. JRC蘇生ガイドライン2020. 医学書院. 2021. p.234.

図4-1　新生児の蘇生アルゴリズム（2020年版NCPRアルゴリズム）

2 準備

必要物品の不足や破損，電池切れなどがないよう，日ごろから点検を怠らない．

a 初期処置に必要なもの

NCPRアルゴリズム（図4-1，拡大して分娩室に貼っておく），新生児用聴診器，インファントラジアントウオーマー（吸引器，酸素ブレンダー，タイマー付き），パルスオキシメーター（SpO₂モニター），乾いており温かいバスタオル2枚（ひし形に敷き体表の水分を拭く）とフェイスタオル2枚（顔面の清拭や気道確保の肩枕に用いる），バルブシリンジ，吸引チューブ（6または8 Fr：羊水が清明な低出生体重児，10 Fr：羊水が清明な正期産児，12または14 Fr：羊水混濁のある児），栄養チューブ（6〜10 Fr：人工呼吸が長引く際に胃拡張による肺の拡張障害や胃内容物の逆流，誤嚥を防ぐ）．

b 人工呼吸に必要なもの

心電図モニター，新生児用フェイスマスク（丸形，鼻合わせ型），流量膨張式バッグ，マノメーター（人工呼吸中の過剰加圧や加圧不足を予防する），自己膨張式バッグ（閉鎖式酸素リザーバー付き），ブレンダー（酸素と空気を混合し，約30％以下の酸素濃度に調節する），Tピース蘇生装置（最大吸気圧PIPと呼気終末陽圧PEEPを設定し，呼吸を補助する）．

c 挿管に必要なもの

新生児用喉頭鏡（直型ブレード：正期産児0号，早産児00号），気管チューブ（内径：2.5 mm，3 mm，3.5 mm），スタイレット，ラリンゲアルマスクエアウェイLMA（サイズ1）．

d 薬剤投与など他に必要なもの

ボスミン®（0.1％アドレナリン1 mg/mL），生理食塩液，メイロン®静注8.4％（8.4％炭酸水素ナトリウム），注射器（1.0 mL，2.5 mL，5.0 mL，10.0 mL，20.0 mL，30.0 mL，50.0 mL），絆創膏（1.0 cm幅），臍帯カテーテル（4〜6 Fr），静脈留置カテーテル（24 G），呼気CO₂検出器（気管チューブの先端が気管内にあることを確認する），血糖測定器（新生児仮死による低酸素性虚血のリスクが高い場合），骨髄針（臍帯静脈挿入が容易ではない場合）．

3 実施方法[3]

① チームメンバーによるブリーフィング（事前打ち合わせ）として，周産期リスク（母体・分娩・胎児因子）の評価，人員確保と役割分担，蘇生物品の有無と動作の確認，感染予防対策を行う（図4-1の一つ目の▢）．

② 出生直後の新生児の状態を評価し（図4-1の◆），その結果に基づいて行動する（図4-1の ）．

③ 出生直後の新生児に蘇生が必要かの判断は，「早産児」「弱い呼吸・啼泣」「筋緊張低下」の3項目で評価する．それらすべてを認めない新生児には，母親のそばで「ルーチンケア：保温，気道開通（スニッフィングポジションの姿勢をとらせる，図4-2），皮膚乾燥」および，さらなる評価を行う．

3項目のうちいずれかを認める場合は，初期処置として「保温，体位保持，気道開通（胎便除去を含む），皮膚乾燥と刺激」を開始する.

④ 初期処置の効果として，出生後60秒以内に聴診により呼吸と心拍を評価する. パルスオキシメーター（SpO$_2$モニター）を新生児の右手首または右手掌へ装着することを検討する（図4-3）. 自発呼吸があり，かつ心拍が100/分以上であれば，「努力呼吸」「チアノーゼ」の2項目を評価してパルスオキシメーターを装着し，必要時にはCPAP（continuous positive airway pressure，持続気道陽圧呼吸）または酸素投与を行う.

⑤ 初期処置後，自発呼吸なし（あえぎ呼吸も含む），あるいは心拍が100/分未満であれば，「人工呼吸」を開始したうえでパルスオキシメーターを装着する. この段階で心電図モニターの使用も考慮する. 人工呼吸を行う際は，必ず換気が適切かどうかを心拍上昇と胸の膨らみから確認する.

⑥ 人工呼吸開始後，約30秒後に呼吸と心拍を評価し，心拍が60～100/分未満の場合は換気が適切かを必ず確認し，気管挿管の施行を検討する. 有効な人工呼吸を30秒以上施行しても心拍が60/分未満の場合には，「人工呼吸（酸素投与を行う）1回と胸骨圧迫3回」を連動して開始する.

⑦ 人工呼吸と胸骨圧迫を施行しても心拍が60/分未満の場合には，アドレナリンの投与を検討する.

このように，おのおののステップでその処置の実施に約30秒を割り当てて処置の効果を評価し，次へ進むかどうかを決める. ただし，前のステップを完了してからでなければ，次のステップには進めない. したがって，30秒という時間は絶対的なものではない. 例えば，人工呼吸のステップで適切な換気を確認できないまま30秒経過しても，次の胸骨圧迫のステップには進めない.

アルゴリズムには「60秒以内」の時間軸が示されているが，これは人工呼吸が必要な新生児に対して遅滞なく開始するための指標である. つまり，初期処置では気道を開通させ，刺激に対する反応から人工呼吸の必要性を判断するが，これを素早く達成できるなら必ずしも30秒間続ける必要はない. また，遅くとも出生後60秒の段階では人工呼吸を開始していなければならない.

4 評価

NCPRアルゴリズムに従い，出生直後の新生児の状態を適切に評価し，その結果に基づいて行動できる.

3 臍帯動脈血液ガス分析

1 目的・適応

臍帯動脈血液ガス分析は，分娩前・分娩中における胎児血の酸素化状況を反

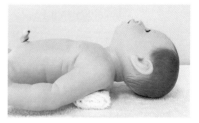

肩枕を入れて，頸部が軽度に伸展あるいは中間位になるよう調節する.

図4-2　スニッフィングポジション

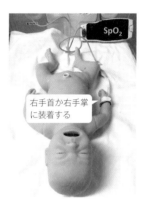

SpO$_2$

右手首か右手掌に装着する

諫山哲哉. アルゴリズム コマ送り図解①出生直後のチェック：呼吸・心拍の確認. ペリネイタルケア. 2021. 40（6），p.531-537より転載.

図4-3　パルスオキシメーターの装着

plus α
蘇生技術の習得

分娩に立ち会う医師，助産師，看護師は新生児蘇生に関する知識・手技の習得に努める必要がある. 蘇生技術の習得にはシミュレーション教育が重要であり，分娩に立ち会う医療者は定期的にトレーニングすることが望まれる. すべての周産期医療関係者が標準的な新生児救急蘇生法を体得し，新生児の蘇生を開始できる要員が専任ですべての分娩に立ち会える体制を実現するために，毎年各地で「新生児蘇生法講習会」が開催され修了認定者が登録されている[4].

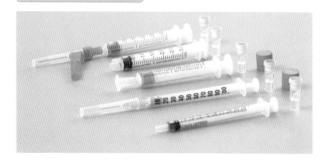

採血用ヘパリン化シリンジ

血液ガス分析装置

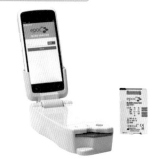

ハンディタイプ

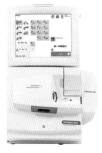

卓上タイプ

〈写真提供：シーメンスヘルスケア・ダイアグノスティクス株式会社〉

図4-4　臍帯血液ガス分析に用いる物品

映するとされている．「分娩中に胎児血の酸素化が障害されていなかったことの証明」に重要であるとともに[2]，新生児の予後の予測や出生直後の治療方針を検討するデータとして参考になることから，検査の実施が推奨されている．特に，分娩時の胎児心拍数モニタリング上で，遅発一過性徐脈や頻回に繰り返す変動一過性徐脈，基線細変動の減少などを生じるときには，子宮内の低酸素状態から胎児低酸素血症，さらには胎児酸血症（代謝性アシドーシス）へと移行していることがあるため，出生直後の臍帯動脈血液ガス分析による状態の把握は重要である．

2　準備（図4-4）

　手袋，血液ガス分析装置，シリンジ（1 mLもしくは2.5 mL），針（21～23 G），血液凝固阻止剤（ヘパリンナトリウム），コッヘル鉗子，臍帯せん刀，臍帯クリップ．

3　実施方法

a　採血前準備

　臍帯血採取用のシリンジを，分娩介助用の清潔野に準備する．

b　検体採取および測定

①分娩の直接介助者または医師は，胎盤剝離前に臍帯動脈血をシリンジで採取する．なお，臍帯動脈血の採取が困難な場合には，臍帯静脈血が採取される．

②測定者は採血済みのシリンジを受け取り，動脈・静脈血の別を確認する．

表4-2　臍帯動脈血液ガスの正常値

目　的	種　類	単　位	平　均	範　囲
ガス交換能力の評価	pH		7.27	7.15〜7.38
	$PaCO_2$	mmHg	50.3	32〜68
酸塩基平衡の評価	HCO_3^-	mEq/L	22.0	15.4〜26.8
	BE（base excess）	mEq/L	− 2.7	− 8.1〜0.9

③針を取り外し，専用医療廃棄物容器へ安全に廃棄する.

④シリンジを静かに叩き，気泡を上部に集めて除去する.

⑤血液ガス分析装置に検体をセットし，検体採取後30分以内に測定する.

c　評価方法（表4-2）

①pH（体内の水素イオン濃度H^+）を見る. pH<7.35ならアシデミア，pH>7.45ならアルカレミアと評価する. アシデミア（酸血症）はpHが減少し血液が酸性に偏った状態，アルカレミア（アルカリ血症）はpHが増加し血液がアルカリ性に偏った状態である.

②$PaCO_2$（動脈血二酸化炭素分圧）を見る. 基準値より高いか低いかを評価する.

③HCO_3^-（重炭酸イオン）を見る. 基準値より高いか低いかを評価する.

④BE（base excess，塩基余剰）は，プラスなら塩基余剰（アルカローシス），マイナスなら塩基不足（アシドーシス）と評価する. アシドーシスはpHを下げて血液を酸性に傾けようとする病態，アルカローシスはpHを上げて血液をアルカリ性に傾けようとする病態である.

4　評価

分娩時における胎児のアシドーシスの有無を，適切に評価できる.

2　出生直後の皮膚乾燥

1　目的

羊水を速やかに除去し，蒸散による熱の喪失を防止する. 乾いたタオルで新生児の全身の皮膚をやさしく拭くことで，第一呼吸を誘発する.

2　準備

インファントラジアントウオーマー，乾いており温かいバスタオル2枚（ひし形に敷き体表の水分を拭く）とフェイスタオル2枚（顔面の清拭や気道確保の姿勢のための肩枕に用いる）.

3　実施方法（図4-5）

①インファントラジアントウオーマーでバスタオル2枚とフェイスタオル2枚を温めておく.

②出生直後の新生児をやさしく仰臥位に寝かせ，スニッフィングポジション（➡p.189 図4-2 参照）と呼ばれる気道開通の姿勢をとる.

何のためにする？

蒸散による熱の喪失を防ぐ.

➡皮膚乾燥については，『母性看護の実践』9章4節参照.

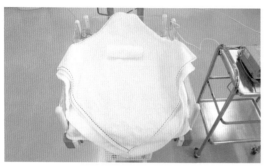

①インファントラジアントウォーマーでバスタオル2枚とフェイスタオル2枚を温めておく.

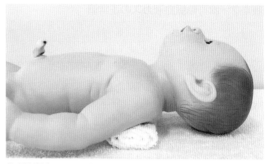

②新生児をやさしく仰臥位に寝かせ,スニッフィングポジションをとる.

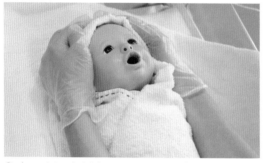

③バスタオルで全身を包み,頭部を包みながら拭く.

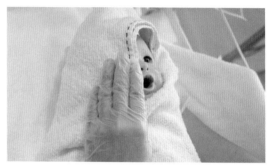

④顔面も包み拭きする.

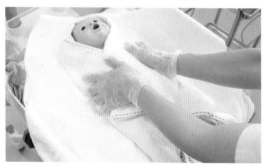

⑤胸腹部をやさしく押さえ拭きする.

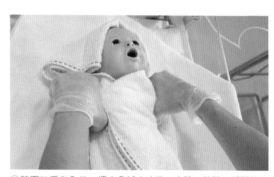

⑥腋窩に手を入れ,押さえ拭きする.上腕,前腕,手関節,手も押さえ拭きする.左右同時に拭く.

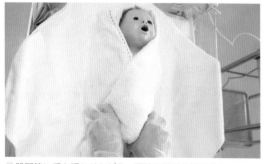

⑦股関節に手を添わせながら,下肢を押さえ拭きする.

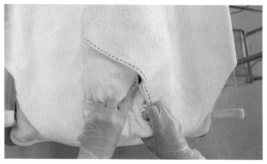

⑧足底をやさしく押さえ拭きする.これが皮膚刺激となり第一啼泣を促す.

図4-5 出生直後の皮膚乾燥①

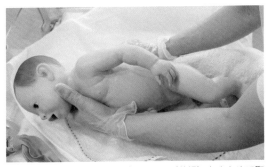

⑨左側臥位にして，濡れたバスタオル（黄緑）をまとめて取り除き，下に敷いてあった乾いたバスタオル（白）に寝かせる．

図4-5　出生直後の皮膚乾燥②

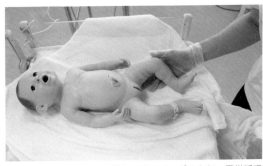

⑩全身を観察していく．顔色，チアノーゼの有無，異常呼吸の有無，皮膚の変化，表情などを観察する．

③頭部→顔面→胸腹部→腋窩→上肢→股関節→下肢の順に，タオルで押さえ拭きしながら全身の羊水や血液を拭う．

④濡れたタオルと乾いたタオルを差し替え，再度全身をやさしく拭く．

⑤露出を避けて全身を観察する．濡れたタオルを使い続けると，伝導によって体温が喪失されるため，タオルは必ず2枚用いる．皮膚乾燥は，母子接触をしながらでも行うことができる．

4　評価

正常な体温を維持し，呼吸・循環状態を悪化させない．

3　新生児の計測

1　目的

出生時の新生児の発育状態を評価する．

2　準備（図4-6）

メジャー，アルコール綿，身長計，体重計．

3　実施方法（図4-7）

使用する物品は，使用前後にアルコール綿で清拭消毒する．

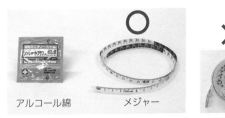

メジャーは巻尺型では消毒が難しいため，左のタイプがよい．

図4-6　使用物品の一例

❶**頭囲測定**　後頭結節と眼窩上縁の高さで，その周囲を測定する．

❷**胸囲測定**　肩甲骨下，腋窩と乳頭を通る周囲で測定する．

❸**身長測定**　一人が頭部を支え，もう一人が足を軽く伸ばし，計測する．

❹**体重測定**　裸の状態で体重計に寝かせて測定する．

4　評価

体重・身長・頭囲・胸囲を正確に測定し，在胎期間別出生時体格標準曲線（図4-8）を用いて，成熟度を判断することができる．

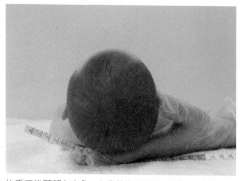
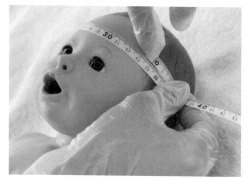

片手で後頸部を支え，もう片方の手でメジャーを頭の下に差し込み，後頭結節（後頭部の一番突出しているところ）と眼窩上縁（眉の直上）を通る周囲で測定する．

胸囲測定

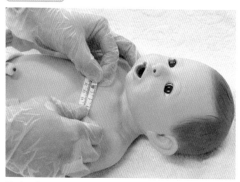

片手で後頸部を支え，もう片方の手でメジャーを新生児の背中をこすらないように差し込み，肩甲骨下，腋窩と乳頭を通る周囲で測定する．

身長測定

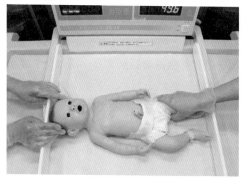

一人が頭部を支え，もう一人が足を軽く伸ばし，足底を身長計に当てて計測する．
留意点：正常小児の下肢は，新生児期から2歳ごろまでは軽度の○脚であるため，測定時に無理やり足を伸ばさないようにする．

体重測定

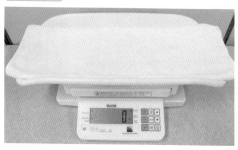

①タオルを敷き，目盛りをゼロにセットする．
　留意点：タオルは肌に冷たくないものを使用する（必要時には温めて使用する）．

図4-7　新生児の計測①

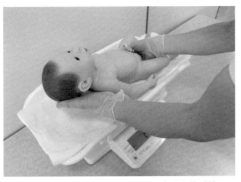

②裸の新生児を，殿部からゆっくりと全身を体重計にの
せ，頭部を両手で支え，片手ずつ静かに離す．

③新生児が突然動いても転落しないように，上肢で防御
できるようにする．

図4-7　新生児の計測②

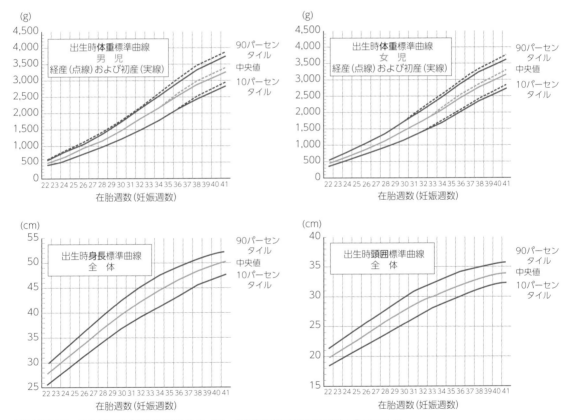

板橋家頭夫ほか．日本小児科学会新生児委員会報告．新しい在胎期間別出生時体格標準値の導入について．
日本小児科学会雑誌．114（8），2010．p.1271-1293より一部改変．

図4-8　在胎期間別出生時体格標準曲線

4 バイタルサイン・チェックと全身の観察

1 目的
①母体外生活への適応を評価する.
②異常を早期に発見する.

2 準備 (図4-9)
　使用物品は, あらかじめアルコール綿で清拭消毒しておく(新生児用聴診器, ストップウオッチ, 体温計, 経皮ビリルビン測定器).
　新生児一人につき1セット準備するのが望ましい.

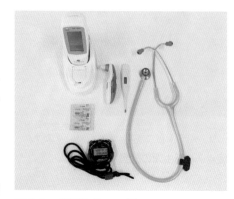

図4-9　使用物品の一例

3 実施方法 (図4-10)
　母体にリスクがなく, 正常分娩で出生し, 生後2時間の母体外環境への適応が順調であれば, その後のバイタルサイン・チェックや観察は8時間ごと, その後1日1回と, 新生児の経過や状態に合わせて行う.

　バイタルサイン・チェックや観察を行う前には覚醒(state)レベルを観察し, 記録する(p.201 表4-3). チェックする順序は, 新生児の覚醒レベルに影響しないように, 身体に触れないで実施できることから先に行う.

①手を触れないで全身状態を把握する:皮膚色・動き・対称性・緊張・姿勢など.
②バイタルサインを測定:手を触れないで実施できることから順番に行う(呼吸の型・数・音→心拍数・心音・心雑音→体温).
③触診:頭部から下肢へと順番に行う.
④必要時のみ, 反射もみる.

　異常を早期発見するためにも, これまで比較的順調に経過してきた新生児の「なんとなくおかしい, 元気がない」という微細な変化を見逃さないようにする(p.201 表4-4, p.202 表4-5).

4 評価
①新生児は母体外の生活に円滑に適応できる.
②看護者は系統的に新生児を観察し, 異常を早期に発見できる.

plus α

覚醒レベルと観察

新生児の反応を評価する場合には, state 4が最適である. 母子の相互作用を助ける場合にはstate に留意する.

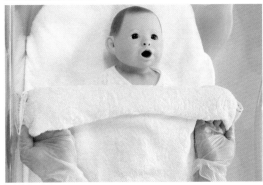

①観察時刻と覚醒レベル（state）を確認し，顔色やチアノーゼの有無，鼻翼呼吸や呻吟の有無，目の輝きや表情を確認する．その後，掛け物（バスタオル）を外し，身体の動き，対称性，緊張，姿勢を観察する．

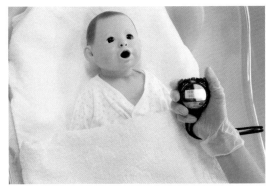

②呼吸のリズムや呼吸数を1分間視診で観察する．
胸腹部の挙上と下垂を1回として数える．
健常新生児の呼吸数は1分間に40回前後（60回以上は多呼吸）である．胸腹壁の動きが止まることがあるが，20秒未満であれば周期性呼吸，20秒以上であれば無呼吸という．

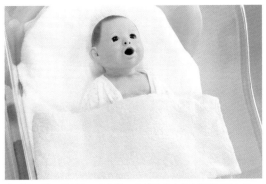

③呼吸の型，呼吸音，心拍数，心雑音の有無を確認するため，新生児の胸腹部を露出する．正常な呼吸の型は腹式か胸腹式で，陥没呼吸・シーソー呼吸は異常型であるが，一過性に出現することもある．

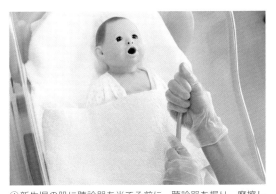

④新生児の肌に聴診器を当てる前に，聴診器を握り，摩擦して温める．
留意点：聴診器による冷刺激で，覚醒レベルや呼吸・心拍に影響を与えないようにする．

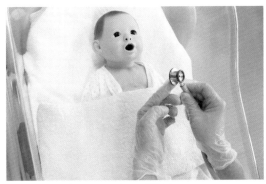

⑤聴診器の音が適切に聞こえるか確認する．
留意点：聴診器は指で強く押さえつけない．膜面であっても圧迫した跡や発赤が残る．

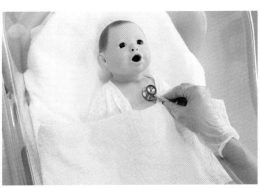

⑥両肺全体に聴診器を当て，呼吸音を聴取し，肺に空気が入っているかや雑音がないかを確認する．視診で呼吸数を確認できなかった場合は，呼吸音とともに1分間の聴診によって確認する．

図4-10　バイタルサインの測定と全身の観察①

心拍数・心音

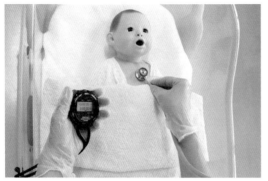

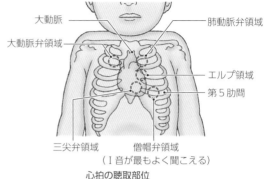

大動脈

大動脈弁領域

肺動脈弁領域

エルプ領域

第5肋間

三尖弁領域　僧帽弁領域

（Ⅰ音が最もよく聞こえる）

心拍の聴取部位

⑦リズムや心拍数を1分間聴取する．心尖部（第4肋間・鎖骨中央線内側）がよく聞こえる．

　　健常新生児の心拍数は，1分間に120〜140回（深睡眠では100回以下のこともある）．80回以下は徐脈，200回以上は頻脈である．心音は成人よりもハイピッチで緊張が強く，規則正しいリズムで聞こえる．

腸蠕動音

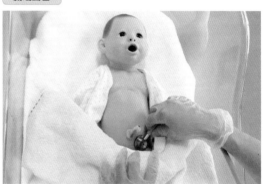

⑧心雑音の有無を確認する．胎児循環から新生児循環に移行する生後数日は，雑音が聞こえることがあるが，ほとんどは病的なものではない．

　心雑音を聴取した場合には，他の症状をよく観察する．

⑨腸蠕動音の聴診は1〜2カ所で10秒程度の時間をかける．蠕動音は頻度（亢進・低下・消失）や音の性状（金属性などの異常音の有無）を判断する．

体温

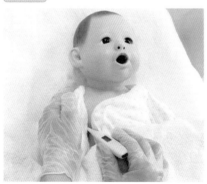

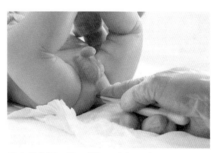

⑩体温を測定する．不要な露出を避け，体温計の先端が腋窩の最深部に当たるよう約45°の角度で体温計を挿入し，肩関節をやさしく保持する．測定値が正常であっても，手足の冷感やチアノーゼにも留意する．

⑪直腸検温の際に鎖肛の有無も確認する．直腸体温計の挿入部に潤滑材を塗る．新生児のおむつを外す．股関節脱臼を起こさず，腹式呼吸を妨げないよう注意し，利き手と反対の手で両下肢をやさしく保持する．肛門部を確認し，利き手で体温計を持ち，やさしく1〜1.5cm挿入する．測定後は新生児をねぎらい，体温計を消毒し，手洗いを行う．

図4-10　バイタルサインの測定と全身の観察②

経皮ビリルビン値の測定

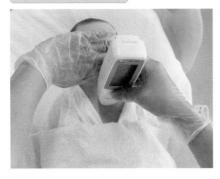

⑫経皮黄疸計を用い，非侵襲的に経皮ビリルビン（transcutaneous bilirubin：TcB）値を測定する．アルコール綿で消毒した測定プローブを新生児の前胸部に垂直に当て，「カチッ」と音がして発光するまで軽く押す．照射される光は新生児の眼に刺激が強いため，手で保護する．同じ部位で合計3回測定し，中央値を測定値として採用する．新生児をねぎらい，測定プローブを消毒し，充電器に戻して終了する．

留意点：前胸部で測定する理由は，前額部は環境光に長時間曝露されているため，TcBと（血清）総ビリルビン濃度〈total（serum）bilirubin：T(S)B〉の相関が悪くなる可能性があるためである．前胸部は衣服に隠れている時間が長いため，TBとの相関性も高く測定に適している[5]．
　なお，光線療法は，TB値に基づいて開始する（下表）．

神戸大学の黄疸治療新基準（森岡の基準）　　光線療法Low／光線療法High／交換輸血

在胎週数 or 修正週数	TB値の基準　mg/dL						UB値の基準 μg/dL
	＜24 時間	＜48 時間	＜72 時間	＜96 時間	＜120 時間	120時間 以上	
22〜25週	5/6/8	5/8/10	5/8/12	6/9/13	7/10/13	8/10/13	0.4/0.6/0.8
26〜27週	5/6/8	5/9/10	6/10/12	8/11/14	9/12/15	9/12/15	0.4/0.6/0.8
28〜29週	6/7/9	7/10/12	8/12/14	10/13/14	11/14/18	12/14/18	0.5/0.7/0.9
30〜31週	7/8/10	8/12/14	10/14/16	12/15/18	13/16/20	14/16/20	0.6/0.8/1.0
32〜34週	8/9/10	10/14/16	12/16/18	14/18/20	15/19/22	16/19/22	0.7/0.9/1.2
35週〜	10/11/12	12/16/18	14/18/20	16/20/22	17/22/25	18/22/25	0.8/1.0/1.5

※修正週数に従って，治療基準が変わることに注意
※TB：総ビリルビン，UB：アンバウンドビリルビン
森岡一朗ほか．早産児の黄疸管理：新しい管理方法と治療基準の考案．日本周産期・新生児医学会雑誌．53（1），2017，p.1-9.

頭部の触診

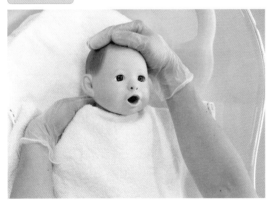

⑬頭部を触診する．片方の手で後頸部から肩を支えて軽く起こし，もう片方の手のひら全体で頭部を覆うようにして凹凸を確認する．
　大泉門の陥没や膨隆も触知する．確認が終われば，静かに頭部を元の位置に戻す．

耳

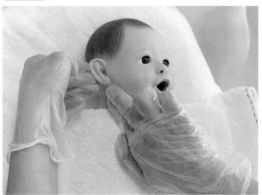

⑭耳介や耳穴を観察する．
　全身観察の過程で，音に対して反応するかどうかを確認する．

図4-10　バイタルサインの測定と全身の観察③

胸腹部・上肢

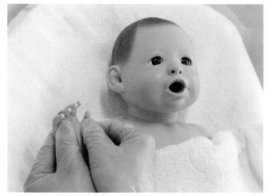

⑮胸腹部，上肢を観察する．手のひらや指間，爪の長さも見落とさない．

腋窩

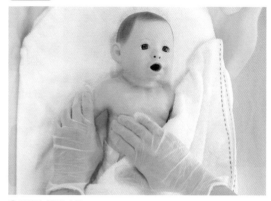

⑯腋窩を観察する．

背部・殿部

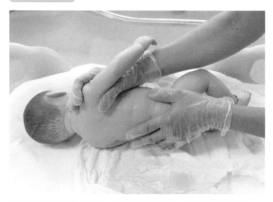

⑰側臥位にして，背部，殿部を観察する．左右ともに行う．

下肢

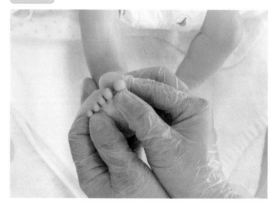

⑱仰臥位に戻して，下肢を観察する．足底や足指間も見落とさない．

股関節

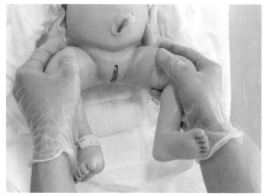

⑲股関節の開排制限を確認する．
　触診中は裸にしているため，姿勢や左右対称性，緊張，皮膚の色や皮膚の変化をよく観察する．股関節脱臼のチェックは，出生後24時間時および退院時でもよい．

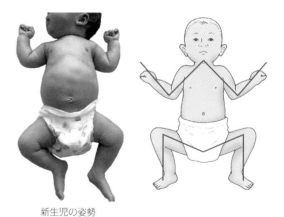

新生児の姿勢

四肢を屈曲させている．上肢はW字，下肢はM字型

図4-10　バイタルサインの測定と全身の観察④

陰部・肛門部

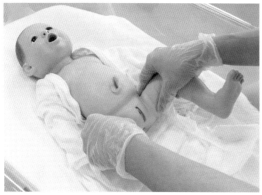

⑳陰部，肛門部を観察する．排泄していればおむつを交換し，手を洗う．

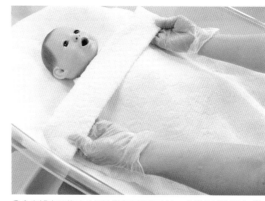

㉑全身観察の後すぐに沐浴を行う場合は，衣服の袖は通さずに着せておくとよい．最後にバスタオルをかけて保温する．

図4-10　バイタルサインの測定と全身の観察⑤

表4-3　新生児の睡眠・覚醒のレベル（state）

state 1	state 2	state 3	state 4	state 5	state 6
深睡眠 non REM睡眠	浅睡眠 REM睡眠	まどろみ	静かに覚醒	活発に覚醒	啼泣
閉眼 呼吸状態安定 体動少ない	閉眼 呼吸状態変動 体動あり	多くは開眼 呼吸状態変動 体動あり	開眼 呼吸状態安定 体動少ない Alartな状態	開眼 呼吸状態安定 体動多い	開眼または強く開眼 呼吸状態変動 体動多い

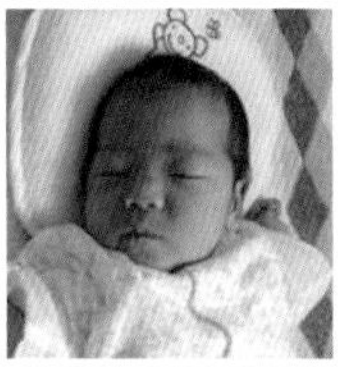

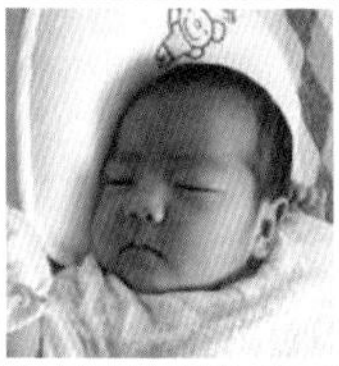

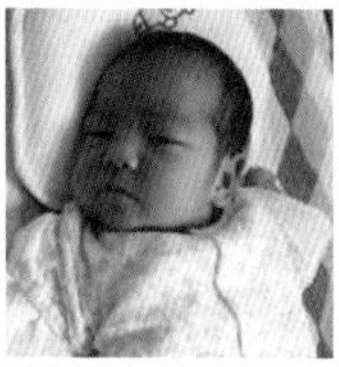

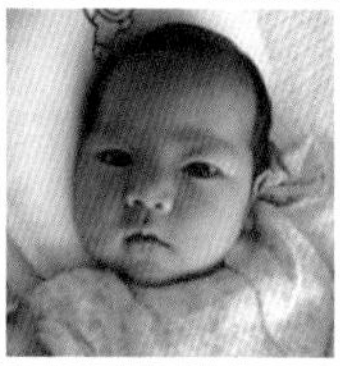

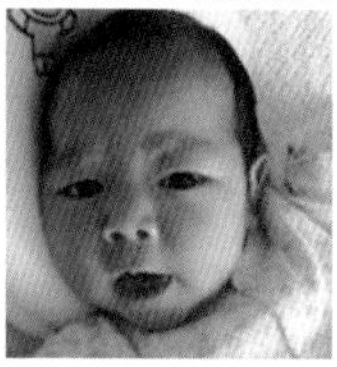

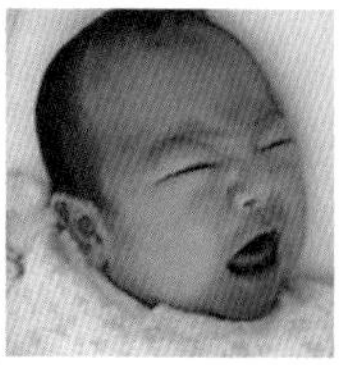

儀間裕貴．"早産児の神経行動学的発達の評価とディベロップメンタルケアへの応用"．標準ディベロップメンタルケア．日本ディベロップメンタルケア（DC）研究会編．改訂2版．メディカ出版，2018，p.229-239 より改変．

表4-4　「なんとなくおかしい・元気がない not doing well」の症状

活動性の低下	なんとなく活気がない，おとなしくなった，動きが少なくなった，など．
末梢循環不全	なんとなく皮膚の色が悪い，四肢末端が冷たい．
哺乳力の低下	哺乳力が弱くなった，乳頭への吸い付きが弱い．

仁志田博司．新生児学入門．第4版．医学書院，2012，p.62 を参考に作成．

右余白縦書き

4

新生児の看護にかかわる技術

ページ番号

201

表4-5　新生児の外観上の特徴

観察項目	正常範囲	特に注意すべき場合
皮　膚	・胎毛（うぶ毛）　・胎脂 ・新生児稗粒（ひりゅう）腫（milia）　・蒙古斑 ・中毒性紅斑　・毛細血管腫（サーモンパッチ）	・膿疱疹　　・亀裂や離開 ・血管腫┌毛細血管腫のポートワイン着色 　　　　├海綿状血管腫 　　　　└いちご状血管腫
皮膚色	・赤色　　・末端チアノーゼ（口唇，爪，手足） ・生後36～48時間の黄疸　　・ハーレキンサイン*1	・蒼白，冴えない感じ　　・全身性のチアノーゼ ・生後24時間以内の黄疸　　・大理石様紋理
頭　部	・体の他の部分に比べて大きい頭部 ・大泉門：ダイヤ形，約2～3cmの幅 ・小泉門：三角形，約0～1cmの幅 ・骨重積　・産瘤　・頭血腫	・小頭症　　・水頭症 ・無脳症　　・大泉門の陥没や膨隆
眼	・結膜下出血　・視覚反射陽性 ・人形の目運動（doll's movement） ・斜視　　・追視できる	・持続的で固定した斜視　・生後24時間後の眼脂 ・3日以上持続する眼脂　　・膿性眼脂　　・瞳孔白濁 ・涙の停留　・両眼隔離（内眼角間の距離が3cmを超える）
耳	・耳介上端は目尻と同じ高さにある ・音に反応する	・耳介低位　　・音に対する反応の欠如 ・耳介前瘻孔　　・耳介前副耳
口および顎	・吸啜パッド（sucking pads）*2 ・上皮真珠（エプスタイン真珠） ・上唇結節（吸啜膨れ，sucking blister） ・短い舌小帯のある大きな舌　・誕生歯（魔歯）	・唇裂および口蓋裂　　・鵞口瘡（がこうそう） ・泡沫様粘液分泌過多　　・啼泣時でも動かない口角 ・小下顎症
体　幹	・乳房の腫脹　　　　・青白色の臍帯 ・皮膚臍（cutis navel）　・臍肉芽 ・軽く突出した腹部　　・肝・腎の触知 ・腸雑音	・鎖骨上の隆起　・臍帯または臍帯周辺からの出血 ・出生時の臍帯黄染　・臍帯部位からの滲出液 ・単一臍帯動脈　・臍ヘルニア ・肥満し，光沢を帯びた腹部　・舟状腹　・腹部腫瘤 ・腹壁の筋肉欠損　・脊椎の欠損または弯曲
性　器	・女児：発赤と腫脹 ・腟出血　・腟分泌物　・処女膜一部下垂 ・男児：陰嚢腫脹	・女児：過度の腟出血，尿道上裂 ・男児：成熟児で停留睾丸，尿道上裂・尿道下裂 ・性別不明な性器
四　肢	・上下肢の屈曲 ・骨盤位分娩で出生した児の下肢の伸展	・四肢の位置異常　　・多指症　　・合指症 ・猿線　　・内反足　　・外反足　　・股関節開排制限
行　動	・強く激しい啼泣　　・活発で反応性がある ・自発運動あり　　・睡眠時間は1日の65～70%	・甲高いまたは嗄（か）れた泣き声 ・啼泣しない，なんとなく元気がない ・被刺激性の亢進　　・眠りがち（sleepy baby）

＊1　ハーレキンサイン／ハーレキン現象：出生直後に起こるまれではあるが劇的な血管事象であり，顔面などに紅潮がみられる．低出生体重児における発生が最も多い．良性で一時的なものであり，治療の必要はない[6,7]．

＊2　吸啜パッド／吸啜たこ：新生児の上唇の朱色の縁の内側が角化して肥厚したもの．胎児期に母体内で原始的な吸啜反射を持続していた結果と考えられる．自然に治癒する[8]．

New Ballard 新生児成熟度判定法

New Ballardスコアは在胎期間を推定するスコアで，神経筋の成熟度と身体所見から評価される．未受診妊婦の出産など在胎週数が不明な場合や，生まれた子どもが在胎週数よりも大き過ぎる・小さ過ぎる場合に，在胎期間を再評価する目的で用いられる．それぞれの得点を加算した総合得点によって，在胎20〜44週まで評価できる．

a. 神経学的所見

	−1	0	1	2	3	4	5
姿 勢		腕も足も伸展	股関節，膝関節でわずかに屈曲	足がより強く屈曲	腕も屈曲	腕も足も完全に屈曲	
	仰臥位で，安静時に行う．						
手の前屈角	>90°	90°	60°	40°	30°	0°	
	検者の親指と人さし指で，新生児の手を前腕の方向へ十分屈曲するようにやさしく圧を加える．						
腕の戻り		伸展したまま180°	140〜180°	110〜140°	90〜110°	<90°	
	仰臥位の新生児の腕を5秒間屈曲した後，やさしく手を引っ張って十分に伸展し，やさしく手を離す．						
膝窩角	180°	160°	140°	120°	100°	90°	<90°
	検者の左の親指と人さし指で，新生児の上腿を胸壁につけた後（膝胸位），右の人さし指で足関節の後部をやさしく圧して，足を伸展する．						
スカーフ徴候							
	仰臥位の新生児の手を持って，顎部の前を通過して他側の肩へ，そして後方に向けて，できるだけやさしく引っ張る．						
踵→耳							
	新生児の足を持って頭部に近づける．足と頭の距離，膝の伸展の度合いを観察する．						

b. 外表所見

	−1	0	1	2	3	4	5
皮 膚	・湿潤している・もろく，透けて見える	・ゼラチン様・紅色で半透明	・滑らかで，一様にピンク・静脈が透けて見える	・表皮の剥離または発疹・静脈はわずかに見える	・表皮の亀裂・体の一部は蒼白・静脈はほとんど見えない	・厚く，羊皮紙様・深い亀裂・血管は見えない	・なめし革様・亀裂・しわが多い
うぶ毛	なし	まばら	多数密生	薄くまばら	少ないうぶ毛のない部分あり	ほとんどない	
足底表面足底部のしわ	足底長40〜50mm：−1<40mm：−2	足底長>50mmなし	かすかな赤い線	前1/3にのみ	前2/3にのみ	全体にしわ	
乳 房	・わからない	・かろうじてわかる	・乳輪は平坦・乳腺組織は触れない	・乳輪は点核状・乳腺組織は1〜2mm	・乳輪は隆起・乳腺組織は3〜4mm	・完全な乳輪・乳腺組織は5〜10mm	
眼／耳	・眼裂は融合している緩く：−1固く：−2	・眼裂開口している・耳介は平坦で折り重なったまま	・耳介にわずかに巻き込みあり・軟らかく折り曲げるとゆっくり元に戻る	・耳介に十分な巻き込みあり・軟らかいが折り曲げるとすぐに元に戻る	・耳介に十分な巻き込みあり・硬く，折り曲げると瞬時に元に戻る	・耳介軟骨は厚く耳介は十分な硬さあり	
性 器（男児）	・陰嚢部は平坦で表面はなめらか	・陰嚢内は空虚・陰嚢のしわはかすかにあり	・睾丸は上部鼠径管内・陰嚢のしわはわずかにあり	・睾丸は下降・陰嚢のしわは少ない	・睾丸は完全に下降・陰嚢のしわは多い	・睾丸は完全に下降し，ぶら下がる・陰嚢のしわは深い	
性 器（女児）	・陰核は突出・陰唇は平坦	・陰核は突出・小陰唇は小さい	・陰核は突出・小陰唇はより大きい	・大陰唇と小陰唇が同程度に突出	・大陰唇は大きく小陰唇は小さい	・大陰唇が陰核と小陰唇を完全に被う	

評 点	
スコア	週 数
−10	20
−5	22
0	24
5	26
10	28
15	30
20	32
25	34
30	36
35	38
40	40
45	42
50	44

Ballard, JL. et al. New Ballard score, expanded to include extremely premature infants. Journal of Pediatrics. 1991, 119, p.417.

新生児の看護にかかわる技術

4

203

5 衣類の交換（衣類の着脱）

1 目的

①身体を清潔にする.

②環境温度に対して適切な衣類を選び，体温を正常範囲に保つ.

③全身状態を観察する機会とする.

2 準備

肌着，長着，バスタオルやおくるみ.

3 実施方法

①環境温度を確認する.

②衣類を準備する（冬季の場合は衣類を温めておく）.

③実施者の手を温める（冬季でなくても，手が冷たくないか気を付ける）.

④衣類を脱がせる（図4-11）.

⑤新しい衣類を着せる（図4-12）.

⑥バスタオルやおくるみをかけて終了する.

plus α

着せ方のコツ

新生児は腹式，または胸腹式呼吸であるため，身体にぴったりと合わせるのではなく，手のひらが入る程度のゆとりをもたせて着せる.

4 評価

季節や環境温度に応じて適切な衣類を選び，新生児に負担をかけないように衣類を交換できる.

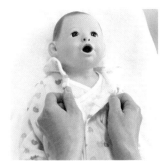

①ボタンを外す.

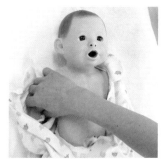

②袖から腕を抜く. 片手は手関節を支え，もう片方の手は肩関節にかけ，両手で各関節を保護しながら袖を抜いていく.

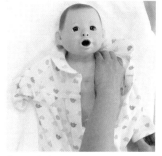

③もう片方も同じようにする.

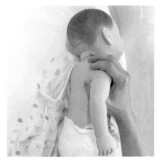

④片手で肩関節を持ち，軽く左側臥位にし，衣類を殿部方向にまとめる.

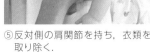

⑤反対側の肩関節を持ち，衣類を取り除く.

図4-11　衣類の脱がせ方

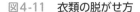

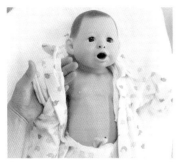

①肌着と長着をセットしておく．準備した衣類の上に，新生児を殿部からやさしく寝かせる．4本の指を袖の出口から迎え入れる（迎え手）．

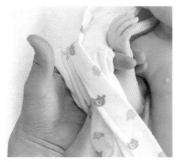

②やさしく，軽く新生児の手と手関節を持つ（人さし指と中指で手首を挟むようにする）．

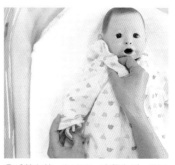

③手首を持ったまま，衣類を引っ張るが腕は引っ張らないように袖を通し，手を出す．反対側の腕も同じように着せる．保温のために手を袖で覆ってもよい．

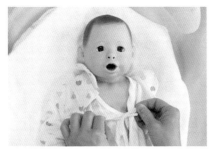

④内側のひもをちょう結びにする．

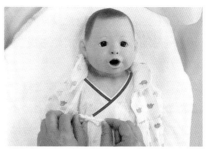

⑤外側のひもも，ちょう結びにする．襟口はカタカナの「ソ」のようにする．前身頃を整える．

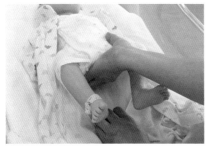

⑥殿部を軽く持ち上げ，後ろ身頃を引き，肌着のしわを伸ばす．

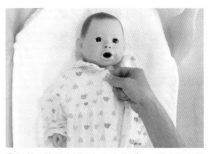

⑦長着の後ろ身頃のしわを伸ばし，前身頃を整え，ボタンを留める．

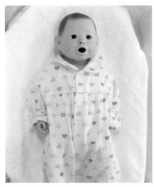

⑧バスタオルを掛けて更衣終了．

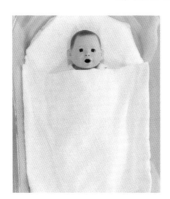

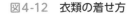

バスタオルなどの掛け物で顔を覆わないように気を付ける．

図4-12　衣類の着せ方

6 おむつ交換

1 目的

①身体を清潔に保つ.

②便や尿による皮膚刺激やおむつ皮膚炎*を防ぐ.

③排泄物の量や性状,陰部や殿部の皮膚を観察する.

2 準備

おむつ,清拭綿(布),ディスポーザブル手袋.

3 実施方法

紙おむつを使用する場合(図4-13).

①新生児のサインで,おむつ交換のニーズがあるか否かを確認する.

②おむつのテープを外し,おむつを広げて排泄物を観察する.

③女児の場合,汚れを広げないように前から後ろへ拭く.男児の場合,性器の回りや裏側の汚れをよく拭く.

④新しいおむつを差し込み,下肢や腹部にゆとりをもたせてテープを留める.

⑤臍を乾燥させるため,おむつは臍の下にまとめる.

⑥おむつ交換中および交換後(特に排便の場合)は,手指衛生に気を付ける.

4 評価

①適切な方法でおむつを交換できる.

②身体を清潔に保ち,おむつ皮膚炎を防ぐことができる.

③皮膚の状態や排泄物を観察し,異常の有無を判断できる.

用語解説*

おむつ皮膚炎

いわゆる"おむつかぶれ"は,単純性おむつ皮膚炎といい,尿と便,おむつに残っている洗剤などが刺激となって起こる.カンジダ感染の場合は,カンジダ性おむつ皮膚炎という.

plus α

標準予防策 スタンダードプリコーション

標準予防策では,感染症の有無にかかわらず,入院中のすべての患者が適用となり,手洗い,手袋・ガウン・マスクの着用,器具やリネンの扱い方などが示されている.手袋については,「血液や体液などに接触する可能性がある場合」は着用することが求められている.新生児ケアでは,おむつ交換もこれに相当すると考えられ,手袋を着用する施設が多い.手袋を外した後は必ず手洗い,もしくは速乾性手指消毒剤で手指消毒を行う.

便の経過(母乳のみの場合)

生後0日(胎便)

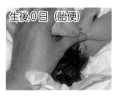

生後1日(移行便)

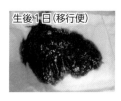

生後2日(移行便)

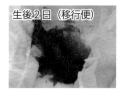

生後3日(母乳便)

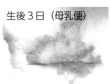

生後4日(母乳便)

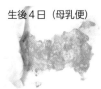

生後6日(母乳便)

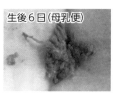

横尾京子. "排便". 新生児ベーシックケア:家族中心のケア理念をもとに. 医学書院, 2011, p.93 より一部改変.

コンテンツが視聴できます (p.2参照)

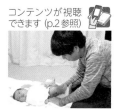

●父親のおむつ交換 〈動画〉

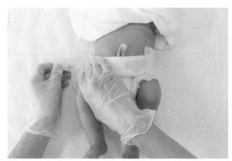

①手を添えてテープを外す.

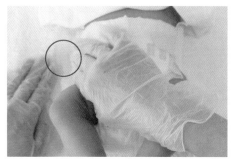

②新生児の体に付かないように,外したテープを折り返す.

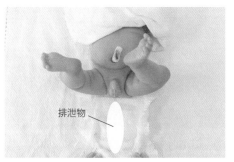

排泄物

③排泄物を観察する.

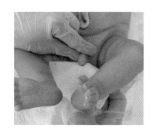

④男児の場合:陰茎を拭く.

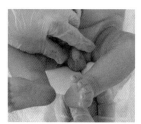

⑤陰囊の裏側を拭く.

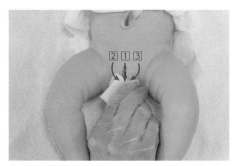

⑥女児の場合:清拭綿の面を変えながら,①〜③の順に前から後ろへ拭く.

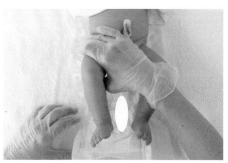

⑦新生児の股関節,膝関節は未完成であるため,関節に負担がかからないように,両足を一度に持ち上げずに片足ずつ持ち上げる.

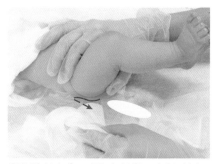

⑧殿部も片方ずつ,汚れを広げないように拭く.

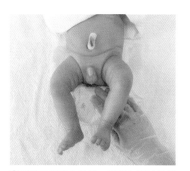

⑨おむつをまとめる.排便している場合は,便が手に付かないように気を付ける.

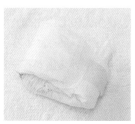

使用済みのおむつは小さくまとめて処分する.

図4-13　おむつ交換(紙おむつ)①

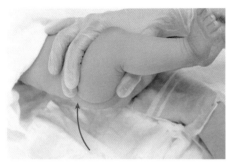
⑩準備していたおむつを横から差し込む.

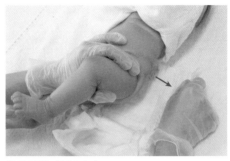
⑪反対側から引き出す.

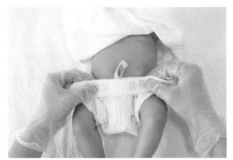
⑫テープを留める. 臍が隠れないように, 大きい場合は折り曲げるとよい.

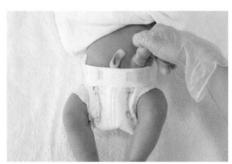
・指2本が入る程度のゆとりをもたせ, 腹式呼吸を妨げない.
・臍は露出させ, 乾燥させるようにする.

図4-13 おむつ交換（紙おむつ）②

7 抱き方と寝かせ方

1 実施方法

①新生児は，母体外の環境でさまざまな刺激を体験している過程であるため，温かな手でやさしく抱き上げる必要がある．冷たい手で触れる，急に体を動かすなどの不快な刺激を加えないようにする．また，股関節を強く把持すると新生児に不快感を与えるため行わない．

②定頸（首がすわること）していないため，後頸部を支えることを忘れない．

③新生児の反応を確認し，コミュニケーションをとりながら実施する．

④新生児の背中が緩くCカーブを描き，手足がまとまり，新生児の身体がねじれないようにすると，心地よい抱っこができる．

a 医療者が実施する安全な抱き方（図4-14）

医療者が実施する場合は，新生児の転落の危険がなく，抱き手が安楽で安定して抱くことが求められる．

b 母親による抱き方，寝かせ方（図4-15 〜図4-21）

母親が新生児とのスキンシップを楽しむときの抱き方は，安全が確保されていればよい．

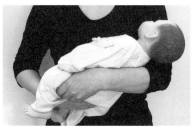

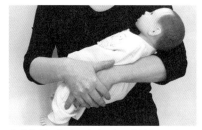

①片方の上肢は，新生児の後頸部，肩甲部，体側に添わせ，もう片方の手で殿部と股関節を把持し，新生児の体を実施者の側腹部で固定する.

②実施者の片方の上肢は軽く新生児に添え，危険時には新生児を防護できるようにしておく.

図4-14　医療者が実施する安全な抱き方（横抱き，ゆりかご型）

●新生児の抱き方（縦方向からの抱き上げ）〈動画〉

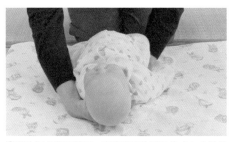

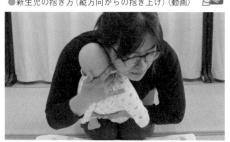

①新生児の後頸部に，実施者の片手をやさしく添えるように差し込む.
実施者の反対側の手で新生児の殿部を支える.

②実施者の身体を新生児に密着させたまま，ゆっくりと実施者の身体を起こす.

図4-15　母親による抱き方の一例（縦方向からの抱き上げ）

●新生児の抱き方（横方向からの抱き上げ）〈動画〉

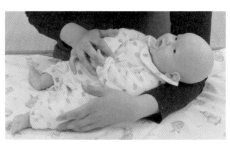

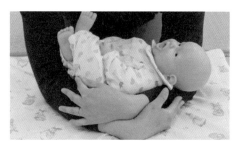

①新生児の後頸部に実施者の腕をやさしく差し込み，新生児の両手をまとめる.

②新生児の両足を屈曲し，殿部に実施者の腕を差し込み，包み込む.

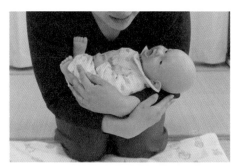

③実施者の身体を新生児に近づけ密着させたまま，ゆっくりと実施者の身を起こす.

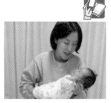

●母親による抱っこ〈動画〉

図4-16　母親による抱き方の一例（横方向からの抱き上げ）

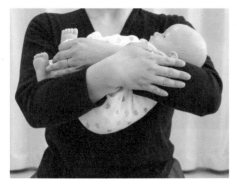

① 新生児の背中が緩くカーブを描くような姿勢を保つとよい．新生児の両手は顔近くに寄せ，両足はM字で両膝がつかないように，臍の方に寄せるイメージである．
② 実施者が抱いた時に，新生児の正中線が一直線になると心地よい．新生児の顔と身体がねじれていないか注意する．

図4-17　母親による抱き方の一例（横抱き）

●新生児の抱き方（フットボール抱き）〈動画〉

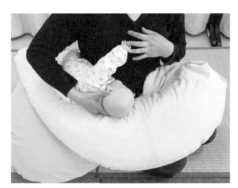

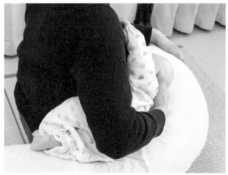

① 新生児を横抱きにし，実施者の身体の脇に移動する．クッション等にのせると支えやすい．
② 新生児の頸部を，実施者の手のひら全体で支える．

③ 新生児の臍は，天井ではなく，実施者の身体の方を向く．新生児の足がだらりと垂れないように，クッション等で支えるか，実施者の腕全体で身体を支えるとよい．その際，新生児の足がM字に屈曲し，新生児の背中が緩やかなカーブを描くような姿勢を保つ．

図4-18　母親による抱き方の一例（フットボール抱き）

側　面

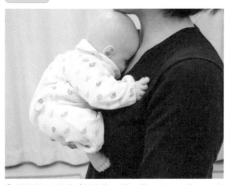

正　面

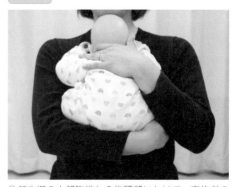

① 新生児の両手が新生児の顔の横にくるように，実施者の胸部に添うように抱く．

② 新生児の上部胸椎から後頭部にかけて，実施者の手のひら全体で支える．このとき，実施者の手のひらでぐっと握るのではなく，添える程度にする．
③ 新生児の足は，殿部より膝が上にくるよう抱く．新生児の骨盤は，実施者の腕で支える．

図4-19　母親による抱き方の一例（立て抱き）

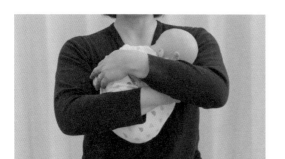

①新生児の殿部側にある腕を，後頸部に添える．

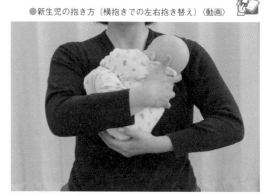

②頭部側にある腕を，殿部に添える．

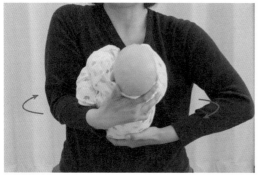

③腕を平行に動かし，まずは新生児と向かい合わせになる．

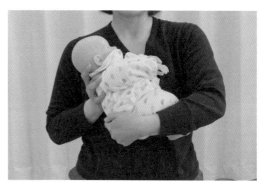

④そのまま，身体に添わせるように，向きを左右反対にする．

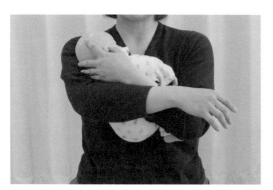

⑤新生児の足側にある手のひらで後頸部を支えながら，頭部側にある腕を伸ばし，後頸部をやさしく支える．

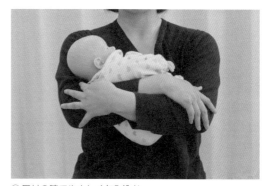

⑥反対の腕でやさしく包み込む．

図4-20　母親による抱き方の一例（横抱きでの左右抱き替え）

2　評価

①新生児の身体の発育を理解し，心地よく実施できる．

②新生児の反応を理解し，コミュニケーションをとりながら実施できる．

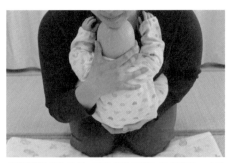
①実施者の身体が，新生児と密着したままゆっくり
　寝かせると，新生児の入眠を妨げない．

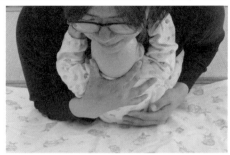
②まず，新生児の殿部を布団につける．

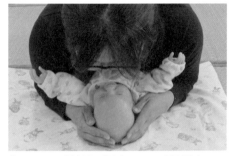
③ゆっくりと新生児の背中をつけて，頭を置く．

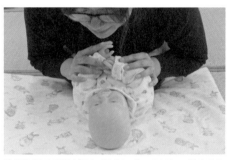
④新生児の手足が急に開くとびっくりして起きるた
　め，実施者の手を残しつつ，身体をゆっくりと離す．

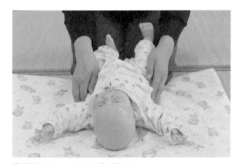
⑤最後にゆっくりと手を引く．

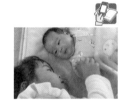
●新生児を迎えるきょうだい
〈動画〉

図4-21　母親による寝かせ方の一例（立て抱きからの寝かせ方）

コラム　　新生児を迎えるきょうだい

　きょうだいにとって新生児を迎えることは，発達上
の心理的危機であり，その反応は年齢や親の態度，準
備に影響される．妊娠期から，その子の年齢や理解力
に合わせて，生まれてくる弟や妹の話をする，産着の
準備を一緒にする，妊婦健診で一緒に胎児心拍を聞き
胎動を感じるなどの準備を行うことで，きょうだいに
なる過程を支える．弟や妹が生まれたら，触れ合い方
を見せ，新生児の手を握り特徴を探る機会をもち，安
全な関わりができるよう見守る．「お兄ちゃんだから，
お姉ちゃんだから」と，関係構築を強いることはしな
い．きょうだいが，母親喪失への不安や戸惑い，嫉妬
を抱く，今までできていたことができなくなる（退行）
ようなら，きょうだいを抱き締める，スペシャルタイ
ムをつくる，授乳時に疎外しないなど，心理的危機を
理解し受け止めることが重要である．（➡ナーシング・
グラフィカ『母性看護の実践』2章5節，6章3節参照）

8 新生児の皮膚の清潔法

新生児の皮膚の清潔法には，次の三つがある．

❶ **ドライテクニック法（皮膚乾燥法）** おむつ交換時の外陰部や殿部の清拭以外は何も行わない方法．清潔な寝衣に交換する（➡p.204～208参照）．

❷ **清拭法** 皮膚の汚れを落とす目的で，タオルを用いて拭く方法．成人の清拭法に準じる．

❸ **沐浴法** 湯の入った浴槽に身体を浸して洗う方法．生後2～3日以降に行う．連日の沐浴は新生児を疲労させるため，避けることが望ましい[9]．発熱時（37.5℃以上）や低体温時（36.5℃未満），新生児の状態が不安定なときには行わない．また，授乳直後や空腹時は避けるようにする．

1 目的

①身体の清潔を保つ．
②全身状態を観察する機会とする．
③新生児がリラックスできる機会とする．
④実施者と新生児とのコミュニケーションの機会とする．

2 準備（表4-6）

表4-6　準備するもの

	ドライテクニック法	清拭法	沐浴法
物 品	洗面器，綿花	インファントラジアントウォーマー，洗面器，小タオル	沐浴槽，沐浴布，ガーゼ，洗面器，洗浄剤，湯温計，保湿剤
共 通	バスタオル，綿棒，ヘアブラシ，衣類，おむつ		

沐浴法とドライテクニック法

わが国には入浴習慣があり，新生児も1日1回の沐浴が行われてきたが，近年は入院中の新生児にドライテクニック法を実施する施設が増えている[10]．

「正期産新生児の望ましい診療・ケア」では，「生後の沐浴は避ける（HBV，HCV，HIVキャリアー母体児を除く）」とある[9]．生後直後の沐浴は，新生児の体温を奪い循環動態が安定しないことから実施しない．母子分離を避け，わが子の誕生を喜ぶ時間を確保し，胎脂のもつ感染防御因子を残す目的もある．ただし，HBV，HCV，HIVキャリアー母体からの出生児は母体血を除去する必要があるため，この限りではない．

2012～2014年に実施された全国調査では，出生直後や出生当日に沐浴を実施している施設は5％未満（2.0～4.7％）と少ない[11, 12]．しかし，生後1日以降では沐浴を実施する施設が67.9～92.2％と最も多く，生後1日目から連日，

沐浴を実施している施設は61.4%であった.

　沐浴法でもドライテクニック法でも大切なことは，新生児の皮膚生理に基づき，体表の皮脂を保ち，化学的・機械的刺激を極力避けることである[9].

3　ドライテクニックの実施方法（図4-22）

①洗面器に湯をはり，新しい衣服を準備する.

②新生児を安全な場所に寝かせて，汚れている部位を露出させる．バスタオルなどを用いて不要な露出は避ける.

③洗面器に綿花を浸し，汚れている部位をやさしく拭く．汚れが強い場合は，部分的に温湯で洗う.

④おむつをつけて，新しい衣服を着せる.

必要物品を準備する

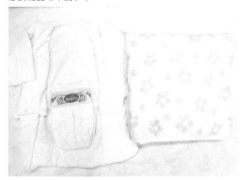

バスタオル，着替えの肌着，おむつ

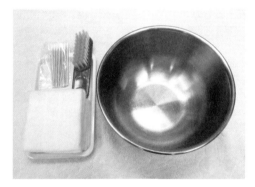

洗面器，綿花，綿棒，頭髪用ブラシ

洗面器に綿花を浸して，外陰部を強くこすらないようにやさしく拭く

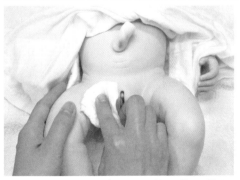

女児の場合は，汚れを広げないように前から後ろへ拭く.

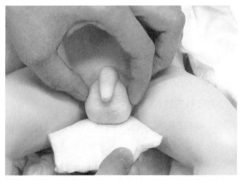

男児の場合は，性器の回りや裏側の汚れも丁寧に拭く.

図4-22　新生児のドライテクニック（外陰部・殿部の場合）

4 沐浴の方法（図4-23～図4-27）

a 施設（病院）の沐浴槽で洗浄剤を使用する場合

①新生児が沐浴可能かどうかをアセスメントする.

②沐浴槽に38～39℃の温湯をため，更衣台にバスタオルを広げて，新しい衣服を準備する.

③新生児の衣服を脱がせ，沐浴布を掛ける.

④湯の温度を確かめて，足からゆっくりと湯に入れる.

⑤洗浄剤をよく泡立たせて手に取り，頭部と顔を洗い，洗面器等に入れた湯で洗浄剤を洗い流し，ガーゼ等でやさしく押さえ拭きする.

⑥沐浴布を部分ごとにめくり，頸部→胸腹部→上肢→下肢→後頸部→背腰部→殿部→股間の順に洗う.

⑦沐浴布を取り除く.

⑧新生児をバスタオルの上に寝かせて，水分を押さえ拭きする.

⑨保湿剤を塗布して，衣服を着せる.

⑩綿棒で臍輪部の水分を除いた後，ヘアブラシで頭髪を整える.

b 自宅のシャワーで洗浄剤を洗い流す場合

①新生児が沐浴可能かどうかをアセスメントする.

②更衣する場所（座布団などの上）にバスタオルを広げて，新しい衣服を準備する．浴室を暖め，洗い場にマットを敷く.

③新生児の衣服を脱がせ，洗い場のマットの上に寝かせる.

④洗浄剤を手に取り，頭部と顔を洗い，シャワーの湯で洗浄剤を洗い流し，タオル等でやさしく押さえ拭きする.

⑤洗浄剤を手に取り，頸部→胸腹部→上肢→下肢→後頸部→背腰部→殿部→股間を洗う（股間が最後であれば，順番はこだわらなくてよい．洗浄剤を適宜補う）.

⑥シャワーの湯で全身の洗浄剤を洗い流す.

⑦新生児をバスタオルの上に寝かせて，水分を押さえ拭きする.

⑧保湿剤を塗布して，衣服を着せる.

⑨綿棒で臍輪部と耳甲介の水分を除いた後，ヘアブラシで頭髪を整える.

5 評価

①全身状態を観察し，沐浴が可能であるかを判断できる.

②新生児に負担をかけないように，安全に皮膚の清潔が保持できる.

③実施中に新生児の反応を確認し，コミュニケーションをとることができる.

④身体の清潔を保持できる.

正期産新生児では，少なくとも生後2週間は皮膚が乾燥し角質層の保湿機能が未熟なこと[13]，新生児期からの保湿ケアがアトピー性皮膚炎（atopic dermatitis：AD）の発症予防に有効であることが報告され[14,15]，新生児期からの保湿ケアの重要性が注目されている．保湿剤はその機能から，皮脂膜としての役割を持つエモリエントと，それに保湿因子の効果を付加したモイスチャライザーの2種類に分けられる．エモリエントはワセリンや亜鉛華軟膏，モイスチャライザーに添加される保湿成分はヘパリン類似物質，尿素，セラミドなどがそれに当たる．新生児期からのエモリエントの定期塗布でADが予防できるかを検討した大規模ランダム化試験[16,17]では，ADの発症予防について否定的な結果であった．一方，モイスチャライザーにおいてはADの発症リスクを低下させたとする報告が複数あり，1日に複数回，全身に塗ることで発症予防効果が期待されている[18]．

●新生児の沐浴：施設（病院）の沐浴槽で洗浄剤を使用する場合〈動画〉

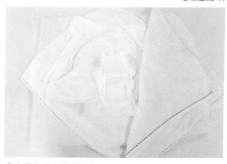

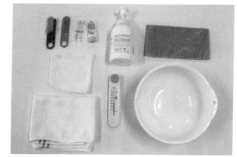

①必要物品を準備する．
バスタオル，着替えの肌着，おむつ
沐浴布，ガーゼ，湯温計，洗浄剤，洗面器，綿棒，頭髪用ブラシ，保湿剤，ビニールエプロン
＊洗浄剤は泡タイプが望ましい．固形せっけんや液体ソープを使用する場合は，新生児の肌に直接つけず，泡立てて
　使うようにする．

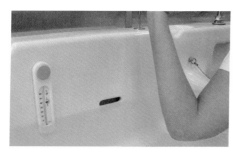

②湯の温度を確認する（38〜39℃）．
新生児を浴槽につける直前に，実施者の上腕部で湯温が心地よい程度かどうかを確認する．
＊温か過ぎる湯は，新生児の皮脂を過剰に落とし乾燥肌の
　原因になる．

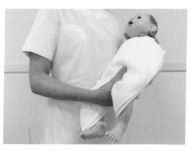

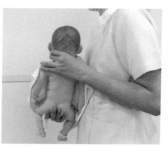

③新生児に沐浴布を掛けて抱く．実施者の左手で後頸部を固定する．
④実施者の右手の親指は鼠径部（そけい），他の4指は殿部に当て，新生児を確実に保持する．

図4-23　新生児の沐浴：施設（病院）の沐浴槽で洗浄剤を使用する場合①

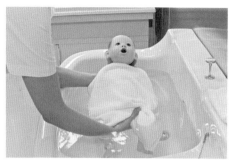

⑤新生児の頸部と殿部をしっかりと保持し，ゆっくりと足底から沐浴槽の中に入れる.
⑥身体を沐浴槽の中にそっとつけ，湯に慣れるまで，新生児の両手はそのままにしておく.

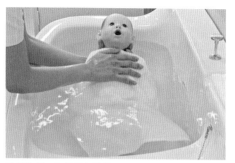

⑦落ち着いた様子を確認した後，実施者の手を新生児の胸の上に添えると，さらに落ち着く．湯の温かい感覚で心地よさそうな反応を示すこともある．また，eye to eye contact をとることもできる.

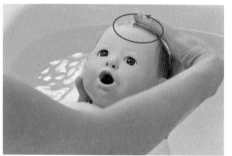

⑧頭髪を洗う．髪を濡らし，実施者の手に洗浄剤（泡タイプ）を取り，指の腹で頭髪を輪状に洗う.

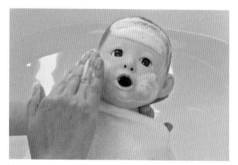

⑨顔を洗う．顔全体（額，頬，鼻，顎）に洗浄剤をつけて，指の腹で洗う.

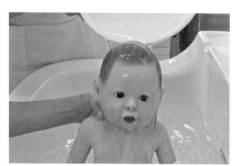

⑩実施者は殿部を支えて，新生児を確実に保持し，頭を起こす．介助者が洗面器の湯をゆっくりとかけて，洗浄剤を洗い流す．頭を起こしてゆっくり湯をかけると，自然に目を閉じる.

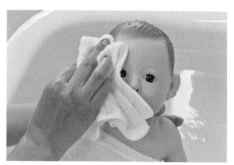

⑪ガーゼなどで頭髪と顔をやさしく押さえ拭きする.

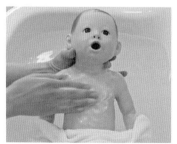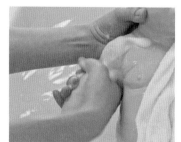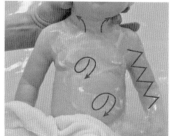

⑫身体を洗うため，沐浴布を外す．頸部，胸腹部，上肢，下肢と，洗い残しがないように洗っていく．頸部は英字の「V」，上肢と下肢は実施者の手首をねじるようにして洗い，胸腹部は「の」の字を描くようにすると洗いやすい.

図4-23　新生児の沐浴：施設（病院）の沐浴槽で洗浄剤を使用する場合②

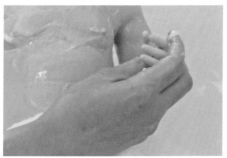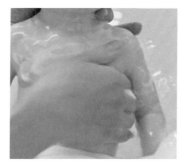

⑬手のひらを洗う際に強く握っているときは，実施者の親指を握らせると洗いやすい．
＊泡のついた手を口に入れてしまうことがあるため，手を洗った後は，すぐにすすぐ．

⑭腋窩もよく洗う．

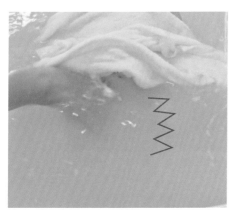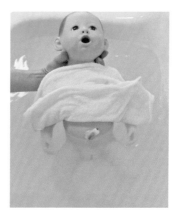

⑮下肢を洗う．上肢と同様にねじり洗いをする．新生児の肩と上肢に沐浴布をかけたままにしておくと安心し，体動を少なくできる．

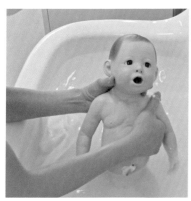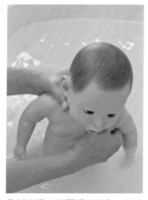

横から見たところ

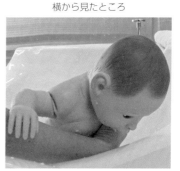

⑯背部と殿部を洗う．沐浴布を外して，実施者の右手4指を新生児の左腋窩に入れ，親指は左肩にかけて保持し，左手は新生児の後頸部を支える．実施者の右腕を沐浴槽に固定すると，安定する．

⑰新生児の後頸部を支え，ゆっくりと腹臥位にする．

⑱新生児の右上肢を実施者の右前腕にかけて安定させる．このとき，新生児の顔が湯につからないよう注意する．

図4-23　新生児の沐浴：施設（病院）の沐浴槽で洗浄剤を使用する場合③

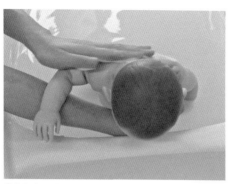 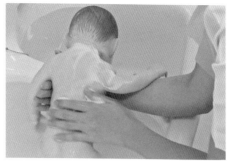

背面から見たところ

⑲後頸部→背部→腰部→殿部の順に輪状に洗う．最後に湯をかけて洗浄剤を洗い流す．

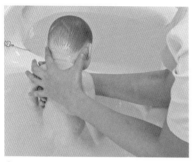 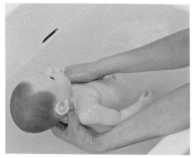 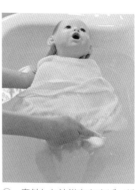

⑳実施者の左手で後頸部を固定し，右手は新生児の腋窩を保持する．

㉑そのままゆっくりと静かに仰臥位にする．

㉒一度外した沐浴布を広げ，新生児の肩・上肢・胸腹部を覆うようにかける．新生児が安定してから，陰部と肛門を洗う．

㉓男児は陰茎→陰嚢→肛門の順に，女児は前から後ろへ，大陰唇と小陰唇の間や肛門部を丁寧に洗う．

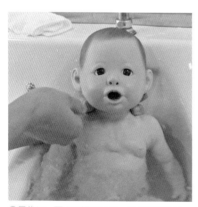 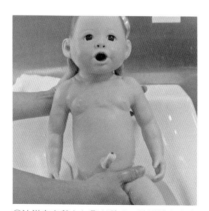

㉔最後に，肩まで湯につけ，身体を温める．eye to eye contact をとる．

㉕沐浴布を静かに取り除き，沐浴槽から出す．介助者がいる場合は，かけ湯をしてもよい．

＊湯を切るために新生児をゆすったりしない．実施者の殿部に添えていた手指を下に伸ばすようにして，たまっている湯を切るとよい．

図4-23　新生児の沐浴：施設（病院）の沐浴槽で洗浄剤を使用する場合④

●新生児の沐浴：自宅のシャワー浴で洗浄剤を使用する場合〈動画〉

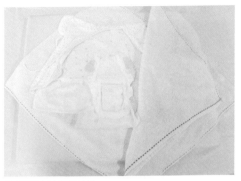
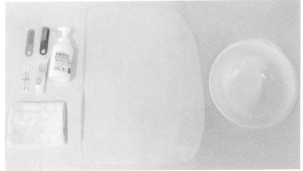

①必要物品を準備する.
　バスタオル，着替えの肌着，おむつ
　タオル，洗浄剤，浴室用マット，洗面器，綿棒，頭髪用ブラシ，保湿剤
＊洗浄剤は泡タイプが望ましい．固形せっけんや液体ソープを使用する場合は，直接新生児の肌につけず，泡立てて使うようにする.
②更衣する場所（座布団などの上）にバスタオルを広げて，新しい衣服を準備する.
③浴室を暖め，洗い場にマットを敷く．シャワーの湯温は 38 ～ 39℃に設定する.

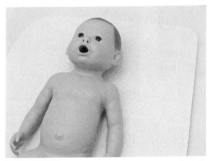
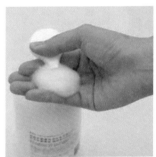
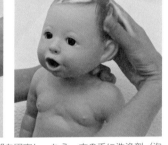

④新生児の衣服を脱がせ，洗い場のマットの上に寝かせる.

⑤頭髪を洗う．実施者の手で後頸部を固定し，もう一方の手に洗浄剤（泡タイプ）を取り，指の腹で頭髪を輪状に洗う.

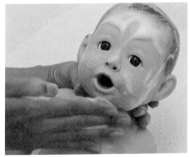
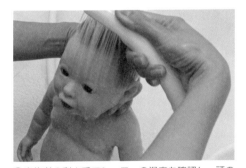

⑥顔を洗う．顔全体（額，頬，鼻，あご）に洗浄剤をつけて，指の腹で洗う.
＊新生児をマットに寝かせた状態にすると，新生児の身体が安定し，両手で洗うことができる.

⑦実施者の利き手でシャワーの温度を確認し，頭の上からシャワーをかけて，洗浄剤を洗い流す．頭を起こしてゆっくり湯をかけると，自然に目を閉じる.

図4-24　新生児の沐浴：自宅のシャワー浴で洗浄剤を使用する場合①

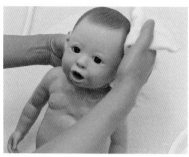

⑧タオルなどで頭髪と顔をやさしく押さえ拭きし，マットにそっと寝かせる。

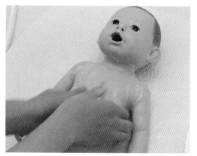

⑨身体を洗う。頸部，胸腹部，上肢，下肢と，洗い残しがないように洗っていく。洗浄剤を適宜補う。

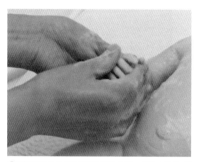

⑩手のひらを洗う際に強く握っているときは，実施者の親指を握らせると洗いやすい。
＊泡のついた手を口に入れることがあるため，手を洗った後は，すぐに洗浄剤を洗い流す。

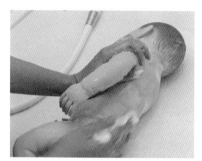

⑪片手で肩関節を持ち，ゆっくりと側臥位にし，後頸部，背部，腰部，殿部を洗う。反対側も同様に洗う。

男　児

女　児

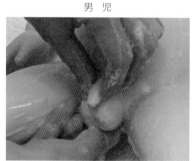

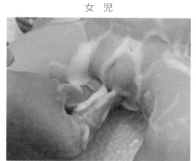

⑫陰部と肛門を洗う。男児は陰茎→陰嚢→肛門の順に，女児は前から後ろへ，大陰唇と小陰唇の間や肛門部を丁寧に洗う。

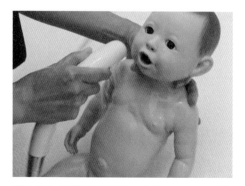

⑬最後に，シャワーの湯で全身の洗浄剤を洗い流す。

図4-24　新生児の沐浴：自宅のシャワー浴で洗浄剤を使用する場合②

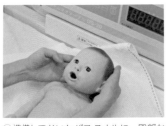
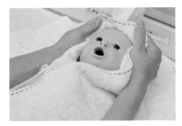
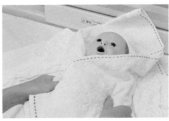

①準備しておいたバスタオルに、殿部から頭部の順にやさしく寝かせる。素早く新生児を包み、水分を押さえ拭きする。
　皮膚をこすらない。耳の後ろ・頸部・関節部・腋窩など、皮膚と皮膚が接する部分の水分も丁寧に拭き取る。

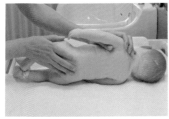
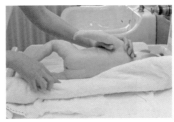
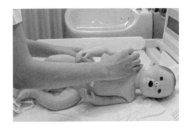

②新生児の肩関節を把持して側臥位を保ち、ぬれたバスタオルをたぐり寄せる。
　次に、先ほどと反対の側臥位にし、ぬれたバスタオルを取り除く。

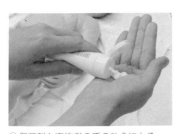
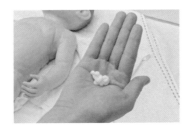

③保湿剤を実施者の手のひらにとる。

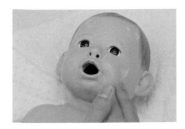
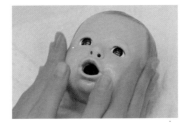
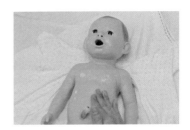

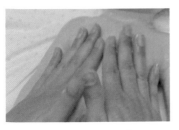

④保湿剤を新生児の肌にのせて、手のひらや指の腹を使い塗り広げる。全身（顔、頸部、胸部、腹部、背部、殿部、上肢、腋窩、下肢）にむらなく塗布する。

図4-25　沐浴後のケア①

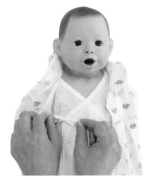

⑤準備しておいた清潔な衣類とおむつを着せる（➡p.204〜208参照）.

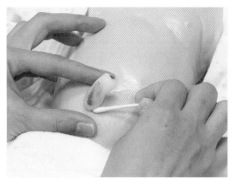

⑥臍輪部の水分を綿棒で拭う（臍帯が脱落していない場合は，臍帯を軽く引き上げるようにして根元の水分を拭う）.

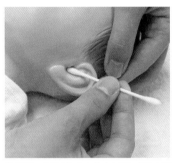

⑦綿棒で耳甲介の水分を拭う（深く挿入しない）.

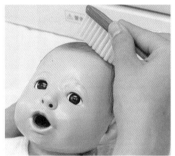

⑧毛先の軟らかいブラシで整髪する．頭皮をこすったり，強く押したりしない．
くしは，出生時に頭髪にからんだ血液や粘液などを取り除く場合に用いる．先端が丸くなったもので，頭皮をこすって傷つけないように，粘液などをすくい上げるようにして使う.

図4-25　沐浴後のケア②

●自宅での沐浴〈動画〉

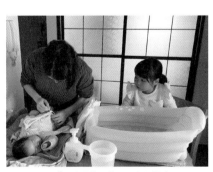

エアータイプの沐浴槽を使って行う場合.

新生児の背を，沐浴槽の壁にもたせかけるようにすると，実施者が楽である.

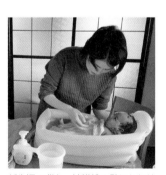

新生児の背部を洗うときには，沐浴槽の底で座位を保つように支えるとよい.

図4-26　自宅での沐浴の工夫①

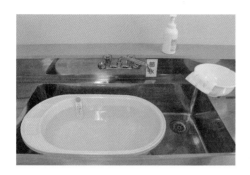

シンクタイプの沐浴槽を使って行う場合.

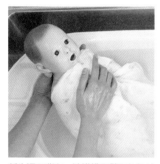

新生児の背を，沐浴槽の壁にもたせかけるようにすると，実施者が楽である.

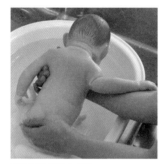

背面から見たところ.

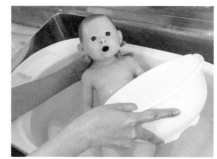

洗面器に入れた湯でかけ湯をしているところ.

図4-26　自宅での沐浴の工夫②

沐浴槽にはさまざまなタイプがある．母親のニーズや住宅事情に合わせて選択できるように，情報を提供する.

床置きタイプ

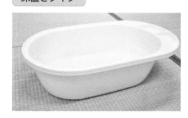

エアータイプ

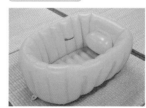
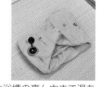

空気を入れて膨らませて使用する．沐浴槽の真ん中まで湯を入れる目印が付いている．使用しないときはコンパクトにためるため，収納しやすい.

シンクタイプ

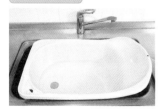

キッチンのシンクにぴったりはまるデザイン．底にゴム栓があるため，使用後に水を抜きやすい.

マットタイプ

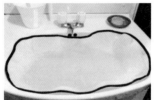

透水性スポンジ製の水切れのよい沐浴用マット．洗面台にマットを載せると，洗面台をベビーバスのように使用することができる.

バケツタイプ

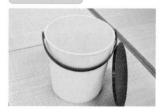

湯を運びやすい，場所をとらない．写真は10L入り（内径25cm×高さ25cm）．3kg程度の新生児がちょうど入る大きさ.

図4-27　沐浴槽の種類

9 排　気

1 目的
新生児の溢乳（いつにゅう）や吐乳，腹部膨満を防ぐ．

2 準備
ガーゼ，またはタオル．

3 実施方法（図4-28）
① ガーゼ，またはタオルを肩にかける．

② 新生児の顎部を肩にかけるようにして抱き，自然とゲップが出るのに任せ，新生児を刺激しない．

③ 排気がなかなかうまくいかない場合は，静かに抱き替えるなど，新生児の身体を動かしてみるとよい．

4 評価
① 新生児に負担をかけないよう，正しい方法で排気を試みることができる．

② 排気によって，溢乳や吐乳，腹部膨満を防ぐことができる．

plus α
生理的呑気症（どんき）

新生児は，乳汁とともに多量の空気を飲み込みやすい．そのため新生児の胃は成人よりも縦型で，噴門部の括約筋が弱く，ゲップとして空気が出やすい構造になっている．ゲップが出やすいことは，乳汁を吐きやすいということであり，溢乳が新生児にはよくみられる[19]．

plus α
排気量への影響

哺乳瓶で授乳する場合は，瓶の中の空気を嚥下するため，排気量が多い．母乳を直接授乳する場合は，乳輪と口唇が密着するため，空気の嚥下は少なく，排気量も少ない．

plus α
授乳前の排気

授乳前に激しく泣いている場合は，空気を嚥下しているため，排気後に授乳する．

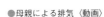
●母親による排気〈動画〉

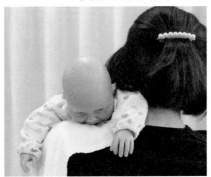

①ガーゼまたはタオルを実施者の肩にかけ，新生児の後頸部を支えて身体を縦方向にし，顎部を実施者の肩にかけるようにして抱く．

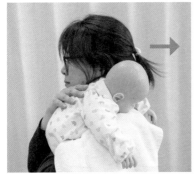

②実施者の身体を少し反らすと，新生児の位置が安定する．

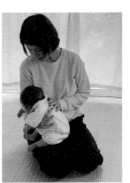

＊膝の上に座らせて排気する方法もある（立て抱きによる方法）．

図4-28　排気のさせ方

10 爪切り

1 目的

新生児が自分の爪で顔などの皮膚に擦過傷をつくるのを防ぐ.

2 準備

新生児用爪切りはさみ（図4-29），ガーゼ（湿らせたガーゼが扱いやすい）.

3 実施方法（図4-30）

①動くと切りにくいため，入眠中に行うとよい.

②爪を切る指を，実施者の親指と人差し指で把持する.

③爪に角ができないように，はさみの根元を爪の切り始めに当て，一回で切る.

④切った爪はガーゼに落とす.

4 評価

①安全に，伸びた爪を角を残さないように切ることができる.

②新生児の顔や皮膚に，擦過傷をつくらない.

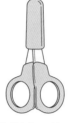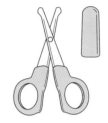

新生児を傷つけないように，刃先が丸くなっている.

図4-29 新生児用爪切りはさみ

plus α

配慮すること

最初の爪は，記念に持ち帰りたいと言われることがある. 母親と一緒に切るか，希望に合わせてとっておくなどの配慮があってもよい.

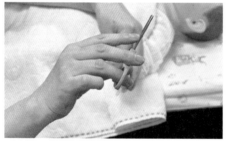

①はさみは，実施者が扱いやすいように持つ.

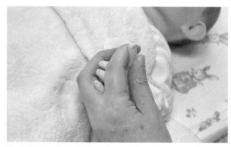

②爪を切る指を親指と人さし指で把持し，ガーゼを添える.

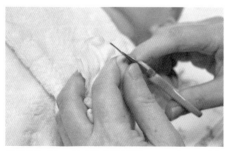

③指の皮膚に，はさみの刃が当たっていないことを確認しながら切り始める. 切った爪はガーゼに落とす. 新生児が動いた場合には，その動きに逆らわないようにして爪切りをいったんやめて（固定はそのまま），落ち着いた後に切り始める.

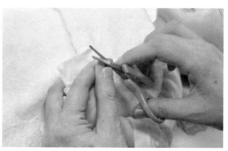

④角ができないように，はさみの根元を切り始めに当て，一回で切る.

留意点：切った爪がガーゼの上に落ちたことを確認しながら切っていく. ガーゼに落ちなかったときは，コットや掛け物の上に落ちていないか確認する.

図4-30 爪切り

11 与 薬

1 点 眼

1 目的

結膜炎を予防するために，抗菌薬を点眼する．以前はクラミジア結膜炎などの予防に効果があるとされていたが，現在では，クラミジアに対する点眼での予防効果は否定的であり，予防の上では妊婦のスクリーニングによる母体治療が有効とされている[20]．

何のためにする？
一般細菌や淋菌による結膜炎を予防する．

2 準備

清浄綿，ディスポーザブル手袋，点眼薬（図4-31）．

3 実施方法（図4-32）

①安全に，また，安心感を与えるように，点眼前におくるみなどで新生児の手が出ないようにくるみ，仰臥位にする．

②点眼前に，実施者は手洗いを行い，ディスポーザブル手袋を装着する．

③目尻から目頭へ清浄綿で拭く．

④点眼するときに点眼瓶がまつげに触れないように，点眼瓶を2cm離して点眼液を結膜囊に1滴，確実に滴下する．

⑤余分な点眼薬を，清浄綿で拭き取る．

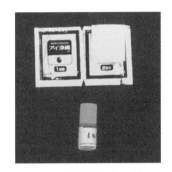

図4-31　**清浄綿と点眼薬**

a 留意点

①点眼液の1滴は30〜50μLであり，これを受け取る結膜の容量は20〜30μLであるため，1滴で十分である．

②余分な点眼薬を清浄綿で拭き取るのは，薬液が鼻粘膜を通じて新生児の全身へ移行して，副作用を起こすのを防ぐためである．

③出生直後からの母子のeye to eye contactを妨げないため，医学的に必要でない限りは，母子接触を終えた後，出生後1時間以内に点眼する[20, 21]．

4 評価

①点眼の必要性を理解し，新生児に負担をかけず，適切な方法で点眼できる．

②点眼後，点眼薬による刺激に対する反応を観察できる．

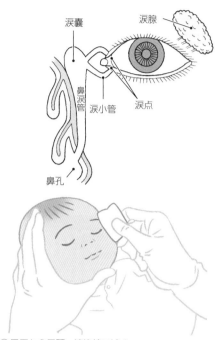

涙嚢　涙腺

鼻涙管　涙小管　涙点

鼻孔

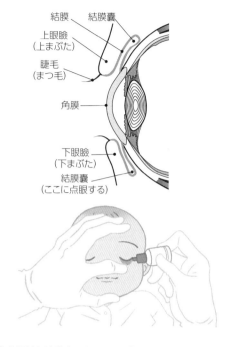

結膜　結膜囊

上眼瞼
（上まぶた）

睫毛
（まつ毛）

角膜

下眼瞼
（下まぶた）

結膜囊
（ここに点眼する）

①目尻から目頭へ清浄綿で拭く.
理由：涙は涙腺から分泌され，結膜囊内を潤して，上下の目頭の小さな穴（涙点）から排出され，涙小管→涙嚢→鼻涙管を通って鼻に流れる[22].　眼脂は，粘液，瞼板腺分泌物，脱落した上皮細胞，血液細胞などから成る結膜の分泌物である[23].　眼脂には，涙や血管から漏れた血液細胞や，まぶたからの老廃物やほこりが混じっており，通常はまばたきで涙とともに目頭の涙嚢に洗い流されている[24].　これらの生理的機能を考慮すると，目尻から目頭に向けて清拭するほうが望ましい.

②点眼薬を結膜囊に滴下する.「あかんべえ」をさせる要領で下眼瞼結膜をやさしく引き下げて結膜を露出させる.　刺激を避けるために，直接角膜に滴下しない[25].
留意点：眼瞼や粘膜に点眼薬の容器の先が触れないように注意する.　余分な点眼薬は清浄綿で拭き取る.

図4-32　点眼

2 経口内服（ビタミンK₂）

1 目的

新生児の**ビタミンK欠乏性出血症**を予防し，確実に薬量を投与する.

2 準備

- ケイツー®シロップ0.2%1mL（メナテトレノンとして2mg），ディスポーザブル手袋，ガーゼ，おくるみ.
- 投与のための物品：スプーン，カップ，人工乳首，哺乳瓶，希釈して投与する場合は，さゆ10mL程度（図4-33）.

ディスポーザブル手袋を装着し，必要物品を準備する.　指示書に基づき，新生児の氏名，薬剤，目的，用量，投与方法，日時（哺乳確立時，生後1週または産科施設退院時のいずれかの早い時期）が正しいかを確認する.

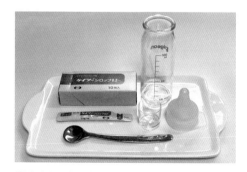

図4-33　必要物品

3 留意点

　誤嚥防止，清潔操作による感染防止，新生児の転落防止に注意する．スティック包装から直接内服させると誤嚥や新生児の口唇を傷つける恐れがあるため，スプーンやカップ，人工乳首などに移して内服させる．

4 実施方法

①親への説明

- 事前に親に対し，新生児への投与の目的や方法を説明し，承諾を得る．

②新生児の状態の観察

- 新生児の呼吸状態が安定しており，悪心や腹部膨満等がないことを確認する．
- 新生児が哺乳前で落ち着いており，覚醒していることを確認する．
- 特に生後1日目にケイツー®シロップを投与する際には，その可否をアセスメントする．
- 初期嘔吐がある場合には，医師とケイツー®シロップ投与のタイミングを相談する．

③新生児への準備

- 新生児の首元にガーゼを当てる．
- 新生児が手をよく動かす場合は，大きめのおくるみで包むと安定してよい．

④ケイツー®シロップの与薬

- 再度，指示書に基づき，新生児の氏名，薬剤，目的，用量，投与方法，日時が正しいかを確認する．
- シロップのスティック包装を開封する．
- 実施者の片方の手で新生児を抱き，安定させる．

a スプーンで飲ませる場合（図4-34）

　シロップの原液をスプーンに少しずつ取り分け，新生児の頬の内側に沿って流し込む．一度に全量ではなく，吸啜リズムに合わせて数回に分けて飲ませるとよい．

新生児の親への与薬方法の指導

上記a〜dのスプーン，カップ，人工乳首，哺乳瓶のうち，親が自宅で実施可能な方法を選択できるよう支援する．その際，次の留意点を必ず伝える．

- 与薬時にスティックのまま飲ませると，新生児の唇を傷つけ，誤飲の恐れがあるので避ける．
- スティックは使用直前に開封し1回で使い切る，他の薬と混ぜない，新生児の目や鼻や耳に入れない．
- 投与スケジュールを確認する（例：1週間ごとに曜日を決め，合計10回内服させる）．
- 嘔吐や内服忘れへの対処法を説明する（例：追加は不要，気付いた時点で内服させる）．
- 万が一，連日服用した場合の対処法を説明する（例：気付いた時点で週に1回，曜日を決めて内服させる）．
- その他，不足や不明点があれば連絡するよう伝える．

b カップで飲ませる場合（図4-35）

　新生児を立て抱きにすると，カップを傾けるだけでよく，こぼれにくい．カップの縁を新生児の舌の上に載せ，吸啜反射を促す．新生児がさらに口を開けたときにカップの縁で下唇を刺激し，舌の動きに合わせて，シロップを2～3滴ずつなめるように飲ませる．

c 人工乳首で飲ませる場合（図4-36）

　新生児に哺乳瓶の乳首のみを先にくわえさせ，乳首部分にシロップの原液を少しずつ流し込み，吸啜リズムに合わせて飲ませる．シロップがこぼれないように，乳首を支えながら流し込むとよい．ただし，新生児が乳頭混乱を起こす可能性があるため，乳首を嫌がる新生児には向かない．

d 哺乳瓶で飲ませる場合（図4-37）

　新生児が飲み干せるように，10mL以下に希釈する．母乳や人工乳，湯冷ましなどに混ぜて飲ませるとよい．ただし，新生児が乳頭混乱を起こす可能性があるため，乳首を嫌がる新生児には向かない．

⑤投与後の実施事項

• 新生児の排気を促す（自然に，もしくは背中をやさしくさする程度．トントンと叩かない）．
• 新生児に「上手に飲めたね」などの声を掛ける．
• 新生児を静かに安寧に寝かせる．
• 嘔吐がなく．確実に内服できたことを確認する．万が一，嘔吐した場合は，時間，吐物の性状・量・色・においを観察して記録し，次回の哺乳前に再投与する．

⑥記録

• 投与時間，薬剤名，内服した量と新生児の状態などを記録する．

⑦後片付け

• 使用した物品を片付ける．
• スプーン・カップ・人工乳首は中性洗剤で洗浄して乾燥させ，消毒する（施設の方針に従う）．

5 評価

①親に対し，新生児が内服する必要性を説明し，承諾を得ることができる．
②与薬のための必要物品を準備できる．
③新生児が内服できる状態であるかを観察できる．
④新生児が嘔吐することなく確実に内服できる．
⑤与薬後に新生児が嘔吐した場合は，時間と吐物の性状などを観察して記録し，次回の哺乳前に再投与できる．
⑥親に対し，新生児への与薬方法を指導できる．

●経口内服①スプーン〈動画〉

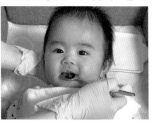

図4-34　スプーンで飲ませる場合

●経口内服②カップ〈動画〉

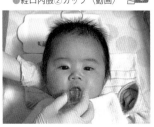

図4-35　カップで飲ませる場合

●経口内服③人工乳首〈動画〉

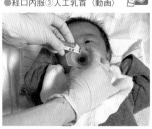

図4-36　人工乳首で飲ませる場合

●経口内服④哺乳瓶〈動画〉

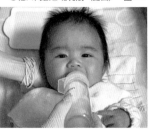

図4-37　哺乳瓶で飲ませる場合

■ 引用・参考文献

1) 日本未熟児新生児学会，医療提供体制検討委員会．正期産新生児の望ましい診療・ケア．日本未熟児新生児学会雑誌．2012，24（3），p.422.
2) 日本産科婦人科学会／日本産婦人科医会編．"CQ801 出生直後の新生児呼吸循環管理・蘇生については？"．産婦人科診療ガイドライン：産科編2023．日本産科婦人科学会事務局，2023，p.360-365.
3) 細野茂春監修．日本版救急蘇生ガイドライン2020に基づく新生児蘇生法テキスト．第4版，メジカルビュー社，2021，p.52-107.
4) 新生児蘇生法普及事業．http://www.ncpr.jp．（参照2023-05-18）．
5) 新生児黄疸管理研究会．黄疸計JM-105の推奨使用法．2021年3月．http://square.umin.ac.jp/sinseiji-oudan/黄疸計JM-105の推奨使用法．pdf，（参照2023-07-04）．
6) Berg, G. et al. Harlequin Color Change in a Neonate. N Engl J Med. 2020, 382（5），p.456.
7) 衛藤義勝監修．ネルソン小児科学　原著第17版．エルゼビア・ジャパン，2005，p.2188-2189.
8) Thariat, J. et al. Sucking pads in a full-term newborn. J Pediatr. 2011, 158（1），p.166.
9) 前掲書1），p.425-426.
10) 横尾京子．新生児ベーシックケア：家族中心のケア理念をもとに．医学書院，2011，p.101-102.
11) 島岡昌幸ほか．新生児のスキンケア．小児看護．2006，29（10），p.1316-1321.
12) 細坂泰子ほか．新生児清潔ケアの実態とケア選択の探索：混合研究法を用いて．日本助産学会誌．2015，29（2），p.240-250.
13) 樋口幸ほか．日本における早期新生児期の保清・スキンケアの現状と課題．母性衛生．2017，58（1），p.91-99.
14) 白坂真紀ほか．新生児皮膚における角層保湿機能の成熟過程．日本皮膚科学会雑誌．2007，117（7），p.1147-1153.
15) Horimukai, K. et al. Application of moisturizer to neonates prevents development of atopic dermatitis. J Allergy Clin Immunol. 2014, 134（4），p.824-830.
16) Lowe, J. et al. A randomized trial of a barrier lipid replacement strategy for the prevention of atopic dermatitis and allergic sensitization : the PEBBLES pilot study. Br J Dermatol. 2018, 178（1），p.e19-21.
17) Chalmers, JR. et al. Daily emollient during infancy for prevention of eczema : the BEEP randomised controlled trial. Lancet. 2020, 395, p.962-972.
18) 堀向健太．スキンケア・保湿剤．チャイルドヘルス．2022，25（1），p.22-26.
19) 仁志田博司．新生児学入門．第5版，医学書院，2018，p.263.
20) 前掲書2），"CQ602 妊娠中の性器クラミジアスクリーニングと陽性者の取り扱いは？"，"CQ802 生後早期から退院までにおける正期産新生児に対する管理の注意点は？"，p.300-301，366-372.
21) 前掲書1），p.422-424.
22) 中澤満ほか編．標準眼科学．第14版，医学書院，2018，p.224.
23) 所敬監修．現代の眼科学．第13版，金原出版，2018，p.103.
24) 五十嵐勝朗．からだのフシギ：生理現象学辞典（第12回）めやに／よだれ．チャイルドヘルス．2012，15（5），p.56-

25) 東山峰子ほか．外用剤（軟膏），点眼．小児看護．2009，32（4），p.424-434.
26) 日本小児科学会ほか．新生児と乳児のビタミンK欠乏性出血症発症予防に関する提言．2021-11-30．https://www.jpeds.or.jp/uploads/files/20211130_VK_teigen.pdf，（参照2023-05-16）．
27) 日本助産学会．"CQ224 臍帯結紮の時期は，臍帯早期結紮と臍帯遅延結紮で，どちらがよいか？"．エビデンスに基づく助産ガイドライン：妊娠期・分娩期・産褥期2020．2020，p.137-139.
28) 飛騨麻里子．血液ガス検査結果の見方のきほん．Neonatal Care. 2017, 30（2），p.10-16.
29) Riley, R.J. et al. Collecting and analyzing cord blood gases. Clinical Obstetrics and Gynecology. 1993, 36（1），p.13-23.
30) 村上寶久編．アトラス小児整形外科Ⅰ．金原出版，1988，p.471.
31) 板橋家頭夫．"日本人在胎期間別出生時体格基準値の作成に関する研究"．厚生労働科学研究（子ども家庭総合研究）「周産期母子医療センターネットワークによる医療の質の評価とフォローアップ・介入による改善・向上に関する研究」平成21年度研究報告書．
32) 前掲書19），p.51-52.
33) 中野昭一編．図解生理学．第2版，医学書院，2000，p.264.
34) 森岡一朗ほか．早産児の黄疸管理：新しい管理方法と治療基準の考案．日本周産期・新生児医学会雑誌．53（1），2017，p.1-9.
35) 前掲書19），p.50.
36) Bly, L. 写真でみる乳児の運動発達：生後10日から12カ月まで．木元孝子ほか訳．協同医書出版社，1998，p.7-8.
37) 前掲書10），p.957-958.
38) 見藤隆子ほか編．看護学事典．第2版，日本看護協会出版会，2011，p.539.
39) Ohmura, N. et al. A method to soothe and promote sleep in crying infants utilizing the transport response. Current Biology. 2022, 32（20），p.4521-4529.
40) 石田耕一．こども用洗浄製品．小児看護．2006，29（10），p.1363-1368.
41) 関和男．"258 げっぷがうまくでませんが？"．周産期相談318 お母さんへの回答マニュアル．第2版，周産期医学．2009，39増刊，p.626-627.
42) 佐々木りか子．新生児期からのスキンケア．チャイルドヘルス．2010，13（7），p.482-507.
43) 木村奈緒美．"与薬（ビタミンK）"．根拠と事故防止からみた母性看護技術．石村由利子編．第3版，医学書院，2020，p.479-480.
44) 日本産婦人科医会／日本産科婦人科学会．新生児の出血性疾患予防のためのビタミンK投与法について．2021年3月．https://www.jaog.or.jp/wp/wp-content/uploads/2021/03/5559054e3614ae4ff296b224fa7510d1.pdf，（参照2023-07-11）．
45) 日本小児科学会新生児委員会．新生児・乳児ビタミンK欠乏性出血症の予防法に関するQ & A.2021-11-30．http://www.jpeds.or.jp/uploads/files/20211130_VK_h.pdf，（参照2023-08-01）．

母性看護でよく用いられる検査値・基準・指標

妊娠期

表1　妊娠中の血液データの推移

	検査項目	非妊時	初　期	中　期	末　期
血　算	白血球（×10^3/μL）	3.5〜9.1	5.7〜13.6	5.6〜14.8	5.9〜16.9
	赤血球（×10^4/μL）	400〜520	342〜455	281〜449	271〜443
	血色素（g/dL）	12〜15.8	11.6〜13.9	9.7〜14.8	9.5〜15.0
	ヘマトクリット（%）	35.4〜44.4	31.0〜41.0	30.0〜39.0	28.0〜40.0
	血小板（×10^4/μL）	16.5〜41.5	17.4〜39.1	15.5〜40.9	14.6〜42.9
凝固系	フィブリノーゲン濃度（mg/dL）	233〜496	244〜510	291〜538	301〜696
	PT-INR	0.9〜1.04	0.86〜1.08	0.83〜1.02	0.80〜1.09
	APTT（秒）	26.3〜39.4	23.0〜38.9	22.9〜38.1	22.6〜35.0
	D-ダイマー（μg/mL）	0.22〜0.74	0.05〜0.95	0.32〜1.29	0.13〜1.7
	アルブミン（g/dL）	4.1〜5.3	3.1〜5.1	2.6〜4.5	2.3〜4.2
	ナトリウム（mEq/L）	136〜146	133〜148	129〜148	130〜148
	カリウム（mEq/L）	3.5〜5.0	3.6〜5.0	3.3〜5.0	3.3〜5.1
	クロール（mEq/L）	102〜109	101〜105	97〜109	97〜109
鉄関連	フェリチン（ng/mL）	10〜150	6〜130	2〜230	0〜116
	血清鉄（μm/dL）	41〜141	72〜143	44〜178	30〜193
脂質代謝	総コレステロール（mg/dL）	< 200	141〜210	176〜299	219〜349
	HDL コレステロール（mg/dL）	40〜60	40〜78	52〜87	48〜87
	LDL コレステロール（mg/dL）	< 100	60〜153	77〜184	101〜224
腎機能	尿素窒素（mg/dL）	7〜20	7〜12	3〜13	3〜11
	クレアチニン（mg/dL）	0.5〜0.9	0.4〜0.7	0.4〜0.8	0.4〜0.9
	GFR（mL/分）	106〜132	131〜166	135〜170	117〜182
	血漿レニン活性（ng/mL/時）	0.3〜9.0	報告なし	7.5〜54.0	5.9〜58.8
甲状腺機能	TSH（μIU/mL）	0.34〜4.25	0.60〜3.40	0.37〜3.60	0.38〜4.04
	free　T4（ng/dL）	0.8〜1.7	0.8〜1.2	0.6〜1.0	0.5〜0.8
	free　T3（pg/mL）	2.4〜4.2	4.1〜4.4	4.0〜4.2	報告なし

平井千裕ほか．妊婦の基準値．周産期医学．2016，46 増刊号，p.1249-51 より一部改変．

表2　妊娠高血圧症候群（HDP）の病型分類

妊娠高血圧腎症：preeclampsia（PE）

- 妊娠 20 週以降に初めて高血圧を発症し，かつ，蛋白尿を伴うもので，分娩後 12 週までに正常に復する場合．
- 妊娠 20 週以降に初めて発症した高血圧に，蛋白尿を認めなくても以下のいずれかを認める場合で，分娩 12 週までに正常に復する場合．
  - i　基礎疾患のない肝機能障害（肝酵素上昇【ALT もしくは AST > 40 IU/L】，治療に反応せず他の診断がつかない重度の持続する右季肋部もしくは心窩部痛）
  - ii　進行性の腎障害（Cr > 1.0 mg/dL，他の腎障害は否定）
  - iii　脳卒中，神経障害（間代性痙攣・子癇・視野障害・一次性頭痛を除く頭痛など）
  - iv　血液凝固障害（HDP に伴う血小板減少【< 15 万 / μL】・DIC・溶血）
- 妊娠 20 週以降に初めて発症した高血圧に，蛋白尿を認めなくても，子宮胎盤機能不全〔*1 胎児発育不全（FGR），*2 臍帯静脈血流波形異常，*3 死産〕を伴う場合．

妊娠高血圧：gestational hypertension（GH）

- 妊娠 20 週以降に初めて高血圧を発症し，分娩 12 週までに正常に復する場合で，かつ妊娠高血圧腎症の定義に当てはまらないもの．

加重型妊娠高血圧腎症：superimposed preeclampsia（SPE）

- 高血圧症が妊娠前あるいは妊娠 20 週までに存在し，妊娠 20 週以降に蛋白尿，もしくは基礎疾患のない肝腎機能障害，脳卒中，神経障害，血液凝固のいずれかを伴う場合．
- 高血圧と蛋白尿が妊娠前あるいは妊娠 20 週までに存在し，妊娠 20 週以降にいずれかまたは両症候が増悪する場合．
- 蛋白尿のみを呈する腎疾患が妊娠前あるいは妊娠 20 週までに存在し，妊娠 20 週以降に高血圧が発症する場合．
- 高血圧が妊娠前あるいは妊娠 20 週までに存在し，妊娠 20 週以降に子宮胎盤機能不全を伴う場合．

高血圧合併妊娠：chronic hypertension（CH）

- 高血圧が妊娠前あるいは妊娠 20 週までに存在し，加重型妊娠高血圧腎症を発症していない場合．

＊1　FGR の定義は，日本超音波医学会の分類「超音波胎児計測標準化と日本人の基準値」に従い，胎児推定体重が -1.5SD 以下となる場合とする．染色体異常のない，もしくは奇形症候群のないものとする．

＊2　臍帯動脈血流波形異常は，臍帯動脈血管抵抗の異常高値や血流途絶あるいは逆流を認める場合とする．

＊3　死産は，染色体異常のない，もしくは，奇形症候群のない死産の場合とする．

日本妊娠高血圧学会編．妊娠高血圧症候群の診療指針 2021：Best Practice Guide．メジカルビュー社，2021．

表3　妊娠高血圧症候群における高血圧と蛋白尿の診断基準

高血圧

収縮期血圧 140 mmHg 以上，または，拡張期血圧が 90 mmHg 以上の場合を高血圧と診断する．
血圧測定法
①5 分以上の安静後，上腕に巻いたカフが心臓の高さにあることを確認し，座位で 1 ～ 2 分間隔にて 2 回血圧を測定し，その平均値をとる．2 回目の測定値が 5 mmHg 以上変化する場合は，安定するまで数回測定する．測定前の 30 分以内にはカフェイン摂取や喫煙を禁止する．
②初回の測定時には左右の上腕で測定し，10 mmHg 以上異なる場合には高いほうを採用する．
③測定機器は水銀血圧計と同程度の精度を有する自動血圧計とする．

蛋白尿

次のいずれかに該当する場合を蛋白尿と診断する．
- 24 時間尿でエスバッハ法などによって 300 mg/ 日以上の蛋白尿が検出された場合．
- 随時尿で protein/creatinine（P/C）比が 0.3 mg/mg・CRE 以上である場合．

24 時間蓄尿や随時尿での P/C 比測定のいずれも実施できない場合には，2 回以上の随時尿を用いたペーパーテストで 2 回以上連続して尿蛋白 1+ 以上陽性が検出された場合を蛋白尿と診断することを許容する．

日本妊娠高血圧学会編．妊娠高血圧症候群の診療指針 2021：Best Practice Guide．メジカルビュー社，2021．

表4 妊娠高血圧症候群の症候による亜分類

重症について

次のいずれかに該当するものを重症と規定する．なお，軽症という用語はハイリスクでない妊娠高血圧症候群と誤解されるため，原則用いない．
1. 妊娠高血圧・妊娠高血圧腎症・加重型妊娠高血圧腎症・高血圧合併妊娠において，血圧が次のいずれかに該当する場合
   収縮期血圧　160 mmHg 以上の場合
   拡張期血圧　110 mmHg 以上の場合
2. 妊娠高血圧腎症・加重型妊娠高血圧腎症において，母体の臓器障害または子宮胎盤機能不全を認める場合
   ・蛋白尿の多寡による重症分類は行わない．

発症時期による病型分類

早発型（early onset type：EO）：妊娠 34 週未満に発症
遅発型（late onset type：LO）：妊娠 34 週以降に発症
＊わが国では妊娠 32 週で区別すべきとの意見があり，今後，日本妊娠高血圧学会で区分点を検討する予定である．

日本妊娠高血圧学会編．妊娠高血圧症候群の診療指針 2021：Best Practice Guide．メジカルビュー社，2021．

表5 妊娠中の糖代謝異常の定義と診断基準

妊娠糖尿病 gestational diabetes mellitus (GDM)	75gOGTT において次の基準の 1 点以上を満たした場合に診断する． ①空腹時血糖値≧ 92 mg/dL（5.1 mmol/L） ②1 時間値≧ 180 mg/dL　　（10.0 mmol/L） ③2 時間値≧ 153 mg/dL　　（8.5 mmol/L）
妊娠中の明らかな糖尿病 overt diabetes in pregnancy[*1]	以下のいずれかを満たした場合に診断する． ①空腹時血糖値≧ 126 mg/dL ②HbA1c（NGSP）≧ 6.5% ＊随時血糖値≧ 200 mg/dL あるいは 75gOGTT で 2 時間値≧ 200 mg/dL の場合は，妊娠中の明らかな糖尿病の存在を念頭に置き，①または②の基準を満たすかどうか確認する．[*2]
糖尿病合併妊娠 pregestational diabetes mellitus	①妊娠前にすでに診断されている糖尿病 ②確実な糖尿病網膜症があるもの

[*1]　妊娠中の明らかな糖尿病には，妊娠前に見逃されていた糖尿病と，妊娠中の糖代謝の変化の影響を受けた糖代謝異常，および妊娠中に発症した 1 型糖尿病が含まれる．いずれも分娩後は診断の再確認が必要である．

[*2]　妊娠中，とくに妊娠後期は妊娠による生理的なインスリン抵抗性の増大を反映して糖負荷後血糖値は非妊時よりも高値を示す．そのため，随時血糖値や 75gOGTT 負荷後血糖値は非妊時の糖尿病診断基準をそのまま当てはめることはできない．

日本糖尿病・妊娠学会．妊娠中の糖代謝異常と診断基準の統一化について．糖尿病と妊娠．15（1），2015．

表6 妊娠中の体重増加指導の目安*

妊娠前体格**	BMI kg/m²	体重増加量指導の目安
低体重	＜ 18.5	12 〜 15kg
普通体重	18.5 ≦〜＜ 25	10 〜 13kg
肥満（1 度）	25 ≦〜＜ 30	7 〜 10kg
肥満（2 度以上）	30 ≦	個別対応（上限 5kgまでが目安）

＊　「増加量を厳格に指導する根拠は必ずしも十分ではないと認識し，個人差を考慮したゆるやかな指導を心がける」産婦人科診療ガイドライン 産科編 2020 CQ010 より．
＊＊　体格分類は日本肥満学会の肥満度分類に準じた．

日本産科婦人科学会．"妊娠中の体重増加の目安について"．2021-06-01．https://www.jsog.or.jp/news/pdf/20210616_shuuchi.pdf，（参照 2023-08-04）．

表7 陣痛周期と強さ

子宮口開大度	子宮内圧	陣痛周期	陣痛発作持続時間
4〜6cm	40mmHg	3分	70秒
7〜8cm	45mmHg	2分30秒	70秒
9〜10cm（全開大）	50mmHg	2分	60秒

表8 胎児心拍数の代表的変動パターンの発生原因

①早発一過性徐脈	②遅発一過性徐脈	③変動一過性徐脈
児頭圧迫	子宮胎盤循環不全 子宮収縮による胎児血流の減少	臍帯圧迫 臍帯

表9 胎児心拍数一過性変動の分類

分　類		波　形	特　徴
一過性頻脈		FHR UC	心拍数が開始からピークまで急速に増加し開始から頂点までが15bpm以上，元に戻るまでの持続が15秒以上2分未満のもの．妊娠32週未満では心拍数増加が10bpm以上，持続が10秒以上のものとする．
一過性徐脈	早発一過性徐脈	FHR（一致） UC	子宮収縮に伴って，心拍数減少の開始から最下点まで緩やかに下降し，その後子宮収縮の消退に伴い元に戻る心拍数低下で，その一過性徐脈の最下点と対応する子宮収縮の最強点の時期が一致しているものをいう．
	遅発一過性徐脈	FHR（遅れる） UC	子宮収縮に伴って，心拍数減少の開始から最下点まで緩やかに下降し，その後子宮収縮の消退に伴い元に戻る心拍数低下で，子宮収縮の最強点に遅れてその一過性徐脈の最下点を示すものをいう．
	変動一過性徐脈	FHR（急峻な心拍数の低下） UC	15bpm以上の心拍数減少が急速に起こり，その開始から元に戻るまで15秒以上2分未満を要するもの．子宮収縮に伴って出現する場合は，その発現は一定の形をとらず，下降度，持続時間は子宮収縮ごとに変動する．
	遷延一過性徐脈	FHR UC	心拍数減少が15bpm以上で，開始から元に戻るまでの時間が2分以上10分未満の徐脈．10分以上の一過性徐脈の持続は，基線の変化とみなす．

FHR：胎児心拍数　UC：子宮収縮

＊子宮収縮が不明の場合は，早発一過性徐脈と遅発一過性徐脈の区別はできない．
　急速か緩やかかの目安として，開始から最下点到達までの時間が30秒未満か以上かを参考とする．

日本産科婦人科学会編．産婦人科研修の必修知識2013．日本産科婦人科学会，2013，p.142より一部改変．

表10　胎児心拍数基線細変動の分類

分　類	振　幅	波　形
細変動消失（undetectable）	肉眼的に認められない	FHR
細変動減少（minimal）	5bpm 以下	FHR
細変動中等度（moderate）	6 〜 25bpm	FHR
細変動増加（marked）	26bpm 以上	FHR

日本産科婦人科学会編. 産婦人科研修の必修知識 2013. 日本産科婦人科学会, 2013, p.146 を参考に作成.

表11　ビショップスコア（Bishop score）

点　数 因　子	0	1	2	3
子宮口開大度（cm）	0	1 〜 2	3 〜 4	5 〜 6
子宮頸管展退度（%）	0 〜 30	40 〜 50	60 〜 70	80 〜
児頭下降度（station）	− 3	− 2	− 1 〜 0	+ 1 〜
子宮頸管硬度	硬	中	軟	—
子宮口の位置	後方	中央	前方	—

＊13 点満点中, 8 点以下で子宮頸管未熟, 9 点以上で子宮頸管熟化と判定する.

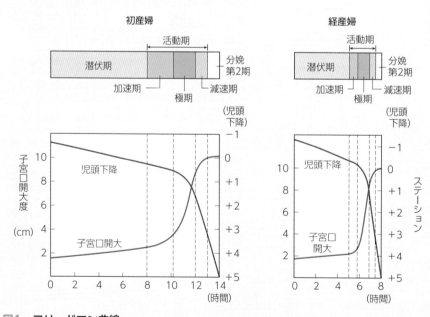

図1　フリードマン曲線

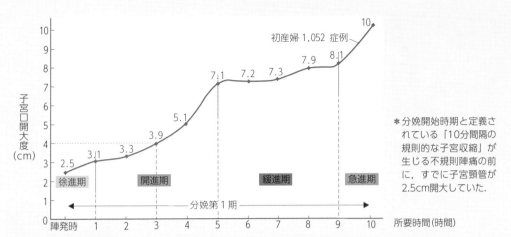

立岡弓子ほか. 分娩経過曲線のヒミツ（10）：初産婦を対象とした自然分娩症例の分娩経過曲線の作成. 助産雑誌. 2008, 62（10）, p.992-996.

図2 日本の自然分娩症例における初産婦の分娩経過曲線

新生児期

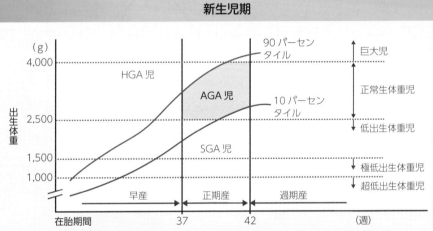

SGA（small for gestational age）児：体重・身長がともに10パーセンタイル未満の児
AGA（appropriate for gestational age）児：体重が在胎週数相応の児
HGA（heavy for gestational age）児：在胎週数に対して体重が重く，出生体重が標準曲線の
　　　　　　　　　　　　　　　　　　　90パーセンタイルを超える児

蛭田明子. 母性看護学Ⅱ. 第2版. 医歯薬出版, 2020, p.366.

図3 新生児の分類

表12 アプガースコア

徴候 ＼ 点数	0点	1点	2点
心拍数	なし	100回/分未満	100回/分以上
呼吸	なし	呼吸緩徐，弱々しい泣き声	呼吸良好，強く泣く
筋緊張	だらんとしている	いくらか四肢を曲げる	四肢を活発に動かす
反射	反応なし	顔をしかめる	泣く
皮膚色	全身蒼白または暗紫色（中心性チアノーゼ）	体幹ピンク，四肢チアノーゼ（末梢性チアノーゼ）	全身ピンク（チアノーゼなし）

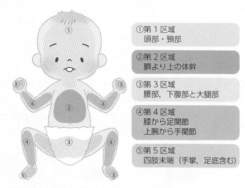

①第1区域
　頭部・頸部

②第2区域
　臍より上の体幹

③第3区域
　腰部，下腹部と大腿部

④第4区域
　膝から足関節
　上腕から手関節

⑤第5区域
　四肢末端（手掌，足底含む）

図4　クラマー法

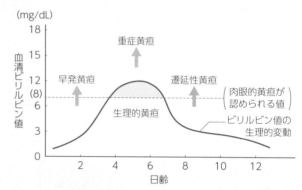

図5　新生児黄疸

森岡一朗．"黄疸の病態と臨床"．新生児学入門．仁志田博司編．第5版，医学書院，2018，p.292.

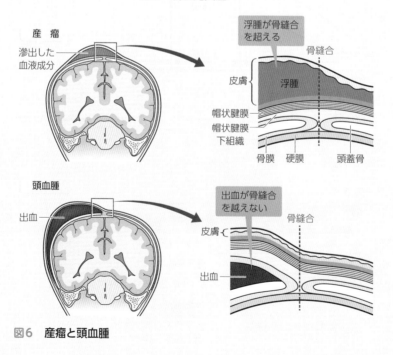

図6　産瘤と頭血腫

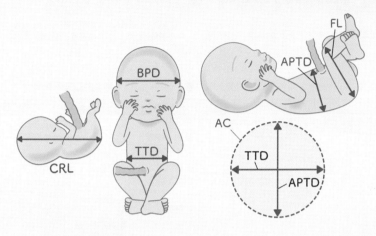

図7　胎児の計測部位

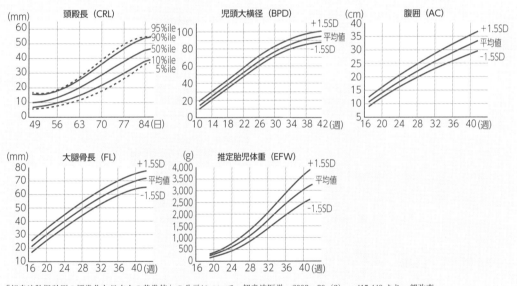

「超音波胎児計測の標準化と日本人の基準値」の公示について. 超音波医学. 2003, 30（3）, p.415-440 より一部改変.

図8　頭殿長，児頭大横径，腹囲，大腿骨長，推定胎児体重の標準発育曲線

※以下に掲載のない出題基準項目は，他巻にて対応しています．
＊該当ページの①は『概論・リプロダクティブヘルスと看護』，②は『母性看護の実践』，③は『母性看護技術』のページを示しています．

母性看護学

目標Ⅰ．母性看護の基盤となる概念，母性看護の対象を取り巻く環境について基本的な理解を問う．

大項目	中項目（出題基準）	小項目（キーワード）	本書該当ページ
1. 母性看護の対象を取り巻く環境や社会の変遷	A. 母子を取り巻く環境	女性の就業率	①p.87
		婚姻，離婚	①p.57
		周産期医療のシステム	②p.362
		在留外国人の母子支援	①p.242
	B. 妊娠期からの切れ目ない支援に関する法や施策	母子保健法	①p.75　②p.33，248，364
		児童福祉法	①p.73
		児童虐待の防止等に関する法律	①p.100
		次世代育成支援対策推進法	①p.91
		成育過程にある者及びその保護者並びに妊産婦に対し必要な成育医療等を切れ目なく提供するための施策の総合的な推進に関する法律＜成育基本法＞	①p.78
		子育て世代包括支援センター＜母子健康包括支援センター＞	①p.77　②p.248
	C. 働く妊産婦への支援に関する法や施策	雇用の分野における男女の均等な機会及び待遇の確保等に関する法律＜男女雇用機会均等法＞	①p.83　②p.248
		育児休業，介護休業等育児又は家族介護を行う労働者の福祉に関する法律＜育児・介護休業法＞	①p.84
		労働基準法	①p.82　②p.73，248
	D. 女性の健康支援に関する法や施策	配偶者からの暴力の防止及び被害者の保護等に関する法律＜DV防止法＞	①p.97
		母体保護法	①p.79
2. 母性看護の基盤となる概念	A. リプロダクティブ・ヘルスに関する概念	リプロダクティブ・ヘルス／ライツ	①p.28
		性＜セクシュアリティ＞	①p.32
		セックス，ジェンダー	①p.33
		性の多様性	①p.33
	B. 母性・父性・家族に関する概念	母性，父性，親性	①p.12
		母親役割，父親役割	①p.13　②p.76，84，231，245
		母子相互作用，愛着形成	①p.16　②p.28，168
		家族の発達・機能	①p.17
	C. 女性や母子へのケアに関する概念	ヘルスプロモーション	①p.21
		ウェルネス	①p.23　②p.30
		女性を中心としたケア＜Women-centered care＞	①p.20　②p.29
		家族を中心としたケア＜Family-centered care＞	①p.19　②p.29，346
		プレコンセプションケア	①p.95

目標Ⅲ．妊娠・分娩・産褥期および早期新生児期における看護について基本的な理解を問う．

大項目	中項目（出題基準）	小項目（キーワード）	本書該当ページ
4．妊娠期の看護	A．正常な妊娠経過と妊娠期の異常	ヒトの発生・性分化のメカニズム	①p.147
		妊娠期の定義	①p.160　②p.33
		妊娠の成立	①p.159　②p.34
		受精，着床	①p.159　②p.34
		妊娠週数	②p.33
		妊娠の経過と胎児の発育	②p.36　③p.46
		母体の生理的変化	②p.41
		妊婦と家族の心理・社会的変化	②p.76
		不育症，流産，早産	①p.180，239，240 ②p.97
		感染症	①p.179　②p.116
		常位胎盤早期剝離	①p.240　②p.186
		前置胎盤	①p.240　②p.184
		妊娠高血圧症候群	②p.102
		妊娠糖尿病	②p.104　③p.34
		妊娠貧血	②p.106　③p.54
		妊娠悪阻	②p.101　③p.70
		高年妊娠，若年妊娠	①p.236，240 ②p.79，81
		胎児機能不全	②p.124　③p.51
	B．妊婦の健康生活とアセスメント	食生活	②p.69　③p.52
		排泄	②p.62
		活動と休息	②p.55，73　③p.59，64
		清潔	②p.61
		性生活	②p.69，75
		嗜好品（喫煙，アルコール，カフェイン）	②p.72　③p.57
		妊娠による不快症状（マイナートラブル）	②p.63
	C．妊婦と家族への看護	食生活の教育	②p.69　③p.52
		健康維持・増進，セルフケアに関する教育	②p.62　③p.59，64
		マイナートラブルへの対処	②p.55，73　③p.69
		家族の再調整	②p.77
		出産の準備	②p.82
		育児の準備	②p.88
	D．妊娠期の健康問題に対する看護	切迫流産，切迫早産	②p.98　③p.74
		出生前診断	①p.120　②p.354
	E．妊娠期のケアに必要な技術	Leopold＜レオポルド＞触診法	③p.28
		子宮底・腹囲の測定	③p.31
		間欠的胎児心拍数聴取	③p.48
		胎児心拍数陣痛図，ノンストレステスト＜NST＞	②p.125，191　③p.50
		胎児の超音波断層法の介助	③p.44
		内診の介助	③p.35

5. 分娩期の看護	A. 正常な分娩の経過と分娩期の異常	分娩期の定義	②p.134
		分娩の3要素	②p.137
		分娩経過と進行	②p.140 ③p.78, 80, 87, 111, 115, 129
		胎児心拍数	②p.191 ③p.83
		陣痛, 産痛, 陣痛異常 (微弱陣痛, 過強陣痛)	②p.138, 152, 177, 178
		破水, 前期破水	②p.114, 124, 135 ③p.101
		分娩時異常出血	②p.199 ③p.122
		胎児機能不全	②p.124 ③p.113
	B. 産婦の健康に関するアセスメント	産婦の基本的ニーズ	②p.161
		産婦の健康状態	②p.147
		産婦の心理・社会的状態	②p.162
	C. 産婦と家族への看護	産婦の基本的ニーズへの支援	②p.161 ③p.89
		産痛の緩和	②p.162 ③p.94
		産婦と家族の心理への看護	②p.162
	D. 分娩期の健康問題に対する看護	前期破水	②p.115, 124 ③p.101
		帝王切開術	②p.210 ③p.131
		分娩時異常出血	②p.204 ③p.115, 122
6. 産褥期の看護	A. 正常な産褥の経過と産褥期の異常	産褥期の定義	②p.216
		産褥期の身体的特徴	②p.217
		全身の変化	②p.217 ③p.141
		生殖器の変化	②p.220
		乳房の変化	②p.229, 264
		子宮復古不全	②p.284 ③p.146
		産褥熱	②p.287
		乳腺炎	②p.277
		マタニティブルーズ	②p.224
		産後うつ病	②p.290
	B. 褥婦の健康と生活のアセスメント	全身状態	②p.227
		子宮復古	②p.229 ③p.143, 146
		分娩による損傷の状態	②p.231 ③p.151
		清潔	②p.236
		食事と栄養	②p.228, 234, 238
		排泄	②p.228, 234 ③p.153
		活動と休息	②p.228, 233
		母乳育児の状況, 栄養法	②p.237, 264 ③p.167, 176, 180
		児への愛着と育児行動	②p.248
		褥婦の心理・社会的状態	②p.231, 233
	C. 褥婦と家族への看護	産褥復古に関する支援	②p.229 ③p.143, 146
		母乳育児への支援	②p.260 ③p.165, 167, 176, 179, 180
		褥婦の日常生活とセルフケア	②p.233 ③p.161, 163
		育児技術獲得への支援	②p.247 ③p.204, 206, 208, 213, 225, 226
		親子の愛着形成の支援	②p.244
		家族関係再構築の支援	②p.238
		退院後の生活調整, 産後のサポート	②p.248
	D. 産褥期の健康問題に対する看護	子宮復古不全	②p.284 ③p.146
		産褥熱	②p.287
		乳房トラブル	②p.275 ③p.179
		帝王切開術後	②p.239 ③p.155

7. 早期新生児期の看護	A. 早期新生児の生理的変化と異常	新生児期の定義	②p.299
		循環器系	②p.300
		呼吸器系	②p.300
		消化器系	②p.302
		代謝系	②p.303
		泌尿器系	②p.302
		神経系	②p.305
		運動器系	②p.306
		感覚器系	②p.306
		体温調節	②p.301
		生体の防御機能	②p.305
		新生児仮死	②p.339
		新生児一過性多呼吸＜TTN＞	②p.325
		呼吸窮迫症候群＜RDS＞	②p.344
		胎便吸引症候群＜MAS＞	②p.339
		高ビリルビン血症	②p.334
		新生児ビタミンK欠乏症	②p.336 ③p.229
		低血糖症	②p.333, 341
	B. 早期新生児期のアセスメント	Apgar＜アプガー＞スコア	②p.316 ③p.186
		成熟度の評価	②p.308 ③p.203
		外観	②p.309 ③p.196
		バイタルサイン	②p.311 ③p.196
		皮膚, 皮膚色	②p.307 ③p.196
		頭部, 顔面	②p.307 ③p.196
		体幹, 四肢	②p.311 ③p.196
		外性器	②p.311 ③p.196
		神経学的状態	②p.309 ③p.196
		生理的体重減少	②p.303
		生理的黄疸	②p.303
		哺乳状態	②p.266
		排尿, 排便	②p.302, 310 ③p.206
		新生児マススクリーニング	②p.312
	C. 早期新生児とその家族への看護	気道の開通	②p.316 ③p.186
		保温	②p.315, 319 ③p.191
		全身計測	②p.320 ③p.193
		全身の観察	②p.316, 320 ③p.196
		清潔	②p.318, 321 ③p.204, 206, 213, 226
		哺乳	②p.260, 318, 320
		感染予防	②p.318 ③p.206
		事故防止	②p.320
		保育環境	②p.345
	D. 早期新生児の健康問題への看護	早産児, 低出生体重児	②p.343
		高ビリルビン血症	②p.335
		新生児ビタミンK欠乏症	②p.337 ③p.229
		新生児蘇生	②p.315, 344 ③p.186

母性看護技術

表紙デザイン：株式会社金木犀舎

本文デザイン：クニメディア株式会社

図版・イラスト：有限会社デザインスタジオEX
神原宏一／八代映子／はやしろみ

ナーシング・グラフィカの内容に関する「更新情報・正誤表」「看護師国家試験出題基準対照表」は下記のウェブページでご覧いただくことができます.

更新情報・正誤表
https://store.medica.co.jp/n-graphicus.html
教科書のタイトルをクリックすると
ご覧いただけます.

看護師国家試験出題基準対照表
https://ml.medica.co.jp/rapport/#tests

ナーシング・グラフィカ 母性看護学③

母性看護技術

2007年2月10日発行　第1版第1刷
2013年1月20日発行　第2版第1刷
2016年1月15日発行　第3版第1刷
2019年1月15日発行　第4版第1刷
2022年1月20日発行　第5版第1刷
2024年1月20日発行　第6版第1刷©

編　者　荒木 奈緒　中込 さと子　小林 康江
発行者　長谷川 翔
発行所　株式会社メディカ出版
　　　　〒532-8588
　　　　大阪市淀川区宮原 3-4-30
　　　　ニッセイ新大阪ビル16F
　　　　電話　06-6398-5045 (編集)
　　　　　　　0120-276-115 (お客様センター)
　　　　https://store.medica.co.jp/n-graphicus.html
印刷・製本　株式会社広済堂ネクスト

「ナーシング・グラフィカ」で学ぶ、自信

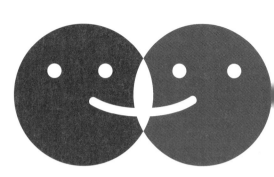

看護学の新スタンダード
NURSINGRAPHICUS

独自の視点で構成する「これからの看護師」を育てるテキスト

グラフィカ編集部SNS
@nsgraphicus_mc
ぜひチェックしてみてください！

X（旧Twitter）

Instagram

最新情報はこちら▶▶▶ ●「ナーシング・グラフィカ」オフィシャルサイト●
https://store.medica.co.jp/n-graphicus.html